中医基础理论图表全解丛书

《中药学》图表全解

杨秀娟　　杨志军　主编

全国百佳图书出版单位

中国中医药出版社

·北　京·

图书在版编目（CIP）数据

《中药学》图表全解 / 杨秀娟, 杨志军主编.
北京：中国中医药出版社, 2025. 9. –– (中医基础理论
图表全解丛书).
 ISBN 978-7-5132-9714-1

 Ⅰ. R28-64

　中国国家版本馆CIP数据核字第2025YU6505号

中国中医药出版社出版

北京经济技术开发区科创十三街 31 号院二区 8 号楼
邮政编码　100176
传真　010-64405721
三河市同力彩印有限公司印刷
各地新华书店经销

开本 787×1092　1/32　印张 8.75　字数 309 千字
2025 年 9 月第 1 版　2025 年 9 月第 1 次印刷
书号　ISBN 978-7-5132-9714-1

定价　40.00元
网址　www.cptcm.com

服务热线　010-64405510
购书热线　010-89535836
维权打假　010-64405753

微信服务号　zgzyycbs
微商城网址　https://kdt.im/LIdUGr
官方微博　http://e.weibo.com/cptcm
天猫旗舰店网址　https://zgzyycbs.tmall.com

中医基础理论图表全解丛书

《中药学》图表全解

编委会

前　言

　　中医药学是中华民族传承数千年的智慧结晶，其理论体系博大精深，临床应用灵活多变。中药学作为中医基础与临床的桥梁学科，构建知识体系的系统性与逻辑性对学习者的专业成长至关重要。然而，中药学课程的内容庞杂，术语抽象，性－效－用的逻辑关联复杂，临床应用具有多维特性，往往使学生在知识内化与应试备考中面临挑战。基于这一教学痛点的深刻思考，组织编写了《〈中药学〉图表全解》一书。

　　本书以全国中医药行业高等教育"十四五"规划教材《中药学》为蓝本，同时，结合执业医师和执业药师考纲中易混淆知识点进行归纳总结，全书分为总论和各论两部分，合计二十八章。总论主要梳理中药的起源和中药学的发展、中药的产地与采集、中药的炮制、中药的性能、中药的配伍、中药的剂量与用法等内容；各论旨在揭示 300 余味常用中药的药性、功效及临床应用等知识点的内在逻辑关系，挖掘整理学习线索，每章药物分为重点药和了解药两类，同时比较鉴别相似药物的功效、应用等易混淆内容。本书编撰时在主要尊重《中药学》传统认识的基础上，对知识点采用思维导图形式呈现，使中药的知识点、脉络更加清晰明了，不仅可以帮助中医药院校学生理解和熟悉中药学知识点，亦可以作为研究生考试、执业医师和药师考试、卫生职称晋升等的备考复习资料，还可成为临床工作者的参考书。

值此付梓之际，感谢来自全国高等中医药各院校的 20 多名中药学领域专职教师共同承担编写工作，组成编委会。由于时间紧迫和编者水平有限，书中难免存在疏漏之处，恳请学界同仁不吝指正，以便今后改进提高，冀望本书能成为照亮中药学研习之路的一盏明灯，助力更多中医药学子在传承与创新的征程上笃定前行。

《〈中药学〉图表全解》编委会
2025 年 3 月

目　录

总　论

各　论

总 论

第一章 中药的起源和中药学的发展

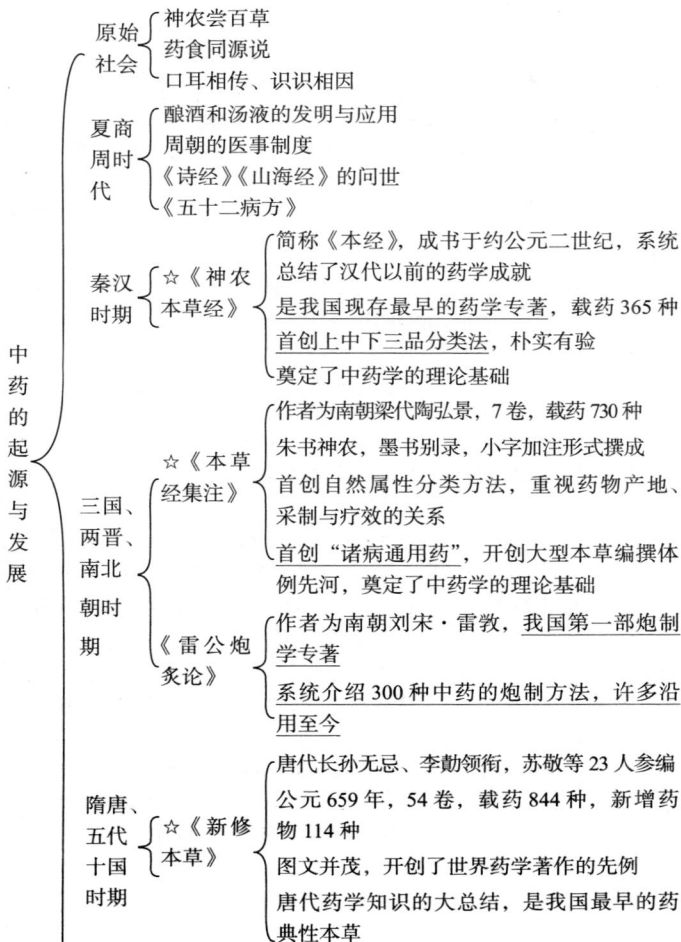

中药的起源与发展
- 原始社会
  - 神农尝百草
  - 药食同源说
  - 口耳相传、识识相因
- 夏商周时代
  - 酿酒和汤液的发明与应用
  - 周朝的医事制度
  - 《诗经》《山海经》的问世
  - 《五十二病方》
- 秦汉时期
  - ☆《神农本草经》
    - 简称《本经》，成书于约公元二世纪，系统总结了汉代以前的药学成就
    - 是我国现存最早的药学专著，载药365种
    - 首创上中下三品分类法，朴实有验
    - 奠定了中药学的理论基础
- 三国、两晋、南北朝时期
  - ☆《本草经集注》
    - 作者为南朝梁代陶弘景，7卷，载药730种
    - 朱书神农，墨书别录，小字加注形式撰成
    - 首创自然属性分类方法，重视药物产地、采制与疗效的关系
    - 首创"诸病通用药"，开创大型本草编撰体例先河，奠定了中药学的理论基础
  - 《雷公炮炙论》
    - 作者为南朝刘宋·雷敩，我国第一部炮制学专著
    - 系统介绍300种中药的炮制方法，许多沿用至今
- 隋唐、五代十国时期
  - ☆《新修本草》
    - 唐代长孙无忌、李勣领衔，苏敬等23人参编
    - 公元659年，54卷，载药844种，新增药物114种
    - 图文并茂，开创了世界药学著作的先例
    - 唐代药学知识的大总结，是我国最早的药典性本草

中药的起源与发展

- 宋、金元时期 — ☆《证类本草》
  - 宋·唐慎微著。成书于1082年，31卷，载药1746种，新增药物476种，图文并茂，附方3000余首
  - 既总结了当时的医药知识，又保存了大量古代方药的宝贵文献

- 明代 — ☆《本草纲目》
  - 明·李时珍，公元1578年，52卷，<u>载药1892种</u>，新增药物374种
  - 附图1100多幅，附方11000余首。分为水、火、土、金石、草、谷、菜、果、木、服器、虫、鳞、介、禽、兽、人16部，以下再分为60类。总结了16世纪前本草学成就，是本草巨著，也是世人公认的科学巨著

- 清代 — ☆《本草纲目拾遗》
  - 作者赵学敏，公元1765年，10卷，载药921种，新增716种
  - 总结了清代的药学知识，它与《本草纲目》反映了古代药学知识的概貌

- 民国时期 — 《中国药学大辞典》
  - 作者陈存仁，成书于1935年，200万字，收录词目4300条

- 中华人民共和国成立后
  - 《中药大辞典》
    - 1977年出版，2006年再版，载药6008种，原植（动）物或药材附墨线图。资料齐全系统，引文标注最早出处或始载文献，有重要的文献价值
  - 《中华本草》
    - 国家中医药管理局主持全国中药专家编撰。全书34卷，前30卷中药，后4卷分别为藏药、蒙药、维药、傣药；全面继承传统本草成就，增加了化学成分、药理、制剂、鉴定和临床报道内容；反映20世纪中药学科发展水平的综合性本草巨著

第二章　中药的产地与采集

一、中药的产地与采集概述

中药的产地与采收是否合宜，直接影响药物的质量和疗效。《神农本草经》云："阴干曝干，采造时月，生熟，土地所出，真伪陈新，各并有法。"《用药法象》也谓："凡诸草木昆虫，产之有地；根叶花实，采之有时。失其地则性味少异，失其时则性味不全。"因此，研究中药的产地与采集规律，对提高中药材质量和保护药源均具有非常重要的意义。

二、中药的产地

1. 相关概念

☆道地药材：又称地道药材，是优质纯真药材的专用名词，是指历史悠久、产地适宜、品种优良、产量宏丰、炮制考究、疗效突出、带有地域特点的药材。

☆ 2. 道地药材分类

☆
道
地
药
材
分
类

川药：四川、重庆等地所产道地药材
　　——川芎、附子、麦冬、白芷、川牛膝

广药：广东、广西南部及海南、台湾等地产道地药材
　　——砂仁、巴戟天、陈皮、槟榔

云药：滇南和滇北所产道地药材
　　——三七、茯苓、诃子、儿茶、石斛

贵药：贵州为主产地的道地药材
　　——天麻、杜仲、吴茱萸、朱砂、艾片

怀药：河南境内所产道地药材
　　——"四大怀药"：怀地黄、怀山药、怀牛膝、怀菊花、
　　金银花、天南星、天花粉

浙药：浙江及沿海大陆架所产的道地药材
　　——"浙八味"：白术、白芍、浙贝母、杭白菊、延胡索、
　　玄参、麦冬、温郁金

关药：东北地区所产的道地药材
　　——人参、平贝母、鹿茸、北五味子、关龙胆、关防风

北药：河北、山东、山西及内蒙古中部和东部所产道地药材
　　——黄芪、潞党参、阿胶、酸枣仁、知母、祁白芷

江南药：湘、鄂、苏、皖、闽、赣等省区所产道地药材
　　——亳菊花、滁菊花、贡菊花、牡丹皮、石斛、木瓜、
　　薄荷、苍术

西药：西安以西广大地区所产道地药材
　　——当归、秦皮、秦艽、枸杞子

藏药：青藏高原所产道地药材
　　——冬虫夏草、麝香

三、中药的采集

☆ 1. 中药采收的原则

通常在药用部位的有效成分含量最高的时节采收。

2. 矿物类药材采收

矿物类药材的成分较为稳定，故全年均可采收。

3. 动物类药材采收

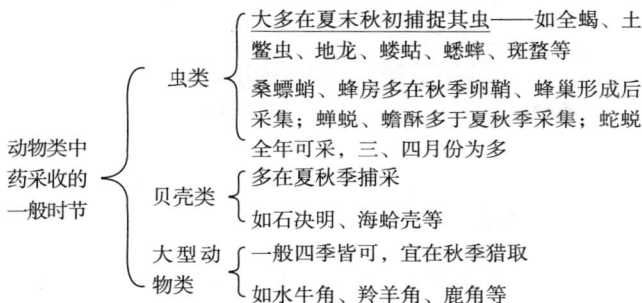

动物类中药采收的一般时节
- 虫类
  - 大多在夏末秋初捕捉其虫——如全蝎、土鳖虫、地龙、蝼蛄、蟋蟀、斑蝥等
  - 桑螵蛸、蜂房多在秋季卵鞘、蜂巢形成后采集；蝉蜕、蟾酥多于夏秋季采集；蛇蜕全年可采，三、四月份为多
- 贝壳类
  - 多在夏秋季捕采
  - 如石决明、海蛤壳等
- 大型动物类
  - 一般四季皆可，宜在秋季猎取
  - 如水牛角、羚羊角、鹿角等

☆ 4. 植物类药材采收

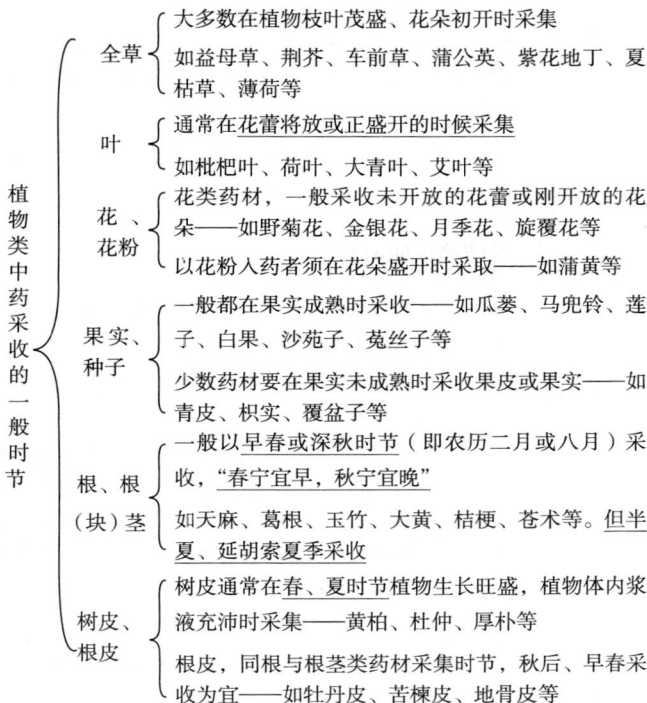

植物类中药采收的一般时节
- 全草
  - 大多数在植物枝叶茂盛、花朵初开时采集
  - 如益母草、荆芥、车前草、蒲公英、紫花地丁、夏枯草、薄荷等
- 叶
  - 通常在花蕾将放或正盛开的时候采集
  - 如枇杷叶、荷叶、大青叶、艾叶等
- 花、花粉
  - 花类药材，一般采收未开放的花蕾或刚开放的花朵——如野菊花、金银花、月季花、旋覆花等
  - 以花粉入药者须在花朵盛开时采取——如蒲黄等
- 果实、种子
  - 一般都在果实成熟时采收——如瓜蒌、马兜铃、莲子、白果、沙苑子、菟丝子等
  - 少数药材要在果实未成熟时采收果皮或果实——如青皮、枳实、覆盆子等
- 根、根（块）茎
  - 一般以早春或深秋时节（即农历二月或八月）采收，"春宁宜早，秋宁宜晚"
  - 如天麻、葛根、玉竹、大黄、桔梗、苍术等。但半夏、延胡索夏季采收
- 树皮、根皮
  - 树皮通常在春、夏时节植物生长旺盛，植物体内浆液充沛时采集——黄柏、杜仲、厚朴等
  - 根皮，同根与根茎类药材采集时节，秋后、早春采收为宜——如牡丹皮、苦楝皮、地骨皮等

第三章 中药的炮制

一、概述

概述
- ☆中药炮制含义——又称"炮炙""修治""修事",是指中药在应用或制成各种剂型前,根据中医药理论,根据药材自身性质,以及调剂、制剂和临床应用的需要,进行的必要的加工处理过程
- 炮制的意义——中药具有一药多效特点;炮制是否得当对保证药效及用药安全,满足临床需求,便于制剂和调剂都有十分重要的意义
- 中药炮制专著——《雷公炮炙论》《炮炙大法》《修事指南》

☆二、中药炮制的目的

☆中药炮制的目的
- 1.纯净药材,保证质量,分拣药物,区分等级
  - 石膏除沙石,茯苓去泥土,防风去芦头,枳壳去瓤,远志抽心
  - 麻黄(草质茎)与麻黄根分拣,荷叶与莲子分拣等
  - 人参、鹿茸、冬虫夏草、三七等分拣区分优劣等级
- 2.切制饮片,便于调剂制剂
  - 如茯苓切块,泽泻切片,黄柏切丝
  - 如磁石、代赭石、石决明、牡蛎等煅淬等炮制处理(利于有效成分溶出,便于制剂)
- 3.干燥药材,利于贮藏
  - 如白扁豆、赤小豆加热干燥
  - 如桑螵蛸、蜂房、刺猬皮的干燥处理等

☆中药炮制的目的

4. 矫味、矫臭，便于服用
- 如酒制乌梢蛇，醋炒五灵脂，麸炒白僵蚕
- 滑石烫刺猬皮，水漂海藻，麸炒斑蝥等

5. 降低毒副作用，保证安全用药
- 如巴豆压油制霜，醋煮甘遂、京大戟，酒炒常山
- 如甘草银花水煮川乌、草乌，姜矾水制半夏、天南星等

6. 增强药物功能，提高临床疗效
- 如延胡索醋制能增强活血止痛功效，百部、紫菀、款冬花蜜制增强润肺止咳作用；如大黄酒制后活血作用增强，淫羊藿用羊脂炒后能增强补肾助阳作用

7. 改变药物性能，扩大应用范围
- 如生地黄性凉，功专清热凉血、养阴生津
- 酒制成熟地黄，性温，能补血滋阴、益精填髓

8. 引药入经，便于定向用药
- 知母、黄柏、杜仲经盐炙后，可增强入肾经的作用
- 柴胡、香附、青皮经醋炙后，增强入肝经的作用

三、中药炮制的方法

1. 修治

修治

纯净药材
- 如拣去辛夷花的枝、叶，刷除枇杷叶、石韦叶背面的绒毛，刮去厚朴、肉桂的粗皮等
- 如西洋参、天麻、冬虫夏草等按药材质量不同，经过挑选区分药材的等级

粉碎药材
- 如贝母、砂仁、郁李仁等捣碎便于煎煮，琥珀研末便于吞服
- 如人参粉、贝母粉、三七粉、黄连粉等

切制药材
- 如槟榔宜切薄片，白术宜切厚片，甘草宜切圆片，肉桂宜切圆盘片
- 如黄芪宜切斜片，麻黄、白茅根宜切段，葛根宜切块等

2. 水制

水制 {
  漂洗 {
    含义：将药物置于宽水或长流水中，反复地换水，以除去杂质、盐味及腥味

    如将芦根、白茅根洗去泥土杂质，海藻、昆布漂去盐分，紫河车漂去腥味等
  }

  浸泡 {
    如用白矾水浸泡半夏、天南星

    如用胆巴水浸泡附子等
  }

  闷润 {
    如淋润荆芥、泡润槟榔、酒洗润当归

    姜汁浸润厚朴、伏润天麻、盖润大黄等
  }

  喷洒 {
    一些不宜用水浸泡，但又需潮湿者，可采用喷洒湿润的方法

    在炒制药物时，按不同要求，可喷洒清水、酒、醋、蜜水、姜汁等辅料药液
  }

  水飞 {
    ☆含义：是借药物在水中的沉降性质分取药材，获得极细粉末的方法

    如水飞朱砂、炉甘石、滑石、海蛤壳、雄黄等
  }
}

3. 水火共制

水火共制 {
  煮法 {
    不留残液煮法——如醋煮芫花、狼毒至醋液吸尽为度

    弃残液煮法——如姜矾煮半夏
  }

  蒸法 {
    清蒸——如清蒸玄参、桑螵蛸

    加辅料蒸——酒蒸山茱萸、大黄等
  }

  炖法 {
    优点：药效不走失、辅料挥发掉

    如炖制熟地黄及黄精等
  }

  燀法 {
    其常用于种子类药物的去皮及肉质多汁类药物的干燥处理

    如燀杏仁、桃仁、扁豆以去皮
  }

  淬法 {
    含义：是将药物煅烧红后，迅速投入冷水或液体辅料中，使其酥脆的方法

    如醋淬自然铜、鳖甲，黄连煮汁淬炉甘石等
  }
}

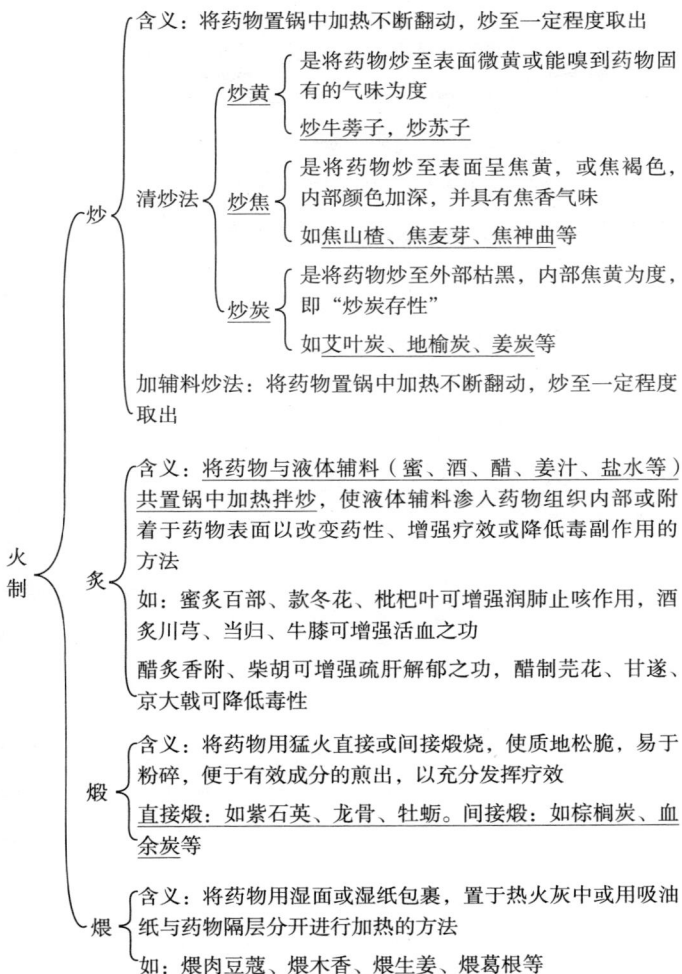

4. 火制

火制
- 炒
  - 清炒法
    - 含义：将药物置锅中加热不断翻动，炒至一定程度取出
    - 炒黄
      - 是将药物炒至表面微黄或能嗅到药物固有的气味为度
      - 炒牛蒡子，炒苏子
    - 炒焦
      - 是将药物炒至表面呈焦黄，或焦褐色，内部颜色加深，并具有焦香气味
      - 如焦山楂、焦麦芽、焦神曲等
    - 炒炭
      - 是将药物炒至外部枯黑，内部焦黄为度，即"炒炭存性"
      - 如艾叶炭、地榆炭、姜炭等
  - 加辅料炒法：将药物置锅中加热不断翻动，炒至一定程度取出
- 炙
  - 含义：将药物与液体辅料（蜜、酒、醋、姜汁、盐水等）共置锅中加热拌炒，使液体辅料渗入药物组织内部或附着于药物表面以改变药性、增强疗效或降低毒副作用的方法
  - 如：蜜炙百部、款冬花、枇杷叶可增强润肺止咳作用，酒炙川芎、当归、牛膝可增强活血之功
  - 醋炙香附、柴胡可增强疏肝解郁之功，醋制芫花、甘遂、京大戟可降低毒性
- 煅
  - 含义：将药物用猛火直接或间接煅烧，使质地松脆，易于粉碎，便于有效成分的煎出，以充分发挥疗效
  - 直接煅：如紫石英、龙骨、牡蛎。间接煅：如棕榈炭、血余炭等
- 煨
  - 含义：将药物用湿面或湿纸包裹，置于热火灰中或用吸油纸与药物隔层分开进行加热的方法
  - 如：煨肉豆蔻、煨木香、煨生姜、煨葛根等

5. 其他制法

其他制法
- 制霜——如去油制霜（巴豆霜）、渗析制霜（西瓜霜）、升华制霜（砒霜）、煎煮制霜（鹿角霜）等
- 发酵——如六神曲、建曲、半夏曲等
- 发芽——如稻芽、谷芽、麦芽
- 精制——如将朴硝精制成芒硝、玄明粉
- 药拌——如朱砂拌茯神、砂仁拌熟地黄

第四章　中药的性能

中药的性能

☆概念：又称**药性**，是对中药作用的基本性质和特征的高度概括

意义：中医药理论指导下认识和使用中药，并用以阐明其药效机制的理论依据

中药治病的基本原理：利用药物的偏性，纠正疾病阴阳气血偏盛偏衰的病理现象，达到阴平阳秘

四气

☆概念：药物的寒、热、温、凉四种不同的药性——定性概念

☆确定依据：以机体用药后反应为依据，以病证寒热为基准

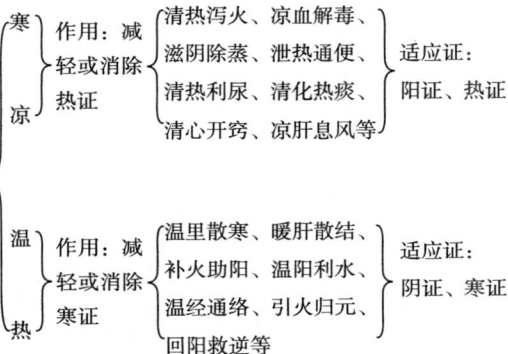

内容

寒
凉

作用：减轻或消除热证

清热泻火、凉血解毒、滋阴除蒸、泄热通便、清热利尿、清化热痰、清心开窍、凉肝息风等

适应证：阳证、热证

温
热

作用：减轻或消除寒证

温里散寒、暖肝散结、补火助阳、温阳利水、温经通络、引火归元、回阳救逆等

适应证：阴证、寒证

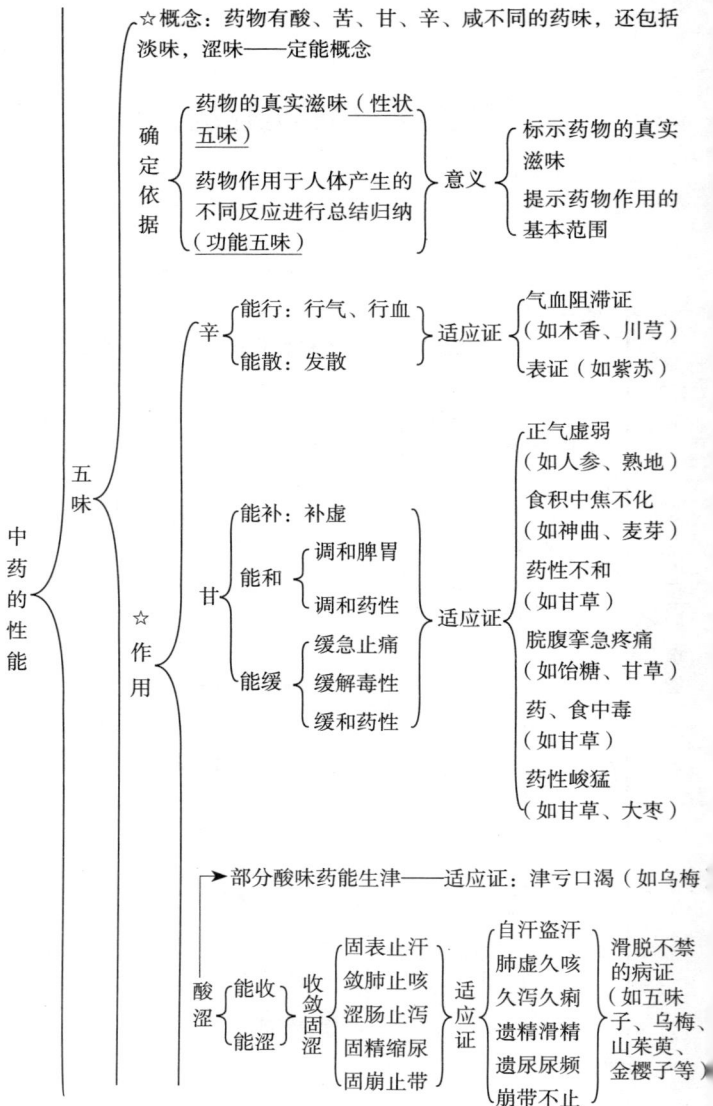

☆概念：药物有酸、苦、甘、辛、咸不同的药味，还包括淡味，涩味——定能概念

中药的性能

五味

确定依据

- 药物的真实滋味（性状五味）
- 药物作用于人体产生的不同反应进行总结归纳（功能五味）

意义

- 标示药物的真实滋味
- 提示药物作用的基本范围

☆作用

辛

- 能行：行气、行血
- 能散：发散

适应证

- 气血阻滞证（如木香、川芎）
- 表证（如紫苏）

甘

- 能补：补虚
- 能和
  - 调和脾胃
  - 调和药性
- 能缓
  - 缓急止痛
  - 缓解毒性
  - 缓和药性

适应证

- 正气虚弱（如人参、熟地）
- 食积中焦不化（如神曲、麦芽）
- 药性不和（如甘草）
- 脘腹挛急疼痛（如饴糖、甘草）
- 药、食中毒（如甘草）
- 药性峻猛（如甘草、大枣）

→部分酸味药能生津——适应证：津亏口渴（如乌梅

酸涩

- 能收
- 能涩

收敛固涩

- 固表止汗
- 敛肺止咳
- 涩肠止泻
- 固精缩尿
- 固崩止带

适应证

- 自汗盗汗
- 肺虚久咳
- 久泻久痢
- 遗精滑精
- 遗尿尿频
- 崩带不止

滑脱不禁的病证（如五味子、乌梅、山茱萸、金樱子等）

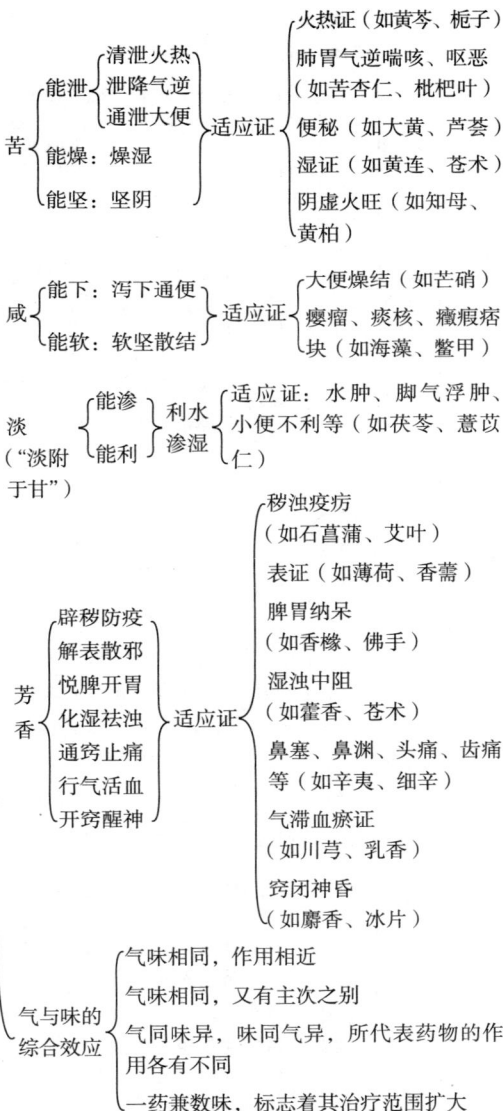

第四章

中药的性能

├─ 五味
│ ├─ 苦
│ │ ├─ 能泄
│ │ │ ├─ 清泄火热
│ │ │ ├─ 泄降气逆
│ │ │ └─ 通泄大便
│ │ ├─ 能燥：燥湿
│ │ └─ 能坚：坚阴
│ │ └─ 适应证
│ │   ├─ 火热证（如黄芩、栀子）
│ │   ├─ 肺胃气逆喘咳、呕恶（如苦杏仁、枇杷叶）
│ │   ├─ 便秘（如大黄、芦荟）
│ │   ├─ 湿证（如黄连、苍术）
│ │   └─ 阴虚火旺（如知母、黄柏）
│ ├─ 咸
│ │ ├─ 能下：泻下通便
│ │ └─ 能软：软坚散结
│ │ └─ 适应证
│ │   ├─ 大便燥结（如芒硝）
│ │   └─ 瘰瘤、痰核、癥瘕痞块（如海藻、鳖甲）
│ └─ 淡（"淡附于甘"）
│   ├─ 能渗
│   └─ 能利
│   └─ 利水渗湿
│   └─ 适应证：水肿、脚气浮肿、小便不利等（如茯苓、薏苡仁）
│
├─ ☆作用
│ ├─ 芳香
│ │ ├─ 辟秽防疫
│ │ ├─ 解表散邪
│ │ ├─ 悦脾开胃
│ │ ├─ 化湿祛浊
│ │ ├─ 通窍止痛
│ │ ├─ 行气活血
│ │ └─ 开窍醒神
│ │ └─ 适应证
│ │   ├─ 秽浊疫疠（如石菖蒲、艾叶）
│ │   ├─ 表证（如薄荷、香薷）
│ │   ├─ 脾胃纳呆（如香橼、佛手）
│ │   ├─ 湿浊中阻（如藿香、苍术）
│ │   ├─ 鼻塞、鼻渊、头痛、齿痛等（如辛夷、细辛）
│ │   ├─ 气滞血瘀证（如川芎、乳香）
│ │   └─ 窍闭神昏（如麝香、冰片）
│ └─ 气与味的综合效应
│   ├─ 气味相同，作用相近
│   ├─ 气味相同，又有主次之别
│   ├─ 气同味异，味同气异，所代表药物的作用各有不同
│   └─ 一药兼数味，标志着其治疗范围扩大

中药的性能

升降浮沉

- ☆概念：药物对人体作用的不同趋向性（向上、向下、向外、向内）——定向概念

- 作用
  - 升浮：主升阳发表、祛风散寒、涌吐、开窍等功效，用于病变在上、在表，病势下陷者
  - 沉降：主泻下、清热、利尿渗湿、重镇安神、潜阳息风、消导积滞、降逆、收敛及止咳平喘等功效，用于病变在下、在里，病势上逆者

- ☆影响因素
  - 四气五味
    - 味属辛、甘，气属温、热者，大多升浮
    - 味属苦、酸、咸，气寒、凉者，大多沉降
  - 药物质地
    - 花、叶、皮、枝等质轻者，大多升浮
    - 种子、果实、矿物、贝壳及质重者，大多沉降
  - 炮制
    - 酒炒则升，姜炒则散
    - 醋炒则收敛，盐水炒则下行
  - 配伍
    - 少量升浮药在大队沉降药中能随之下降
    - 少量沉降药在大队升浮药中能随之上升

- 临床意义
  - 调整脏腑气机的紊乱，使之恢复正常的生理功能
  - 作用于机体不同部位，因势利导，祛邪外出
  - 用药原则
    - 顺着病位
    - 逆着病势

归经

- ☆概念：药物对于机体某部分的选择性作用——定位概念

- 确定依据
  - 以脏腑经络学说为基础
  - 以药物所治疗的具体病证为依据

- ☆临床意义
  - 指导临床合理用药（如麝香入心经可开窍醒神；桔梗入肺经可宣肺祛痰；全蝎入肝经可息风止痉；黄芪入脾经可补中益气；淫羊藿入肾经可温补肾阳）
  - 区别功效相似药物（如治头痛：羌活治太阳经头痛；葛根、白芷治阳明经头痛；柴胡治少阳经头痛；吴茱萸治厥阴经头痛；细辛治少阴经头痛）

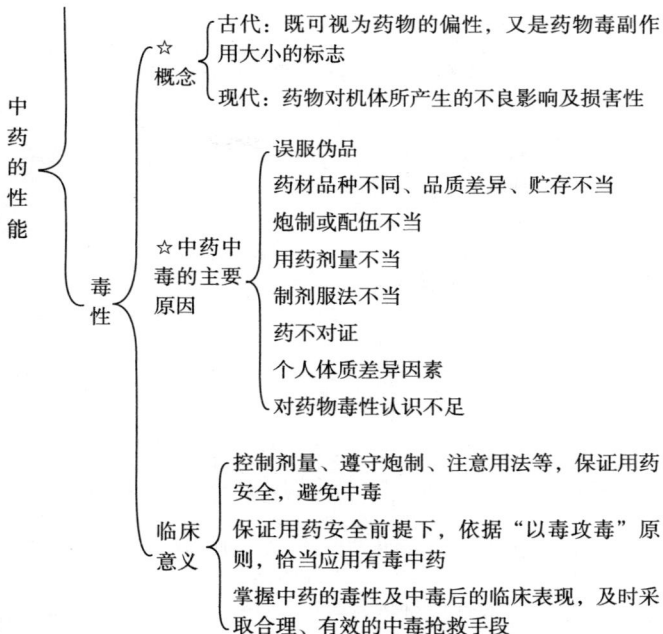

中药的性能 —— 毒性

- ☆概念
  - 古代：既可视为药物的偏性，又是药物毒副作用大小的标志
  - 现代：药物对机体所产生的不良影响及损害性

- ☆中药中毒的主要原因
  - 误服伪品
  - 药材品种不同、品质差异、贮存不当
  - 炮制或配伍不当
  - 用药剂量不当
  - 制剂服法不当
  - 药不对证
  - 个人体质差异因素
  - 对药物毒性认识不足

- 临床意义
  - 控制剂量、遵守炮制、注意用法等，保证用药安全，避免中毒
  - 保证用药安全前提下，依据"以毒攻毒"原则，恰当应用有毒中药
  - 掌握中药的毒性及中毒后的临床表现，及时采取合理、有效的中毒抢救手段

第四章

第五章 中药的配伍

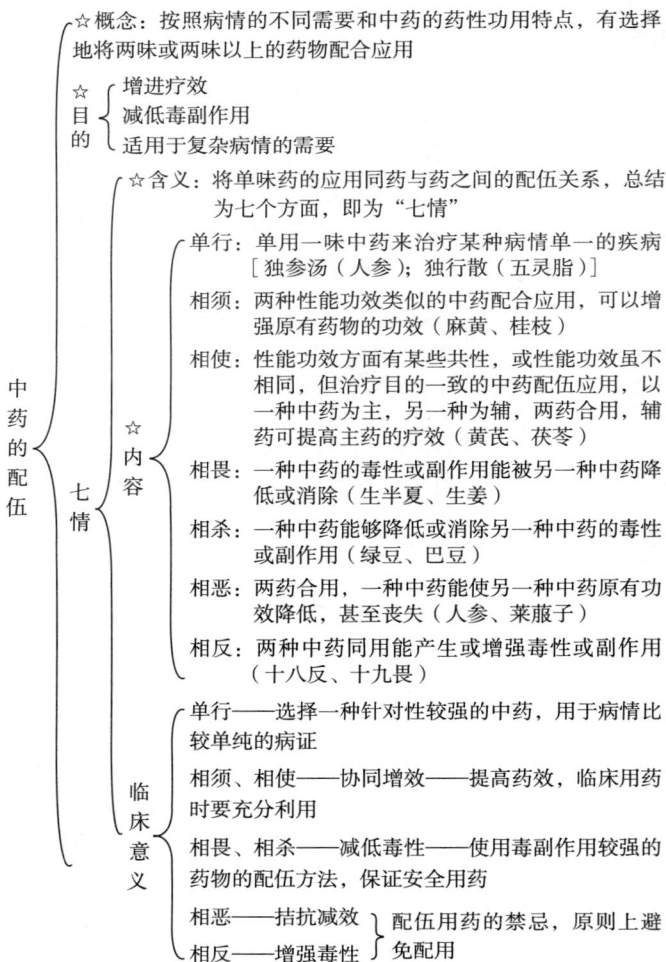

☆概念：按照病情的不同需要和中药的药性功用特点，有选择地将两味或两味以上的药物配合应用

☆目的
- 增进疗效
- 减低毒副作用
- 适用于复杂病情的需要

中药的配伍

七情

☆含义：将单味药的应用同药与药之间的配伍关系，总结为七个方面，即为"七情"

☆内容

单行：单用一味中药来治疗某种病情单一的疾病〔独参汤（人参）；独行散（五灵脂）〕

相须：两种性能功效类似的中药配合应用，可以增强原有药物的功效（麻黄、桂枝）

相使：性能功效方面有某些共性，或性能功效虽不相同，但治疗目的一致的中药配伍应用，以一种中药为主，另一种为辅，两药合用，辅药可提高主药的疗效（黄芪、茯苓）

相畏：一种中药的毒性或副作用能被另一种中药降低或消除（生半夏、生姜）

相杀：一种中药能够降低或消除另一种中药的毒性或副作用（绿豆、巴豆）

相恶：两药合用，一种中药能使另一种中药原有功效降低，甚至丧失（人参、莱菔子）

相反：两种中药同用能产生或增强毒性或副作用（十八反、十九畏）

临床意义

单行——选择一种针对性较强的中药，用于病情比较单纯的病证

相须、相使——协同增效——提高药效，临床用药时要充分利用

相畏、相杀——减低毒性——使用毒副作用较强的药物的配伍方法，保证安全用药

相恶——拮抗减效
相反——增强毒性
配伍用药的禁忌，原则上避免配用

第六章　中药的用药禁忌

中药的用药禁忌

├─ 配伍禁忌
│
│　概念：某些中药合用会产生或增强剧烈的毒副作用或降低、破坏药效，应该避免配合应用
│
│　内容
│
│　　☆十八反
│　　　本草明言十八反
│　　　　半蒌贝蔹及攻乌　　乌头（川乌、草乌、附子）反浙贝母、川贝母、平贝母等，瓜蒌、瓜蒌皮、瓜蒌子、天花粉，半夏、白及、白蔹
│　　　　藻戟遂芫俱战草　　甘草反甘遂、京大戟、红大戟、海藻、芫花
│　　　　诸参辛芍叛藜芦　　藜芦反人参、西洋参、党参、丹参、玄参、南沙参、北沙参、苦参、细辛、白芍、赤芍
│
│　　☆十九畏（十九反）
│　　　硫黄原是火中精，朴硝一见便相争　　硫磺畏朴硝（芒硝）
│　　　水银莫与砒霜见，狼毒最怕密陀僧　　水银畏砒霜，狼毒畏密陀僧
│　　　巴豆性烈最为上，偏与牵牛不顺情　　巴豆畏牵牛
│　　　丁香莫与郁金见，牙硝难合京三棱　　丁香畏郁金，牙硝（芒硝）畏三棱
│　　　川乌草乌不顺犀，人参最怕五灵脂　　川乌、草乌畏犀角，人参畏五灵脂
│　　　官桂善能调冷气，若逢石脂便相欺　　官桂（肉桂）畏赤石脂
│　　　大凡修合看顺逆，炮爁炙煿莫相依

017

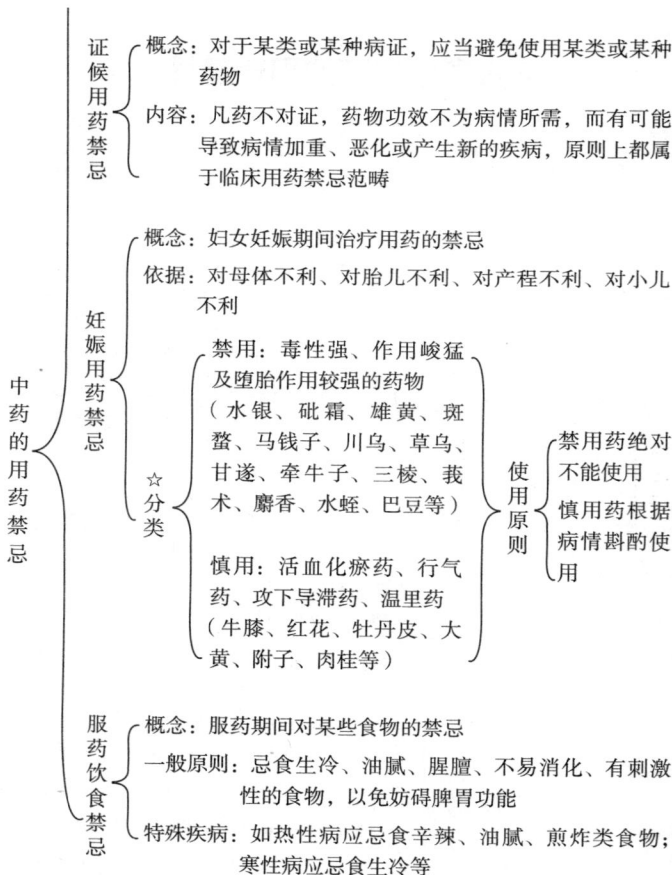

中药的用药禁忌

├─ 证候用药禁忌
│   ├─ 概念：对于某类或某种病证，应当避免使用某类或某种药物
│   └─ 内容：凡药不对证，药物功效不为病情所需，而有可能导致病情加重、恶化或产生新的疾病，原则上都属于临床用药禁忌范畴
│
├─ 妊娠用药禁忌
│   ├─ 概念：妇女妊娠期间治疗用药的禁忌
│   ├─ 依据：对母体不利、对胎儿不利、对产程不利、对小儿不利
│   └─ ☆分类
│   ├─ 禁用：毒性强、作用峻猛及堕胎作用较强的药物（水银、砒霜、雄黄、斑蝥、马钱子、川乌、草乌、甘遂、牵牛子、三棱、莪术、麝香、水蛭、巴豆等）
│   └─ 慎用：活血化瘀药、行气药、攻下导滞药、温里药（牛膝、红花、牡丹皮、大黄、附子、肉桂等）
│   └─ 使用原则
│   ├─ 禁用药绝对不能使用
│   └─ 慎用药根据病情斟酌使用
│
└─ 服药饮食禁忌
    ├─ 概念：服药期间对某些食物的禁忌
    ├─ 一般原则：忌食生冷、油腻、腥膻、不易消化、有刺激性的食物，以免妨碍脾胃功能
    └─ 特殊疾病：如热性病应忌食辛辣、油腻、煎炸类食物；寒性病应忌食生冷等

第七章　中药的剂量与用法

一、中药的剂量

1. 含义

中药剂量是指临床应用时的分量，也称为用量。它主要是指每味中药的成人一日量。

2. 影响中药剂量的因素

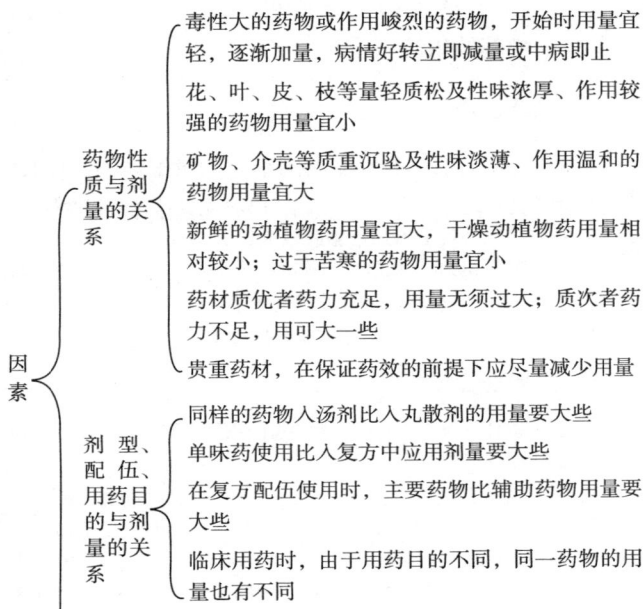

因素	药物性质与剂量的关系	毒性大的药物或作用峻烈的药物，开始时用量宜轻，逐渐加量，病情好转立即减量或中病即止
		花、叶、皮、枝等量轻质松及性味浓厚、作用较强的药物用量宜小
		矿物、介壳等质重沉坠及性味淡薄、作用温和的药物用量宜大
		新鲜的动植物药用量宜大，干燥动植物药用量相对较小；过于苦寒的药物用量宜小
		药材质优者药力充足，用量无须过大；质次者药力不足，用可大一些
		贵重药材，在保证药效的前提下应尽量减少用量
	剂型、配伍、用药目的与剂量的关系	同样的药物入汤剂比入丸散剂的用量要大些
		单味药使用比入复方中应用剂量要大些
		在复方配伍使用时，主要药物比辅助药物用量要大些
		临床用药时，由于用药目的不同，同一药物的用量也有不同

因素 {

年龄、体质、病情、性别、职业、生活习惯与剂量的关系 {

一般老年人、小儿、孕妇、产后及体质虚弱的病人，都要减少用量，成人及平素体质壮实的患者用量宜重

一般病情轻、病势缓、病程长者用量宜小；病情重、病势急、病程短者用量宜大

就性别而言，对于一般药物，男女用量区别不大，但妇女在月经期、妊娠期，用活血祛瘀通经药时用量一般不宜过大
}

地区、季节、居处环境与剂量的关系 {

职业、生活习惯，药物剂量有所差异

做到"因时制宜""因地制宜"

除了毒性大的药物，泻下、行气、活血作用峻猛的药物，精制药物及某些贵重药物外，一般中药常用内服剂量为 5 ~ 10g，部分质地重而无毒的矿物、贝壳、甲壳、化石类药常用量为 15 ~ 30g，新鲜的动植物药常用量为 30 ~ 60g
}
}

二、中药的用法

1. 给药途径

给药途径 {

给药途径不同，会影响药物吸收的速度、数量以及作用强度

中药的传统给药途径，除口服和皮肤给药两种主要途径外，还有吸入、舌下给药、黏膜表面给药、直肠给药等多种途径。20 世纪 30 年代后，中药的给药途径又增添了皮下注射、肌内注射、穴位注射和静脉注射等

还需注意病证与药物对给药途径的选择
}

2. 应用形式

应用形式 {

无论以什么形式给药，都需要将药物加工制成适合医疗、预防应用的剂型

供口服的有汤剂、丸剂、散剂、滋膏剂、露剂等，供皮肤用的软膏剂、硬膏剂、散剂、丹剂、涂擦剂、浸洗剂、熏剂等，供体腔使用的栓剂、药条、钉剂等。20 世纪 30 年代研制出了中药注射剂，以后又发展了胶囊剂、颗粒剂、气雾剂、膜剂等剂型
}

3. 汤剂煎煮法

汤剂煎煮法
- 煎药用具——以砂锅、瓦罐为好，搪瓷罐次之，忌用铜、铁、铝等金属锅具
- 煎药用水——多用自来水、井水、蒸馏水等，但总以水质洁净新鲜（符合饮用水标准）为好
- 煎药浸泡、火候——先用凉水浸泡药物30～60分钟
  - 煎药一般先武火再文火，即沸腾前大火，沸后小火保持微沸状态
  - 一剂药一般煎煮2次，合并滤液，分2次服用。
- ☆煎药方法
  - 先煎：一些有效成分难溶于水的矿物、化石、介壳类药物，或毒性大的药物（磁石、牡蛎、附子）先煎20～60分钟，再下其他药物同煎，以使有效成分充分析出，或者毒性降低
  - 后下：一些气味芳香的药物，久煎其有效成分易挥发或不耐久煎，易受破坏的药物须在其他药物煎成之前再投入煎沸5～10分钟即可（薄荷、豆蔻、大黄）
  - 包煎：黏性强、粉末状、细小种子及药材表面带有绒毛的药物，宜先用纱布袋装好，再与其他药同煎，防止药液混浊或刺激咽喉引起咳嗽及沉于锅底，或加热时引起焦化或糊化（车前子、辛夷）
  - 另煎：又称另炖，某些贵重药材，为了更好地煎出有效成分，应单独另煎，煎液可以另服，也可与共他煎液混合服用（人参、西洋参）
  - 烊化：又称溶化，某些胶类药物及黏性大而易溶的药物，为避免黏锅或黏附其他药物影响煎煮，可单用水或黄酒将此类药加热溶化后，用煎好的药液冲服，也可将此类药放入其他药物煎好的药液中加热烊化后服用（阿胶、鹿角胶）

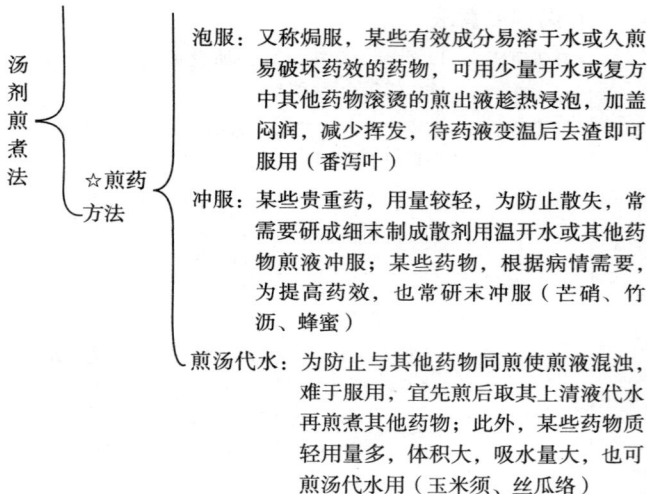

汤剂煎煮法 — ☆煎药方法

泡服：又称焗服，某些有效成分易溶于水或久煎易破坏药效的药物，可用少量开水或复方中其他药物滚烫的煎出液趁热浸泡，加盖闷润，减少挥发，待药液变温后去渣即可服用（番泻叶）

冲服：某些贵重药，用量较轻，为防止散失，常需要研成细末制成散剂用温开水或其他药物煎液冲服；某些药物，根据病情需要，为提高药效，也常研末冲服（芒硝、竹沥、蜂蜜）

煎汤代水：为防止与其他药物同煎使煎液混浊，难于服用，宜先煎后取其上清液代水再煎煮其他药物；此外，某些药物质轻用量多，体积大，吸水量大，也可煎汤代水用（玉米须、丝瓜络）

4. 服药法

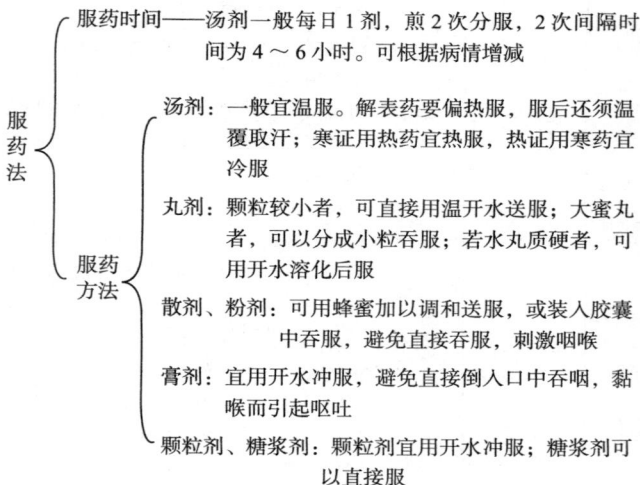

服药法

服药时间——汤剂一般每日 1 剂，煎 2 次分服，2 次间隔时间为 4～6 小时。可根据病情增减

服药方法

汤剂：一般宜温服。解表药要偏热服，服后还须温覆取汗；寒证用热药宜热服，热证用寒药宜冷服

丸剂：颗粒较小者，可直接用温开水送服；大蜜丸者，可以分成小粒吞服；若水丸质硬者，可用开水溶化后服

散、粉剂：可用蜂蜜加以调和送服，或装入胶囊中吞服，避免直接吞服，刺激咽喉

膏剂：宜用开水冲服，避免直接倒入口中吞咽，黏喉而引起呕吐

颗粒剂、糖浆剂：颗粒剂宜用开水冲服；糖浆剂可以直接服

各　论

第八章　解表药

【学习线索】

1. 抓住共性，突出个性是各论药物学习的基本要求。即掌握章节概述，抓住普遍规律；针对具体药物，还要掌握在共性中区别于其他药物的个性特点。

2. 依据解表药的四气，对具体药物进行分类归属。分为发散风寒药、发散风热药两类，分别适用于风寒感冒、风热感冒两类不同病证，其中部分发散风热力强的药物，还可用于温病初起。

3. 在熟知单味药的性 – 效 – 用的基础上，对药物的作用规律进行归纳总结。解表药辛散升浮，长于祛风，除用于外感表证外，部分药物可祛风透疹，用于风疹瘙痒、麻疹透发不畅；部分发散风寒药，可治疗风寒湿痹。

4. 发散风寒药性温，主归肺、膀胱经，部分药物可宣通鼻窍，祛风止痛，用于表证鼻塞不通、鼻渊鼻衄，感冒头痛；发散风热药性凉，主归肺经，部分药物可利咽，清利头目，清肝明目，用于咽痛，头痛，目赤等。

5. 相似药物鉴别用药，重在同中求异，做到药性－功效－应用相联系。如本章药物均能解表，由于药性不同，则其功效不同，对应的表证证型、主症亦有所不同。

一、解表药的概述、分类

1.概述

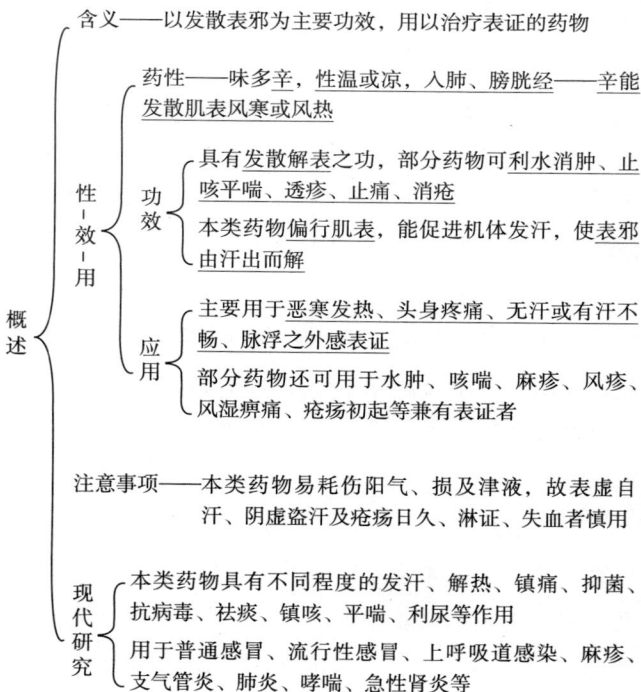

含义——以发散表邪为主要功效，用以治疗表证的药物

性－效－用

药性——味多辛，性温或凉，入肺、膀胱经——辛能发散肌表风寒或风热

功效

具有发散解表之功，部分药物可利水消肿、止咳平喘、透疹、止痛、消疮

本类药物偏行肌表，能促进机体发汗，使表邪由汗出而解

应用

主要用于恶寒发热、头身疼痛、无汗或有汗不畅、脉浮之外感表证

部分药物还可用于水肿、咳喘、麻疹、风疹、风湿痹痛、疮疡初起等兼有表证者

注意事项——本类药物易耗伤阳气、损及津液，故表虚自汗、阴虚盗汗及疮疡日久、淋证、失血者慎用

现代研究

本类药物具有不同程度的发汗、解热、镇痛、抑菌、抗病毒、祛痰、镇咳、平喘、利尿等作用

用于普通感冒、流行性感冒、上呼吸道感染、麻疹、支气管炎、肺炎、哮喘、急性肾炎等

2. 分类

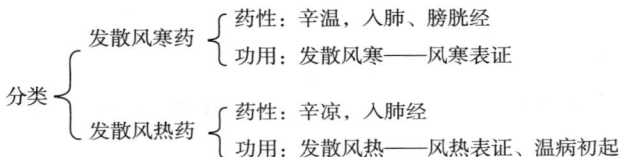

分类
- 发散风寒药
  - 药性：辛温，入肺、膀胱经
  - 功用：发散风寒——风寒表证
- 发散风热药
  - 药性：辛凉，入肺经
  - 功用：发散风热——风热表证、温病初起

二、发散风寒药

1. 重点药

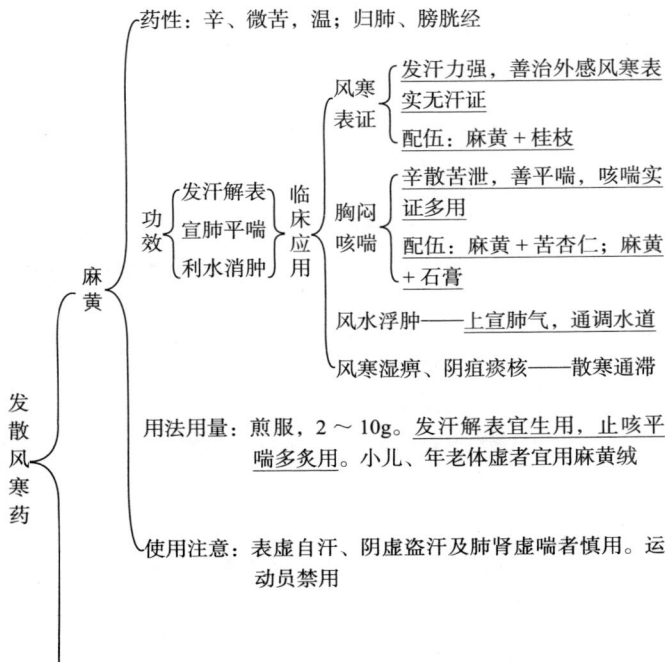

发散风寒药
- 麻黄
  - 药性：辛、微苦，温；归肺、膀胱经
  - 功效：发汗解表、宣肺平喘、利水消肿
    - 临床应用
      - 风寒表证
        - 发汗力强，善治外感风寒表实无汗证
        - 配伍：麻黄 + 桂枝
      - 胸闷咳喘
        - 辛散苦泄，善平喘，咳喘实证多用
        - 配伍：麻黄 + 苦杏仁；麻黄 + 石膏
      - 风水浮肿——上宣肺气，通调水道
      - 风寒湿痹、阴疽痰核——散寒通滞
  - 用法用量：煎服，2～10g。发汗解表宜生用，止咳平喘多炙用。小儿、年老体虚者宜用麻黄绒
  - 使用注意：表虚自汗、阴虚盗汗及肺肾虚喘者慎用。运动员禁用

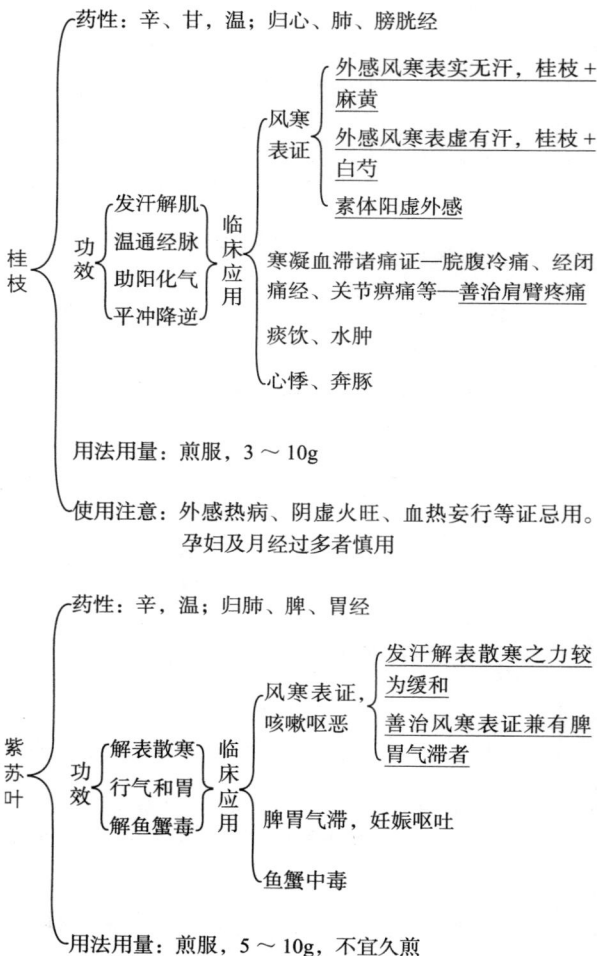

发散风寒药

桂枝

- 药性：辛、甘，温；归心、肺、膀胱经
- 功效
  - 发汗解肌
  - 温通经脉
  - 助阳化气
  - 平冲降逆
- 临床应用
  - 风寒表证
    - 外感风寒表实无汗，桂枝＋麻黄
    - 外感风寒表虚有汗，桂枝＋白芍
    - 素体阳虚外感
  - 寒凝血滞诸痛证—脘腹冷痛、经闭痛经、关节痹痛等—善治肩臂疼痛
  - 痰饮、水肿
  - 心悸、奔豚
- 用法用量：煎服，3～10g
- 使用注意：外感热病、阴虚火旺、血热妄行等证忌用。孕妇及月经过多者慎用

紫苏叶

- 药性：辛，温；归肺、脾、胃经
- 功效
  - 解表散寒
  - 行气和胃
  - 解鱼蟹毒
- 临床应用
  - 风寒表证，咳嗽呕恶
    - 发汗解表散寒之力较为缓和
    - 善治风寒表证兼有脾胃气滞者
  - 脾胃气滞，妊娠呕吐
  - 鱼蟹中毒
- 用法用量：煎服，5～10g，不宜久煎

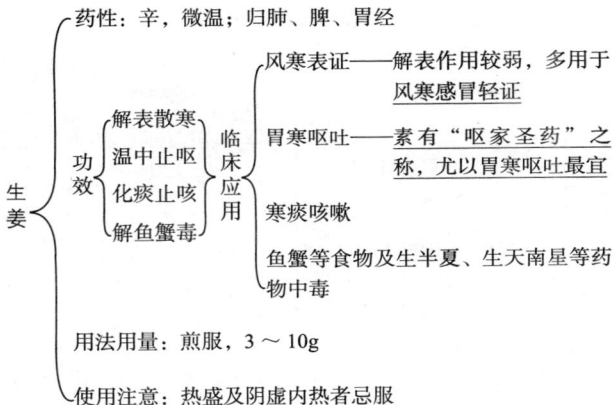

生姜

药性：辛，微温；归肺、脾、胃经

功效
- 解表散寒
- 温中止呕
- 化痰止咳
- 解鱼蟹毒

临床应用
- 风寒表证——解表作用较弱，多用于风寒感冒轻证
- 胃寒呕吐——素有"呕家圣药"之称，尤以胃寒呕吐最宜
- 寒痰咳嗽
- 鱼蟹等食物及生半夏、生天南星等药物中毒

用法用量：煎服，3～10g

使用注意：热盛及阴虚内热者忌服

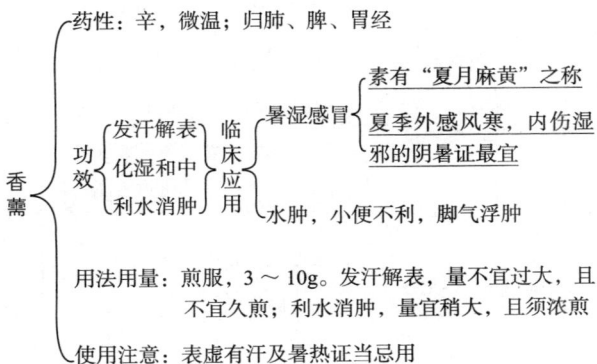

香薷

药性：辛，微温；归肺、脾、胃经

功效
- 发汗解表
- 化湿和中
- 利水消肿

临床应用
- 暑湿感冒——素有"夏月麻黄"之称　夏季外感风寒，内伤湿邪的阴暑证最宜
- 水肿，小便不利，脚气浮肿

用法用量：煎服，3～10g。发汗解表，量不宜过大，且不宜久煎；利水消肿，量宜稍大，且须浓煎

使用注意：表虚有汗及暑热证当忌用

发散风寒药

第八章

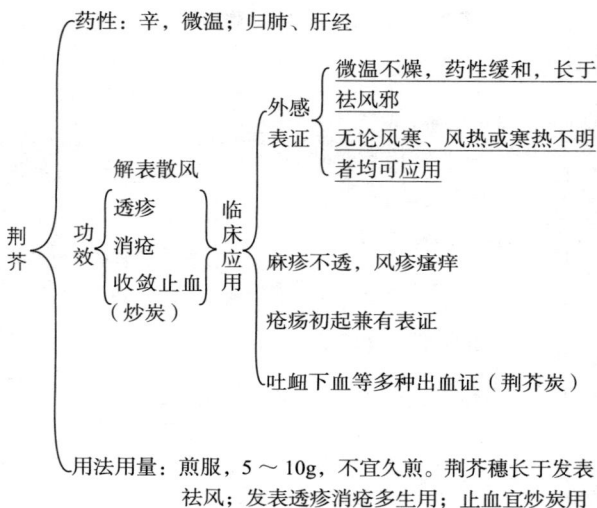

药性：辛，微温；归肺、肝经

荆芥

功效
　解表散风
　透疹
　消疮
　收敛止血
　（炒炭）

临床应用
　外感表证
　　微温不燥，药性缓和，长于祛风邪
　　无论风寒、风热或寒热不明者均可应用
　麻疹不透，风疹瘙痒
　疮疡初起兼有表证
　吐衄下血等多种出血证（荆芥炭）

用法用量：煎服，5～10g，不宜久煎。荆芥穗长于发表祛风；发表透疹消疮多生用；止血宜炒炭用

发散风寒药

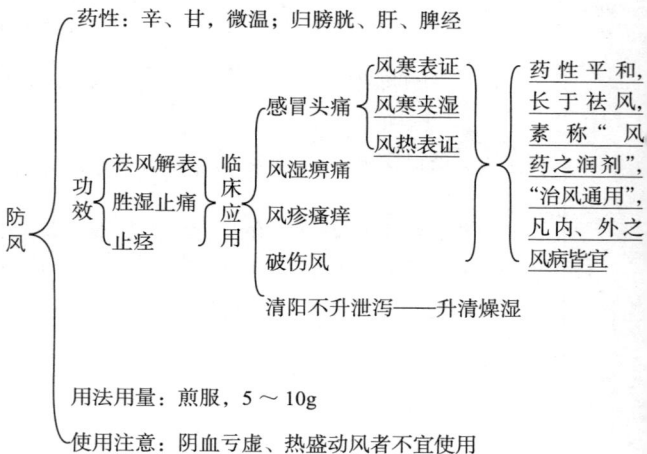

药性：辛、甘，微温；归膀胱、肝、脾经

防风

功效
　祛风解表
　胜湿止痛
　止痉

临床应用
　感冒头痛
　　风寒表证
　　风寒夹湿
　　风热表证
　　药性平和，长于祛风，素称"风药之润剂"，"治风通用"，凡内、外之风病皆宜
　风湿痹痛
　风疹瘙痒
　破伤风
　清阳不升泄泻——升清燥湿

用法用量：煎服，5～10g

使用注意：阴血亏虚、热盛动风者不宜使用

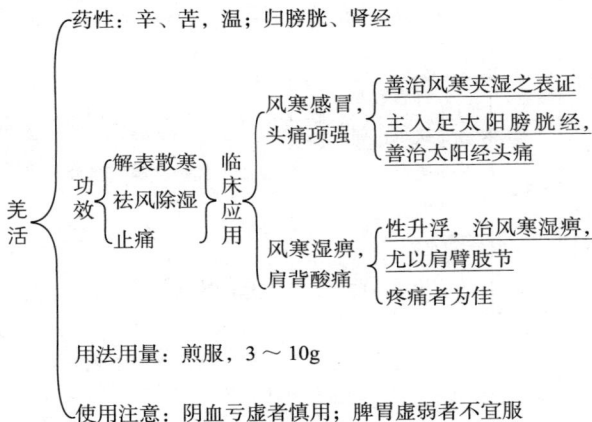

发散风寒药

羌活

药性：辛、苦，温；归膀胱、肾经

功效
解表散寒
祛风除湿
止痛

临床应用

风寒感冒，头痛项强
善治风寒夹湿之表证
主入足太阳膀胱经，善治太阳经头痛

风寒湿痹，肩背酸痛
性升浮，治风寒湿痹，尤以肩臂肢节疼痛者为佳

用法用量：煎服，3～10g

使用注意：阴血亏虚者慎用；脾胃虚弱者不宜服

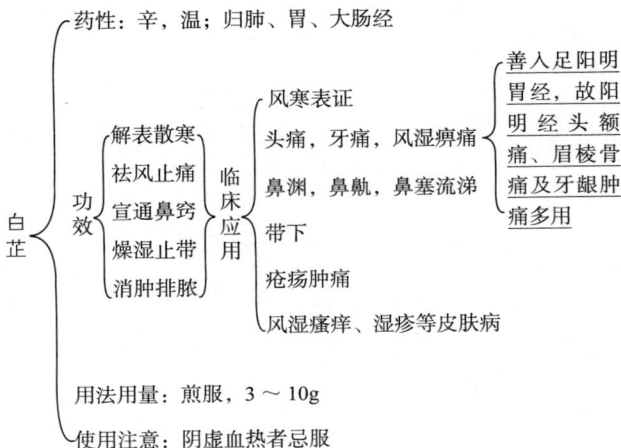

白芷

药性：辛，温；归肺、胃、大肠经

功效
解表散寒
祛风止痛
宣通鼻窍
燥湿止带
消肿排脓

临床应用

风寒表证
头痛，牙痛，风湿痹痛
鼻渊，鼻衄，鼻塞流涕
带下
疮疡肿痛
风湿瘙痒、湿疹等皮肤病

善入足阳明胃经，故阳明经头额痛、眉棱骨痛及牙龈肿痛多用

用法用量：煎服，3～10g

使用注意：阴虚血热者忌服

第八章

发散风寒药

细辛

药性：辛，温；有小毒。归心、肺、肾经

功效
- 解表散寒
- 祛风止痛
- 通窍
- 温肺化饮

临床应用
- 风寒感冒，阳虚外感
- 头痛，牙痛，风湿痹痛 —— 尤长于止痛 善治多种痛证 及少阴头痛
- 鼻渊，鼻衄，鼻塞流涕
- 痰饮咳喘 —— 配伍：细辛＋干姜＋五味子

用法用量：煎服，1～3g；散剂每次服0.5～1g。外用适量

使用注意：阴虚阳亢头痛、肺燥伤阴干咳者忌用。不宜与藜芦同用

藁本

药性：辛，温；归膀胱经

功效
- 祛风散寒
- 除湿止痛

临床应用
- 风寒感冒，巅顶疼痛 —— 善达巅顶，太阳经巅顶头痛多用
- 风寒湿痹

用法用量：煎服，3～10g

使用注意：阴血亏虚、肝阳上亢、火热内盛之头痛者忌服

苍耳子

药性：辛、苦，温；有毒。归肺经

功效
- 散风寒
- 通鼻窍
- 祛风湿
- 止痛

临床应用
- 风寒感冒，头痛鼻塞
- 鼻渊，鼻衄，鼻塞流涕
- 风疹瘙痒
- 湿痹拘挛

治鼻渊之要药 尤宜于鼻渊而有外感风寒者

用法用量：煎服，3～10g

使用注意：血虚头痛者不宜服用。过量服用易致中毒

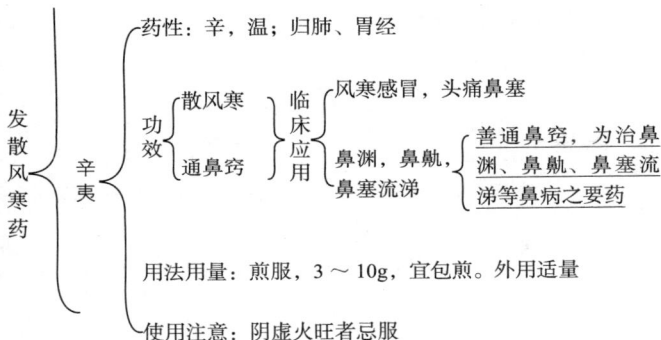

发散风寒药 — 辛夷

- 药性：辛，温；归肺、胃经
- 功效
  - 散风寒
  - 通鼻窍
- 临床应用
  - 风寒感冒，头痛鼻塞
  - 鼻渊，鼻鼽，鼻塞流涕　<u>善通鼻窍，为治鼻渊、鼻鼽、鼻塞流涕等鼻病之要药</u>
- 用法用量：煎服，3～10g，宜包煎。外用适量
- 使用注意：阴虚火旺者忌服

2. 了解药

药名	药性	功效	临床应用
葱白	辛，温 归肺、胃经	发汗解表 散寒通阳 通络下乳 解毒散结	①风寒表证 ②阴盛格阳 ③乳汁郁滞不下，乳房胀痛 ④疮痈肿毒
胡荽	辛，温 归肺、胃经	发表透疹 开胃消食	①麻疹不透 ②饮食不消，纳食不佳
西河柳	甘、辛、平 归心、肺、胃经	发表透疹 祛风除湿	①麻疹不透、风疹瘙痒 ②风湿痹痛

3. 相似药物功用比较

（1）麻黄与桂枝

鉴
别
用
药
{
同：发汗解表——风寒表证

异
{
麻黄：发汗力强，又宣肺平喘、利水消肿——风寒表实证，胸闷咳喘，风水浮肿

桂枝：发汗之力不及麻黄，又温通经脉、助阳化气、平冲降逆——风寒表实、表虚皆宜，寒凝经脉诸痛，痰饮，水肿，心悸、奔豚等
}
}

（2）荆芥与防风

鉴
别
用
药
{
同：祛风解表——外感表证，寒热皆宜；风疹瘙痒

异
{
荆芥：发散之力优于防风，又透疹、消疮、收敛止血（炒炭）——麻疹不透、疮疡初起及多种出血证

防风：祛风之力强于荆芥，又胜湿止痛、止痉——风湿表证、风湿痹痛、破伤风
}
}

（3）紫苏叶与生姜

鉴
别
用
药
{
同
{
解表散寒——风寒感冒轻证

解鱼蟹毒——鱼蟹等食物中毒
}
异
{
紫苏叶：善行肺脾之气，安胎——风寒感冒兼肺脾气滞胸闷呕恶，脾胃气滞，妊娠呕吐

生姜：善温中止呕，化痰止咳，解药物毒——胃寒呕吐，寒痰咳嗽，生半夏、天南星等中毒
}
}

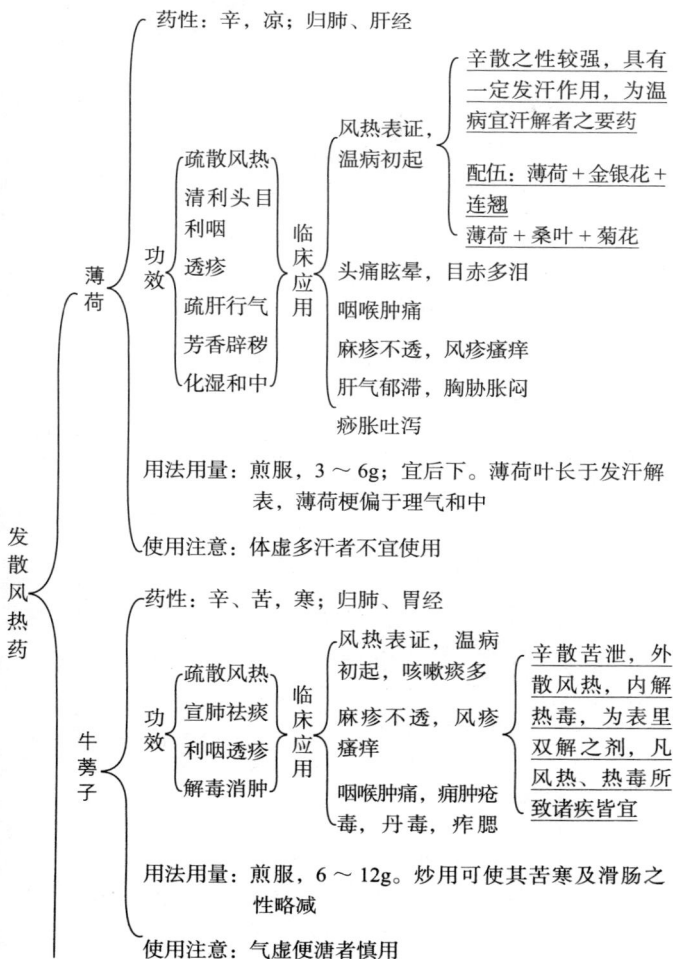

三、发散风热药

1. 重点药

发散风热药

薄荷
- 药性：辛，凉；归肺、肝经
- 功效：疏散风热、清利头目、利咽、透疹、疏肝行气、芳香辟秽、化湿和中
- 临床应用：
  - 风热表证，温病初起 — 辛散之性较强，具有一定发汗作用，为温病宜汗解者之要药；配伍：薄荷 + 金银花 + 连翘、薄荷 + 桑叶 + 菊花
  - 头痛眩晕，目赤多泪
  - 咽喉肿痛
  - 麻疹不透，风疹瘙痒
  - 肝气郁滞，胸胁胀闷
  - 痧胀吐泻
- 用法用量：煎服，3～6g；宜后下。薄荷叶长于发汗解表，薄荷梗偏于理气和中
- 使用注意：体虚多汗者不宜使用

牛蒡子
- 药性：辛、苦，寒；归肺、胃经
- 功效：疏散风热、宣肺祛痰、利咽透疹、解毒消肿
- 临床应用：
  - 风热表证，温病初起，咳嗽痰多
  - 麻疹不透，风疹瘙痒
  - 咽喉肿痛，痈肿疮毒，丹毒，痄腮 — 辛散苦泄，外散风热，内解热毒，为表里双解之剂，凡风热、热毒所致诸疾皆宜
- 用法用量：煎服，6～12g。炒用可使其苦寒及滑肠之性略减
- 使用注意：气虚便溏者慎用

第八章

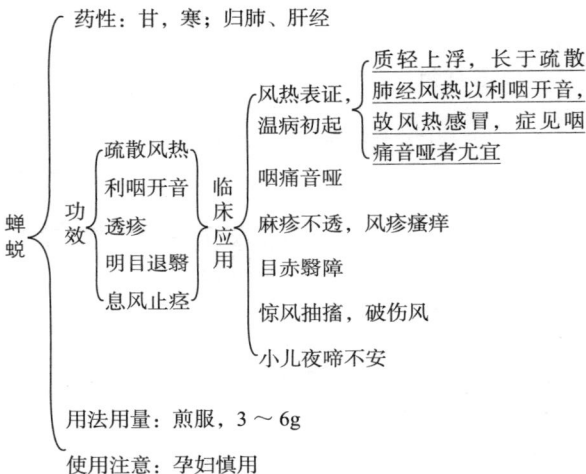

发散风热药

蝉蜕

药性：甘，寒；归肺、肝经

功效
- 疏散风热
- 利咽开音
- 透疹
- 明目退翳
- 息风止痉

临床应用
- 风热表证，温病初起 —— 质轻上浮，长于疏散肺经风热以利咽开音，故风热感冒，症见咽痛音哑者尤宜
- 咽痛音哑
- 麻疹不透，风疹瘙痒
- 目赤翳障
- 惊风抽搐，破伤风
- 小儿夜啼不安

用法用量：煎服，3～6g

使用注意：孕妇慎用

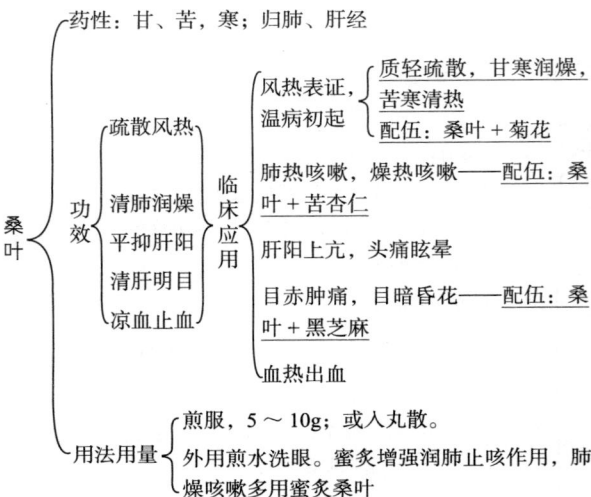

桑叶

药性：甘、苦，寒；归肺、肝经

功效
- 疏散风热
- 清肺润燥
- 平抑肝阳
- 清肝明目
- 凉血止血

临床应用
- 风热表证，温病初起 —— 质轻疏散，甘寒润燥，苦寒清热　配伍：桑叶＋菊花
- 肺热咳嗽，燥热咳嗽——配伍：桑叶＋苦杏仁
- 肝阳上亢，头痛眩晕
- 目赤肿痛，目暗昏花——配伍：桑叶＋黑芝麻
- 血热出血

用法用量
- 煎服，5～10g；或入丸散。外用煎水洗眼。蜜炙增强润肺止咳作用，肺燥咳嗽多用蜜炙桑叶

菊花

- 药性：甘、苦，微寒；归肺、肝经
- 功效
  - 疏散风热
  - 平抑肝阳
  - 清肝明目
  - 清热解毒
  - 临床应用
    - 风热表证，温病初起——配伍：菊花＋桑叶
    - 肝阳上亢，头痛眩晕
    - 目赤肿痛，眼目昏花——配伍：菊花＋枸杞子
    - 疮痈肿毒
- 用法用量：煎服，5～10g。黄菊花偏于疏散风热，白菊花偏于平肝、清肝明目

发散风热药

蔓荆子

- 药性：辛、苦，微寒；归膀胱、肝、胃经
- 功效
  - 疏散风热
  - 清利头目
  - 祛风止痛
  - 临床应用
    - 风热感冒头痛｛长于疏散头面部风热，善治风热所致头面部诸疾
    - 目赤多泪，目暗不明，齿龈肿痛
    - 头晕目眩
    - 风湿痹痛
- 用法用量：煎服，5～10g

柴胡

- 药性：辛、苦，微寒；归肝、胆、肺
- 功效
  - 疏散退热
  - 疏肝解郁
  - 升举阳气
  - 退热截疟
  - 临床应用
    - 感冒发热，寒热往来｛善于疏散少阳半表半里之邪，为治少阳寒热往来之要药；配伍：柴胡＋黄芩
    - 肝郁气滞，胸胁胀痛，月经不调
    - 气虚下陷，脏器脱垂——配伍：柴胡＋升麻
    - 疟疾寒热
- 用法用量：煎服，3～10g。疏散退热宜生用；疏肝解郁宜醋炙；升举阳气可生用或酒炙
- 使用注意：阴虚阳亢，肝风内动，阴虚火旺及气机上逆者忌用或慎用

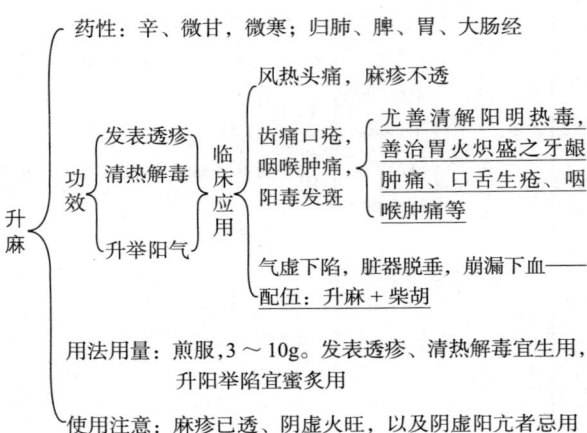

升麻

药性：辛、微甘，微寒；归肺、脾、胃、大肠经

功效
- 发表透疹
- 清热解毒
- 升举阳气

临床应用
- 风热头痛，麻疹不透
- 齿痛口疮，咽喉肿痛，阳毒发斑——<u>尤善清解阳明热毒，善治胃火炽盛之牙龈肿痛、口舌生疮、咽喉肿痛等</u>
- 气虚下陷，脏器脱垂，崩漏下血——<u>配伍：升麻 + 柴胡</u>

用法用量：煎服，3 ~ 10g。发表透疹、清热解毒宜生用，升阳举陷宜蜜炙用

使用注意：麻疹已透、阴虚火旺，以及阴虚阳亢者忌用

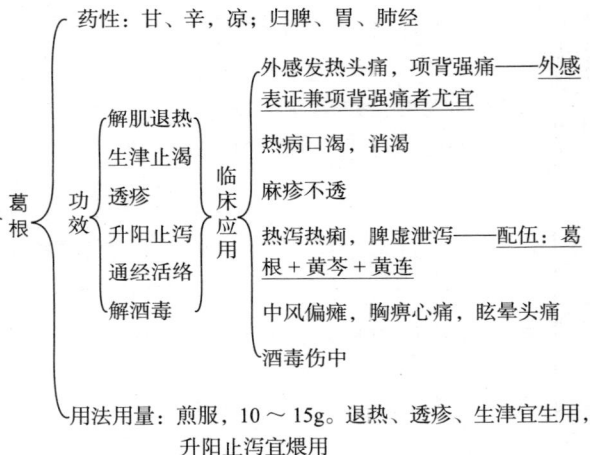

葛根

药性：甘、辛，凉；归脾、胃、肺经

功效
- 解肌退热
- 生津止渴
- 透疹
- 升阳止泻
- 通经活络
- 解酒毒

临床应用
- 外感发热头痛，项背强痛——<u>外感表证兼项背强痛者尤宜</u>
- 热病口渴，消渴
- 麻疹不透
- 热泻热痢，脾虚泄泻——<u>配伍：葛根 + 黄芩 + 黄连</u>
- 中风偏瘫，胸痹心痛，眩晕头痛
- 酒毒伤中

用法用量：煎服，10 ~ 15g。退热、透疹、生津宜生用，升阳止泻宜煨用

发散风热药

2. 了解药

药名	药性	功效	临床应用
淡豆豉	苦、辛，凉 归肺、胃经	解表 除烦 宣发郁热	①感冒，寒热头痛 ②热病烦躁胸闷，虚烦不眠
浮萍	辛，寒 归肺、膀胱经	宣散风热 透疹止痒 利尿消肿	①风热感冒 ②麻疹不透，风疹瘙痒 ③水肿尿少
木贼	甘、苦，平 归肺、肝经	疏散风热 明目退翳	风热目赤，迎风流泪，目生云翳
谷精草	辛、甘，平 归肝、肺经	疏散风热 明目退翳	①风热目赤，肿痛羞明，眼生翳膜 ②风热头痛

3. 相似药物功用比较

（1）薄荷、牛蒡子与蝉蜕

鉴别用药
- 同
  - 疏散风热——风热表证，温病初起
  - 透疹——麻疹不透，风疹瘙痒
  - 利咽——咽喉肿痛
- 异
  - 薄荷：发汗之力较强，又清利头目、疏肝行气——外感风热，发热无汗者多用；风热上攻之头痛目赤；肝郁气滞之胸闷、胸胁胀痛、月经不调等
  - 牛蒡子：解表兼能宣肺祛痰，长于解毒消肿——外感风热之发热、咳嗽、咯痰不爽者多用；痈肿疮毒、丹毒、痄腮、喉痹等热毒证
  - 蝉蜕：明目退翳，息风止痉，内外风均治——目赤翳障；小儿惊风，破伤风

（2）桑叶与菊花

鉴别用药
- 同
  - 疏散风热——风热表证，温病初起
  - 平抑肝阳——肝阳上亢，头痛眩晕
  - 清肝明目——目赤肿痛，目暗昏花
- 异
  - 桑叶：主入肺经，疏散风热之力较强，又清肺润燥、凉血止血——风热、肺热或燥热伤肺之咳嗽；血热出血
  - 菊花：主入肝经，清肝明目之力较强，又清热解毒——疮痈肿毒

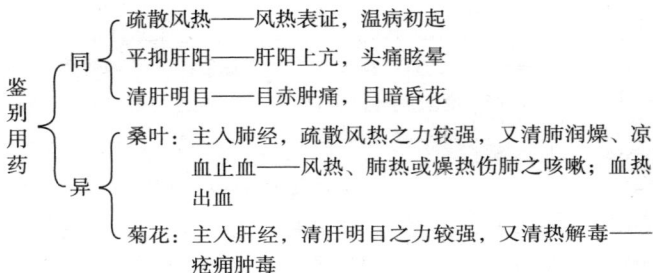

（3）柴胡、葛根与升麻

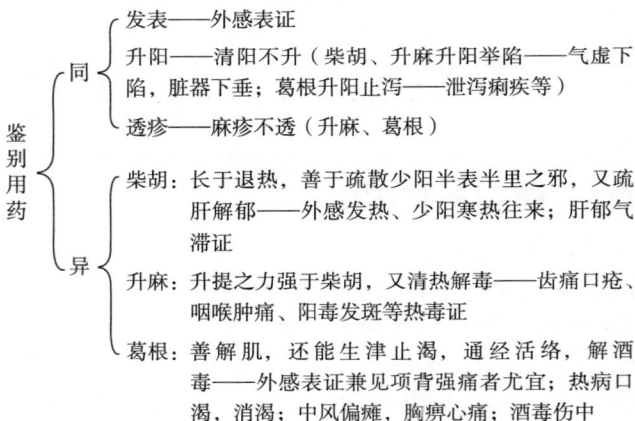

鉴别用药
- 同
  - 发表——外感表证
  - 升阳——清阳不升（柴胡、升麻升阳举陷——气虚下陷，脏器下垂；葛根升阳止泻——泄泻痢疾等）
  - 透疹——麻疹不透（升麻、葛根）
- 异
  - 柴胡：长于退热，善于疏散少阳半表半里之邪，又疏肝解郁——外感发热、少阳寒热往来；肝郁气滞证
  - 升麻：升提之力强于柴胡，又清热解毒——齿痛口疮、咽喉肿痛、阳毒发斑等热毒证
  - 葛根：善解肌，还能生津止渴，通经活络，解酒毒——外感表证兼见项背强痛者尤宜；热病口渴，消渴；中风偏瘫，胸痹心痛；酒毒伤中

第九章　清热药

【学习线索】

1. 根据清热药的分类，能将具体药物分别归属到清热泻火药、清热燥湿药、清热解毒药、清热凉血药、清虚热药项下，并熟知每类药物的药性特点及所对应的病证。

2. 以归经为线索，归纳总结清热泻火药对应的具体适应证。如归肺、胃经的生石膏、芦根、知母、天花粉，功能清热泻火，对应肺热、胃热证；归肝经的夏枯草、决明子、密蒙花、青葙子，功能清热泻火，对应肝热目赤肿痛。部分清热泻火力量强的药物，不仅治疗脏腑火热证，还可用于气分实热证（热病高热烦渴；热病烦渴；热病心烦）。

3. 清热燥湿药可用于机体上中下三焦的湿热证，黄芩长于治疗中上焦湿热，黄连长于治疗中焦湿热泻痢，黄柏、苦参、龙胆长于治疗肝胆及下焦湿热。部分苦寒力强的药物，兼能清热解毒，兼能清热泻火。

4. 清热解毒药治疗热毒证，临床表现多样，可按病证分类归属。如善于治疗不同内、外痈的药物，肺痈的鱼腥草、四季青、金荞麦，肠痈的大血藤、败酱草，疮痈肿毒的连翘、银花、野菊花、紫花地丁等；

治疗热毒血痢的白头翁、马齿苋、鸦胆子等，功能清热解毒、止痢；治疗咽喉肿痛的山豆根、射干、板蓝根、马勃等，功能清热解毒、利咽。

5.清热凉血药可分为3类：清热凉血、养阴生津的生地黄、玄参；清热凉血、活血祛瘀的赤芍、丹皮、紫草；清热凉血、解毒的水牛角、玄参、紫草。

6.清虚热药可分别治疗3类虚热证。所有药物均能治疗阴虚发热、骨蒸潮热；部分药物还可治疗温病后期夜热早凉、热退无汗，或者小儿疳积发热。

一、清热药的概述、分类

1.概述

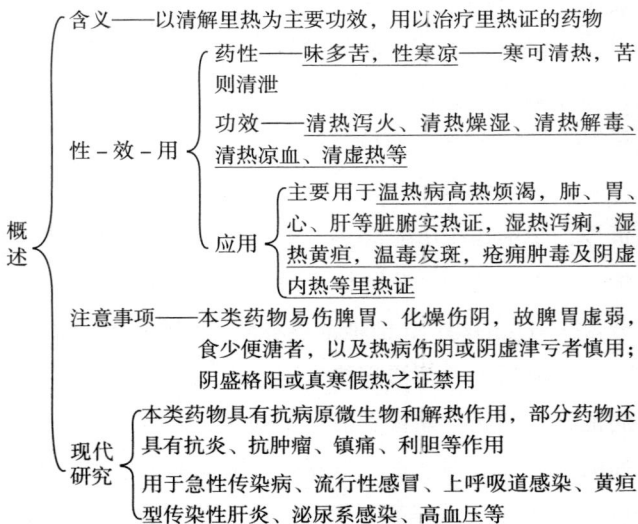

2. 分类

分类
- 清热泻火药
  - 药性：苦寒或甘寒，入气分，走脏腑
  - 功用：清热泻火——气分实热证；肺热咳嗽、胃热呕吐等脏腑火热证
- 清热燥湿药
  - 药性：苦寒
  - 功用：清热燥湿——湿温或暑温夹湿、湿热泻痢、湿热黄疸等湿热证
- 清热解毒药
  - 药性：苦寒
  - 功用：清热解毒——疮痈肿毒、丹毒、痄腮、咽喉肿痛等热毒证
- 清热凉血药
  - 药性：苦或咸，寒，入心、肝经
  - 功用：清热凉血——热入营分、血分证；内伤杂病血热出血
- 清虚热药
  - 药性：寒凉，入肝、肾经
  - 功用：清虚热，退骨蒸——肝肾阴虚、虚火内扰所致骨蒸潮热、手足心热等；热病后期，余热未清，阴液已伤所致夜热早凉、热退无汗等

第九章

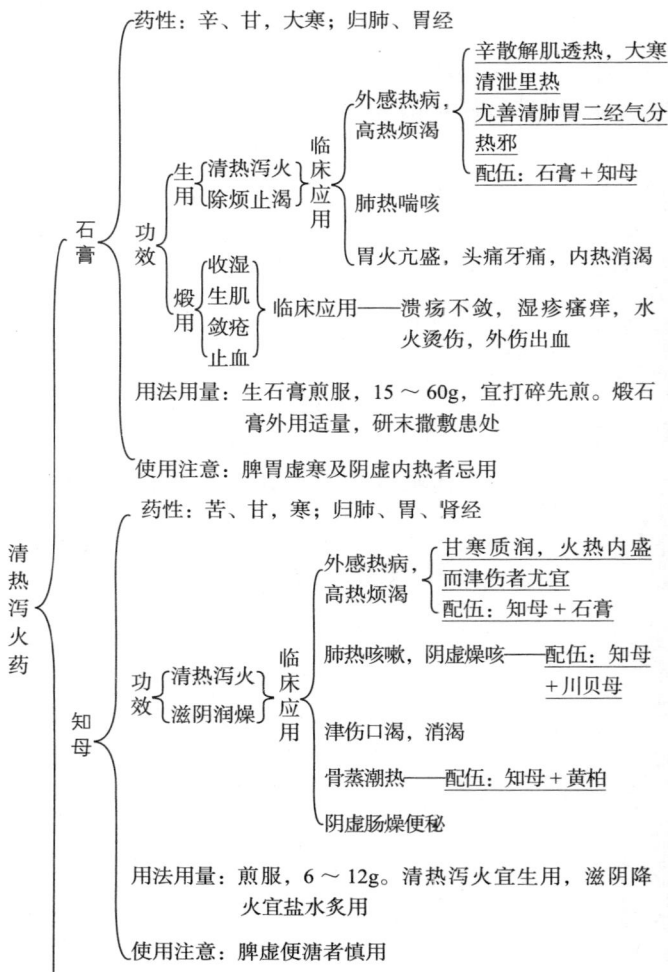

二、清热泻火药

1. 重点药

清热泻火药

石膏
- 药性：辛、甘，大寒；归肺、胃经
- 功效
  - 生用：清热泻火，除烦止渴
    - 临床应用
      - 外感热病，高热烦渴
        - 辛散解肌透热，大寒清泄里热
        - 尤善清肺胃二经气分热邪
        - 配伍：石膏＋知母
      - 肺热喘咳
      - 胃火亢盛，头痛牙痛，内热消渴
  - 煅用：收湿、生肌、敛疮、止血
    - 临床应用——溃疡不敛，湿疹瘙痒，水火烫伤，外伤出血
- 用法用量：生石膏煎服，15～60g，宜打碎先煎。煅石膏外用适量，研末撒敷患处
- 使用注意：脾胃虚寒及阴虚内热者忌用

知母
- 药性：苦、甘，寒；归肺、胃、肾经
- 功效：清热泻火，滋阴润燥
  - 临床应用
    - 外感热病，高热烦渴
      - 甘寒质润，火热内盛而津伤者尤宜
      - 配伍：知母＋石膏
    - 肺热咳嗽，阴虚燥咳——配伍：知母＋川贝母
    - 津伤口渴，消渴
    - 骨蒸潮热——配伍：知母＋黄柏
    - 阴虚肠燥便秘
- 用法用量：煎服，6～12g。清热泻火宜生用，滋阴降火宜盐水炙用
- 使用注意：脾虚便溏者慎用

清热泻火药

芦根

- 药性：甘，寒；归肺、胃经
- 功效
  - 清热泻火
  - 生津止渴
  - 除烦
  - 止呕
  - 利尿
- 临床应用
  - 热病烦渴——**本品清热不碍胃，生津不恋邪**
  - 肺热咳嗽，肺痈吐脓
  - 胃热呕哕
  - 热淋涩痛
- 用法用量：煎服，15～30g。鲜品用量加倍，或捣汁用
- 使用注意：**脾胃虚寒者慎用**

天花粉

- 药性：甘、微苦，微寒；归肺、胃经
- 功效
  - 清热泻火
  - 生津止渴
  - 消肿排脓
- 临床应用
  - 热病烦渴，内热消渴
  - 肺热燥咳
  - 疮疡肿毒
- 用法用量：煎服，10～15g
- 使用注意：**孕妇慎用。不宜与川乌、制川乌、草乌、制草乌、附子同用**

竹叶

- 药性：甘、辛、淡，寒；归心、胃、小肠经
- 功效
  - 清热泻火
  - 除烦
  - 生津
  - 利尿
- 临床应用
  - 热病烦渴
  - 口舌生疮，小便短赤涩痛——**长于清心火**
- 用法用量：煎服，6～15g；鲜品15～30g
- 使用注意：阴虚火旺、骨蒸潮热者不宜使用

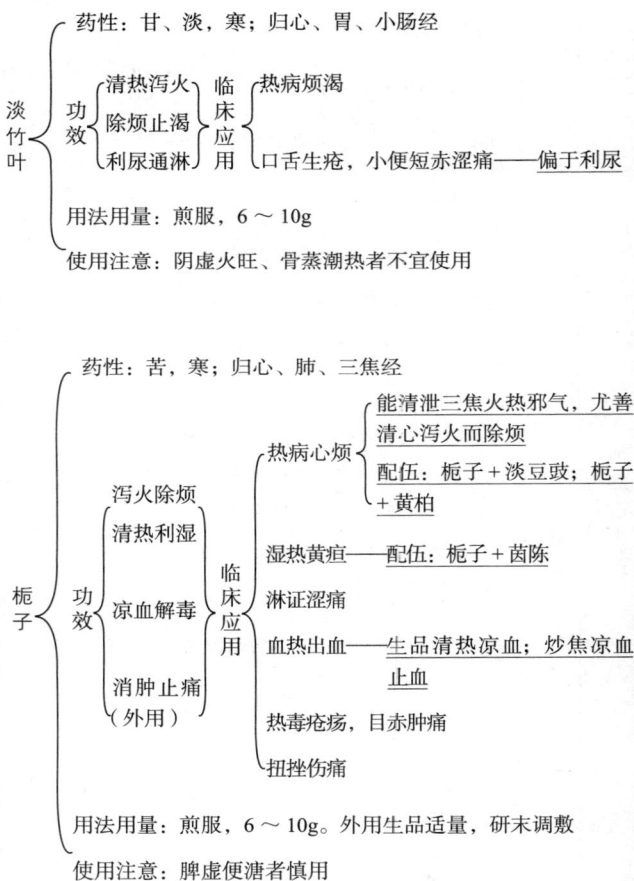

清热泻火药

淡竹叶
- 药性：甘、淡，寒；归心、胃、小肠经
- 功效
  - 清热泻火
  - 除烦止渴
  - 利尿通淋
- 临床应用
  - 热病烦渴
  - 口舌生疮，小便短赤涩痛——偏于利尿
- 用法用量：煎服，6～10g
- 使用注意：阴虚火旺、骨蒸潮热者不宜使用

栀子
- 药性：苦，寒；归心、肺、三焦经
- 功效
  - 泻火除烦
  - 清热利湿
  - 凉血解毒
  - 消肿止痛（外用）
- 临床应用
  - 热病心烦
    - 能清泄三焦火热邪气，尤善清心泻火而除烦
    - 配伍：栀子+淡豆豉；栀子+黄柏
  - 湿热黄疸——配伍：栀子+茵陈
  - 淋证涩痛
  - 血热出血——生品清热凉血；炒焦凉血止血
  - 热毒疮疡，目赤肿痛
  - 扭挫伤痛
- 用法用量：煎服，6～10g。外用生品适量，研末调敷
- 使用注意：脾虚便溏者慎用

清热泻火药

夏枯草

药性：辛、苦，寒；归肝、胆经

功效
- 清肝泻火
- 明目
- 散结消肿

临床应用
- 目赤肿痛，目珠夜痛，头痛眩晕
- 瘰瘤，瘰疬，乳痈，乳癖 —— *辛以散肝郁，苦寒泄肝热，故肝郁化火，痰火凝聚之证尤宜*

用法用量：煎服，9～15g。或熬膏服

使用注意：脾胃虚弱者慎用

决明子

药性：甘、苦、咸，微寒；归肝、大肠经

功效
- 清热明目
- 润肠通便

临床应用
- 目赤涩痛，羞明多泪，目暗不明 —— *长于清肝热，兼能益肝阴，善治一切目疾*
- 头痛眩晕
- 肠燥便秘

用法用量：煎服，9～15g。用于润肠通便，不宜久煎，或泡茶饮

使用注意：气虚便溏者不宜使用

第九章

2. 了解药

药名	药性	功效	临床应用
寒水石	辛、咸，寒 归心、胃、肾经	清热泻火	①热病烦渴，癫狂 ②口舌生疮，热毒疮肿，丹毒，烧烫伤
鸭跖草	甘、淡，寒 归肺、胃、小肠经	清热泻火 解毒 利水消肿	①风热感冒，热病烦渴 ②咽喉肿痛，痈肿疔毒 ③水肿尿少，热淋涩痛
密蒙花	甘，微寒 归肝经	清热泻火 养肝明目、退翳	①目赤肿痛，羞明多泪，目生翳膜 ②肝虚目暗，视物昏花
青葙子	苦，微寒 归肝经	清肝泻火 明目退翳	①肝热目赤，目生翳膜，视物昏花 ②肝火眩晕

3. 相似药物功用比较

（1）石膏与知母

鉴别用药 {
同：清热泻火，除烦止渴——肺胃气分实热证；肺胃脏腑火热证

异 {
石膏：生石膏清热泻火力强，重在清解，偏于清泻肺胃实火——肺热咳嗽、胃火牙痛等；煅石膏收湿、生肌、敛疮、止血——溃疡不敛、湿疹、烧烫伤、外伤出血等

知母：清热泻火之力不及石膏，善滋阴润燥，重在清润——阴虚燥咳、内热消渴、骨蒸潮热、肠燥便秘等常用
}
}

（2）芦根与天花粉

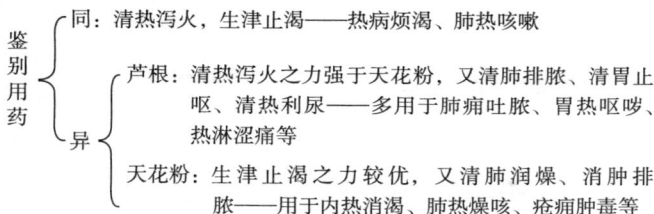

鉴别用药

同：清热泻火，生津止渴——热病烦渴、肺热咳嗽

异
芦根：清热泻火之力强于天花粉，又清肺排脓、清胃止呕、清热利尿——多用于肺痈吐脓、胃热呕哕、热淋涩痛等

天花粉：生津止渴之力较优，又清肺润燥、消肿排脓——用于内热消渴、肺热燥咳、疮痈肿毒等

三、清热燥湿药

1. 重点药

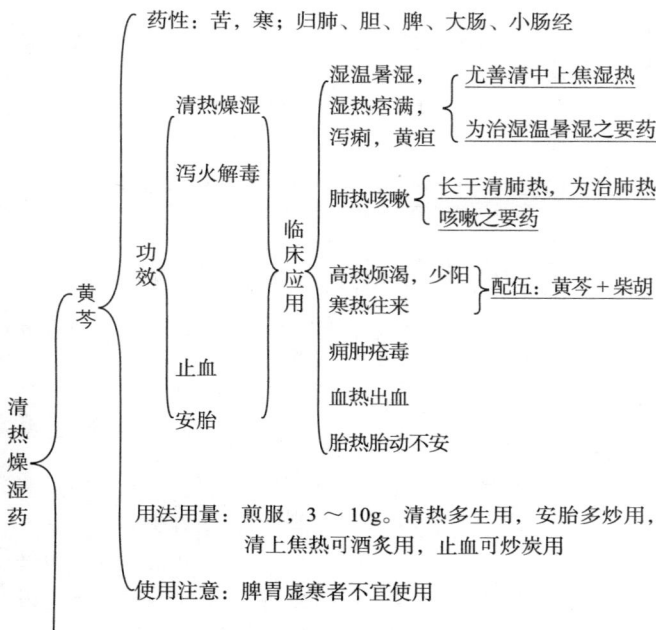

清热燥湿药

黄芩

药性：苦，寒；归肺、胆、脾、大肠、小肠经

功效

清热燥湿

泻火解毒

止血

安胎

临床应用

湿温暑湿，湿热痞满，泻痢、黄疸 { 尤善清中上焦湿热 / 为治湿温暑湿之要药

肺热咳嗽 { 长于清肺热，为治肺热咳嗽之要药

高热烦渴，少阳寒热往来 } 配伍：黄芩 + 柴胡

痈肿疮毒

血热出血

胎热胎动不安

用法用量：煎服，3～10g。清热多生用，安胎多炒用，清上焦热可酒炙用，止血可炒炭用

使用注意：脾胃虚寒者不宜使用

清热燥湿药

黄连

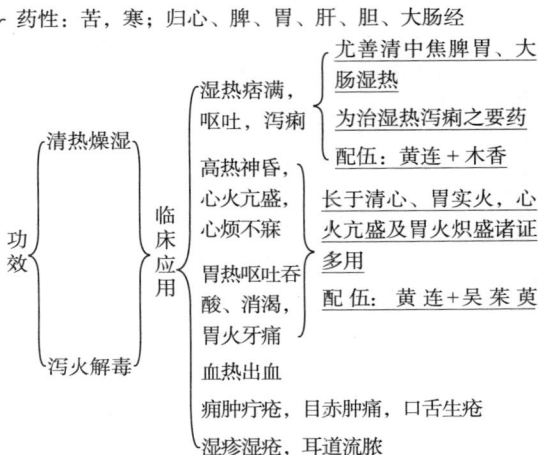

- 药性：苦，寒；归心、脾、胃、肝、胆、大肠经
- 功效
  - 清热燥湿
  - 泻火解毒
  - 临床应用
    - 湿热痞满，呕吐，泻痢
      - 尤善清中焦脾胃、大肠湿热
      - 为治湿热泻痢之要药
      - 配伍：黄连 + 木香
    - 高热神昏，心火亢盛，心烦不寐
      - 长于清心、胃实火，心火亢盛及胃火炽盛诸证多用
      - 配伍：黄连 + 吴茱萸
    - 胃热呕吐吞酸、消渴，胃火牙痛
    - 血热出血
    - 痈肿疔疮，目赤肿痛，口舌生疮
    - 湿疹湿疮，耳道流脓
- 用法用量：煎服，2～5g。外用适量。生黄连清热燥湿泻火力强，炒用可缓和其寒性；酒黄连善清上焦火热；姜黄连善清胃和胃止呕；萸黄连善疏肝和胃止呕
- 使用注意：脾胃虚寒者忌用，阴虚津伤者慎用

黄柏

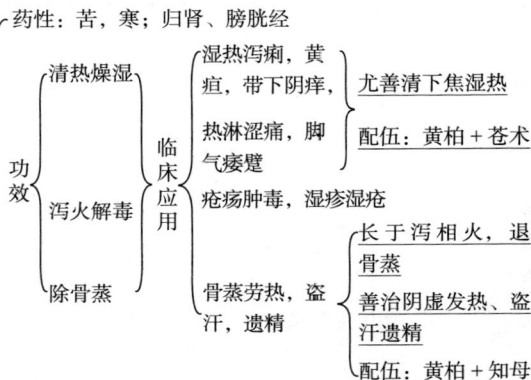

- 药性：苦，寒；归肾、膀胱经
- 功效
  - 清热燥湿
  - 泻火解毒
  - 除骨蒸
  - 临床应用
    - 湿热泻痢，黄疸，带下阴痒
      - 尤善清下焦湿热
      - 配伍：黄柏 + 苍术
    - 热淋涩痛，脚气痿躄
    - 疮疡肿毒，湿疹湿疮
    - 骨蒸劳热，盗汗，遗精
      - 长于泻相火，退骨蒸
      - 善治阴虚发热、盗汗遗精
      - 配伍：黄柏 + 知母
- 用法用量：煎服，3～12g。外用适量。清热燥湿、泻火解毒宜生用；滋阴降火宜盐炙用
- 使用注意：脾胃虚寒者忌用

清热燥湿药

龙胆

药性：苦，寒；归肝、胆经

功效
- 清热燥湿
- 泻肝胆火

临床应用
- 湿热黄疸，阴肿阴痒，带下，湿疹瘙痒 } 长于清肝胆及下焦湿热
- 肝火头痛，目赤，耳聋耳鸣，胁痛口苦，惊风抽搐

用法用量：煎服，3～6g

使用注意：脾胃虚寒者忌用，阴虚津伤者慎用

苦参

药性：苦，寒；归心、肝、胃、大肠、膀胱经

功效
- 清热燥湿
- 杀虫止痒
- 利尿

临床应用
- 湿热泻痢，便血，黄疸，赤白带下，阴肿阴痒 } 尤善除下焦湿热
- 湿疹湿疮，皮肤瘙痒，疥癣麻风，滴虫性阴道炎 } 治皮肤病要药
- 湿热淋痛，尿闭不通

用法用量：煎服，4.5～9g。外用适量，煎汤洗患处

使用注意：脾胃虚寒及阴虚津伤者忌用或慎用。不宜与藜芦同用

白鲜皮

药性：苦，寒；归脾、胃、膀胱经

功效
- 清热燥湿
- 祛风解毒

临床应用
- 湿疹湿疮，风疹疥癣 } 为治皮肤瘙痒之要药
- 湿热黄疸，风湿热痹

用法用量：煎服，5～10g。外用适量，煎汤洗或研粉敷

使用注意：脾胃虚寒者慎用

2. 了解药

药名	药性	功效	临床应用
秦皮	苦、涩，寒 归肝、胆、 大肠经	清热燥湿 收涩止痢 止带 明目	①湿热泻痢，赤白带下 ②肝热目赤肿痛，目生 翳膜

3. 相似药物功用比较

（1）黄芩、黄连与黄柏

鉴别用药

同
- 清热燥湿——湿热证
- 泻火解毒——脏腑火热证，热毒证

异
- 黄芩：长于清中上焦湿热，清肺热，又能凉血止血、安胎——湿温暑湿，湿热泻痢等中上焦湿热证；肺热咳嗽；血热出血；胎热胎动不安等
- 黄连：长于清中焦湿热，清心火、清胃热——中焦湿热泻痢；心火亢盛及胃火炽盛诸证多用
- 黄柏：长于清下焦湿热，泻相火、除骨蒸——湿热带下、阴肿阴痒等下焦湿热诸证；阴虚内热，骨蒸潮热多用

（2）龙胆与栀子

鉴别用药

同
- 泻肝胆火——肝经实热证
- 清热燥湿——湿热黄疸

异
- 龙胆：善清下焦湿热、泻肝胆实火——用于阴肿阴痒，带下，湿疹瘙痒等下焦湿热证；肝火头痛，耳聋耳鸣，胁痛口苦，惊风抽搐
- 栀子：善泻火除烦，凉血解毒；外用还能消肿止痛——用于热病烦闷；血热吐衄；热毒疮疡；扭挫伤痛

四、清热解毒药

1. 重点药

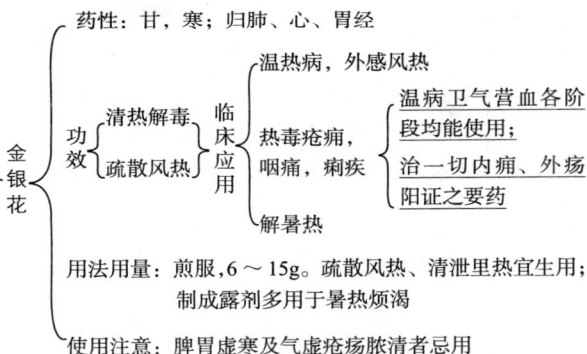

金银花

药性：甘，寒；归肺、心、胃经

功效：清热解毒、疏散风热

临床应用：
- 温热病，外感风热 —— 温病卫气营血各阶段均能使用；
- 热毒疮痈，咽痛，痢疾 —— 治一切内痈、外疡阳证之要药
- 解暑热

用法用量：煎服，6～15g。疏散风热、清泄里热宜生用；制成露剂多用于暑热烦渴

使用注意：脾胃虚寒及气虚疮疡脓清者忌用

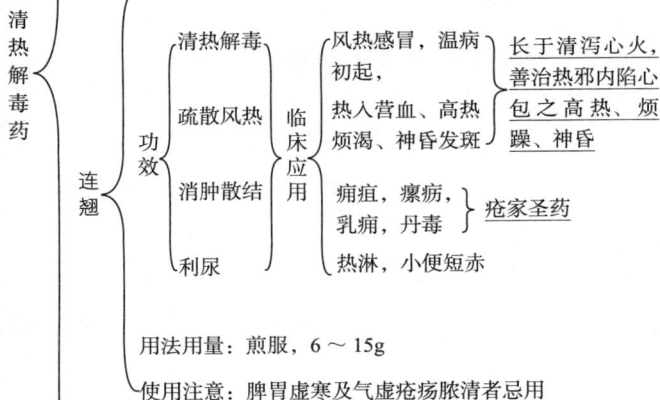

连翘

药性：苦、微辛，寒；归肺、心、小肠经

功效：清热解毒、疏散风热、消肿散结、利尿

临床应用：
- 风热感冒，温病初起，热入营血、高热烦渴、神昏发斑 —— 长于清泻心火，善治热邪内陷心包之高热、烦躁、神昏
- 痈疽，瘰疬，乳痈，丹毒 —— 疮家圣药
- 热淋，小便短赤

用法用量：煎服，6～15g

使用注意：脾胃虚寒及气虚疮疡脓清者忌用

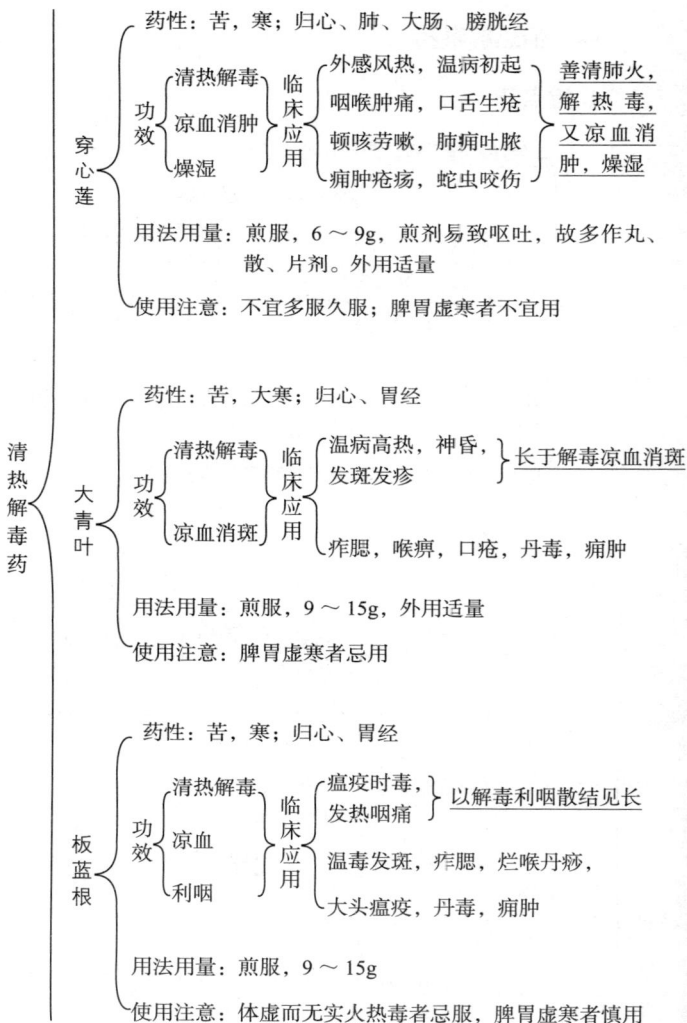

清热解毒药

穿心莲
- 药性：苦，寒；归心、肺、大肠、膀胱经
- 功效
  - 清热解毒
  - 凉血消肿
  - 燥湿
- 临床应用
  - 外感风热，温病初起
  - 咽喉肿痛，口舌生疮
  - 顿咳劳嗽，肺痈吐脓
  - 痈肿疮疡，蛇虫咬伤

  } 善清肺火，解热毒，又凉血消肿，燥湿
- 用法用量：煎服，6～9g，煎剂易致呕吐，故多作丸、散、片剂。外用适量
- 使用注意：不宜多服久服；脾胃虚寒者不宜用

大青叶
- 药性：苦，大寒；归心、胃经
- 功效
  - 清热解毒
  - 凉血消斑
- 临床应用
  - 温病高热，神昏，发斑发疹 } 长于解毒凉血消斑
  - 痄腮，喉痹，口疮，丹毒，痈肿
- 用法用量：煎服，9～15g，外用适量
- 使用注意：脾胃虚寒者忌用

板蓝根
- 药性：苦，寒；归心、胃经
- 功效
  - 清热解毒
  - 凉血
  - 利咽
- 临床应用
  - 瘟疫时毒，发热咽痛 } 以解毒利咽散结见长
  - 温毒发斑，痄腮，烂喉丹痧，大头瘟疫，丹毒，痈肿
- 用法用量：煎服，9～15g
- 使用注意：体虚而无实火热毒者忌服，脾胃虚寒者慎用

清热解毒药

青黛
- 药性：咸，寒；归肝经
- 功效
  - 清热解毒
  - 凉血消斑
  - 泻火定惊
- 临床应用
  - 温毒发斑，血热吐衄
  - 喉痹口疮，痄腮，火毒疮疡
  - 肝火犯肺，咳嗽胸痛，痰中带血 ⎱ 长于清肝定惊
  - 小儿惊痫
- 用法用量：1～3g。本品难溶于水，不宜入汤剂，宜入丸散用。外用适量
- 使用注意：胃寒者慎用

贯众
- 药性：苦，寒；有小毒；归肝、胃经
- 功效
  - 清热解毒
  - 驱虫
  - 止血
- 临床应用
  - 时疫感冒，风热头痛，瘟毒发斑 ⎱ 善解时疫之毒，既清气分实热，又清血分热毒，用于防治温热毒邪所致之证
  - 痄腮，疮疡肿毒
  - 虫积腹痛
- 用法用量：煎服，4.5～9g。清热解毒、驱虫宜生用；止血宜炒炭用。外用适量
- 使用注意：本品有小毒，用量不宜过大。服用本品忌油腻。脾胃虚寒者及孕妇慎用

清热解毒药

蒲公英

药性：苦、甘，寒；归肝、胃经

功效
- 清热解毒
- 消肿散结
- 利湿通淋
- 清肝明目

临床应用
- 痈肿疔疮，乳痈，肺痈，肠痈，瘰疬　　清热解毒，消痈散结，长于入肝、胃经，兼能通乳，为治乳痈之要药
- 湿热黄疸，热淋涩痛
- 目赤肿痛

用法用量：煎服，10～15g。鲜品加倍。外用鲜品适量，捣敷，或煎汤熏洗患处

使用注意：用量过大可致缓泻

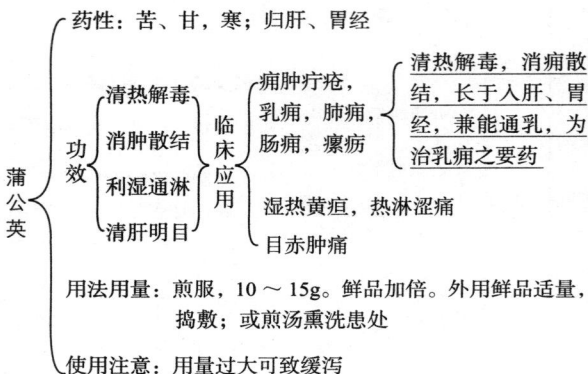

紫花地丁

药性：苦、辛，寒；归心、肝经

功效
- 清热解毒
- 凉血消肿

临床应用
- 疔疮肿毒，痈疽发背，丹毒，乳痈，肠痈　　善治疔毒
- 毒蛇咬伤
- 肝热目赤肿痛及外感热病

用法用量：煎服，15～30g。外用鲜品适量，捣敷患处

使用注意：体质虚寒者忌服

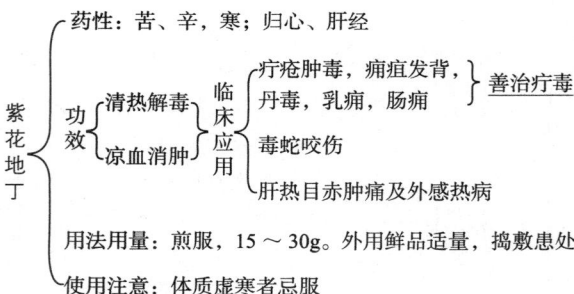

野菊花

药性：苦、辛，微寒；归肝、心经

功效
- 清热解毒
- 泻火平肝

临床应用
- 疔疮痈肿，咽喉肿痛　　清热解毒之力胜于菊花
- 目赤肿痛，头痛眩晕　　为外科热毒疮疡之良药

用法用量：煎服，9～15g，外用适量

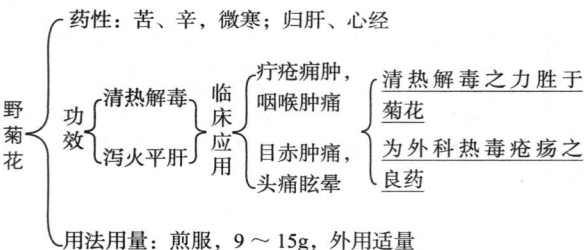

清热解毒药

重楼
- 药性：苦，微寒；有小毒；归肝经
- 功效
  - 清热解毒
  - 消肿止痛
  - 凉肝定惊
- 临床应用
  - 疔疮痈肿，毒蛇咬伤，咽喉肿痛 — 为治痈肿疔毒、毒蛇咬伤的常用药
  - 跌扑伤痛
  - 惊风抽搐
- 用法用量：煎服，3～9g。外用适量
- 注意事项：体虚、无实火热毒者，孕妇及患阴证疮疡者均不宜服用

漏芦
- 药性：苦，寒；归胃经
- 功效
  - 清热解毒
  - 消痈散结
  - 通经下乳
  - 舒筋通脉
- 临床应用
  - 乳痈肿痛，痈疽发背，瘰疬疮毒
  - 产后乳房胀痛，乳汁不通
  - 湿痹拘挛
- 用法用量：煎服，5～9g。外用适量。研末调敷或煎水洗
- 使用注意：孕妇慎用

土茯苓
- 药性：甘、淡，平；归肝、胃经
- 功效
  - 解毒
  - 除湿
  - 通利关节
- 临床应用
  - 梅毒及汞中毒所致的肢体拘挛、筋骨疼痛 — 治梅毒要药
  - 湿热淋浊，带下，疥癣，湿疹瘙痒
  - 痈肿，瘰疬
- 用法用量：煎服，15～60g。外用适量
- 使用注意：肝肾阴虚者慎用。服药时忌饮茶

清热解毒药

鱼腥草
- 药性：辛，微寒；归肺经
- 功效
  - 清热解毒
  - 消痈排脓
  - 利尿通淋
- 临床应用
  - 肺痈吐脓，痰热咳喘 } 为治肺痈要药
  - 疮痈肿毒
  - 热淋、热痢
- 用法用量：煎服，15 ～ 25g，不宜久煎，鲜品用量加倍。外用适量
- 使用注意：虚寒证及阴性疮疡者忌服

大血藤
- 药性：苦、平；归大肠、肝经
- 功效
  - 清热解毒
  - 活血
  - 祛风止痛
- 临床应用
  - 肠痈腹痛，热毒疮痈 —— 治肠痈要药
  - 血滞经闭痛经，跌扑肿痛
  - 风湿痹痛
- 用法用量：煎服，9 ～ 15g。外用适量
- 使用注意：孕妇慎服

败酱草
- 药性：苦、辛，微寒；归大肠、胃、肝经
- 功效
  - 清热解毒
  - 消痈排脓
  - 祛瘀止痛
- 临床应用
  - 肠痈肺痈，痈肿疮毒 } 治疗肠痈腹痛之要药
  - 产后瘀阻腹痛
- 用法用量：煎服，6 ～ 15g，外用适量
- 使用注意：脾胃虚弱，食少泄泻者不宜服用

清热解毒药

射干
- 药性：苦，寒；归肺经
- 功效
  - 清热解毒
  - 消痰，利咽
- 临床应用
  - 热毒痰火郁结，咽喉肿痛 —— 善治痰火郁结之咽喉肿痛
  - 痰涎壅盛，咳嗽气喘
- 用法用量：煎服，3～10g。外用适量
- 使用注意：脾虚便溏不宜用，孕妇慎用

山豆根
- 药性：苦，寒；有毒；归肺、胃经
- 功效
  - 清热解毒
  - 消肿利咽
- 临床应用
  - 火毒蕴结，乳蛾喉痹，咽喉肿痛 —— 治疗火毒蕴结所致乳蛾喉痹、咽喉红肿疼痛的要药
  - 齿龈肿痛，口舌生疮
  - 湿热黄疸、肺热咳嗽等证
- 用法用量：煎服，3～6g，外用适量
- 使用注意：服用过量易引起呕吐、腹泻、胸闷、心悸等副作用，用量不宜过大，脾胃虚寒者慎用

白头翁
- 药性：苦，寒；归胃、大肠经
- 功效
  - 清热解毒
  - 凉血止痢
- 临床应用
  - 热毒血痢 —— 善清胃肠湿热及血分热毒，为治热毒血痢良药
  - 阴痒带下
- 用法用量：煎服，9～15g
- 使用注意：虚寒泻痢者忌服

山慈菇

- 药性：甘、微辛，凉；归肝、脾经。
- 功效
  - 清热解毒
  - 化痰散结
- 临床应用
  - 痈肿疔毒，瘰疬痰核
  - 蛇虫咬伤
  - 癥瘕痞块及风痰癫痫
- 用法用量：煎服，3～9g。外用适量
- 使用注意：体虚者慎用

半边莲

- 药性：辛，平；归心、小肠、肺经
- 功效
  - 清热解毒
  - 利水消肿
- 临床应用
  - 痈肿疔疮，蛇虫咬伤（<u>治疗热毒所致疮痈肿痛之常用药</u>）
  - 臌胀水肿，湿热黄疸
  - 湿疮湿疹
- 用法用量：煎服，9～15g，鲜品30～60g。外用适量
- 使用注意：水肿属阴水者忌用

熊胆粉

- 药性：苦，寒；归肝、胆、心经
- 功效
  - 清热解毒
  - 息风止痉
  - 清肝明目
- 临床应用
  - 热毒疮痈，痔疮，咽喉肿痛
  - 热极生风，惊痫抽搐
  - 肝热目赤，目生翳膜
- 用法用量：每次0.25～0.5g，入丸散。外用适量
- 使用注意：脾胃虚寒者忌用

马勃

- 药性：辛，平；归肺经
- 功效
  - 清肺
  - 解毒利咽
  - 止血
- 临床应用
  - 风热郁肺，咽痛音哑，咳嗽（<u>热毒、风热、虚火上炎之咽痛均可选用，尤善治风热上攻咽痛</u>）
  - 衄血，创伤出血
- 用法用量：煎服，2～6g。外用适量
- 使用注意：风寒袭肺之咳嗽、失音者不宜使用

清热解毒药

白花蛇舌草
- 药性：微苦、甘，寒；归胃、大肠、小肠经
- 功效
  - 清热解毒
  - 利湿通淋
- 临床应用
  - 痈肿疮毒，咽喉肿痛，毒蛇咬伤
  - 热淋涩痛
- 用法用量：煎服，15～60g。外用适量
- 使用注意：阴疽及脾胃虚寒者忌用

马齿苋
- 药性：酸，寒；归肝、大肠经
- 功效
  - 清热解毒
  - 凉血止血
  - 止痢
- 临床应用
  - 热毒血痢——为治痢疾的常用药物
  - 痈肿疔疮，丹毒、蛇虫咬伤，湿疹
  - 便血、痔血、崩漏下血、湿热淋证、带下
- 用法用量：煎服，9～15g。外用适量，捣敷患处
- 使用注意：脾胃虚寒、肠滑作泄者忌服

鸦胆子
- 药性：苦，寒；有小毒；归大肠、肝经
- 功效
  - 清热解毒
  - 止痢、截疟
  - 外用腐蚀赘疣
- 临床应用
  - 热毒血痢，冷积久痢
  - 疟疾
  - 赘疣鸡眼
- 用法用量：内服，0.5～2g，以干龙眼肉包裹或装入胶囊吞服，宜可去油制丸剂、片剂服，不宜入煎剂。外用适量
- 使用注意：有毒，对胃肠道及肝肾均有损害，不宜久服多服。外用宜胶布保护好正常皮肤。孕妇及小儿慎用。胃肠出血及肝肾病患者，应忌用或慎用

清热解毒药

2. 了解药

药名	药性	功效	临床应用
金荞麦	微辛、涩，凉 归肺经	清热解毒 排脓祛瘀	①肺痈吐脓，肺热咳嗽 ②乳蛾肿痛 ③瘰疬疮疖
木蝴蝶	苦、甘，凉 归肺、肝、胃经	清肺利咽 疏肝和胃	①喉痹音哑，肺热咳嗽 ②肝胃气痛
地锦草	辛，平 归肝、大肠经	清热解毒 凉血止血 利湿退黄	①热泄热痢，湿热黄疸 ②血热出血 ③疮疖痈肿，蛇虫咬伤
半枝莲	辛、苦，寒 归肺、肝、肾经	清热解毒 化瘀利尿	①疔疮肿毒，咽喉肿痛 ②跌扑伤痛 ③水肿，黄疸，蛇虫咬伤

3. 相似药物功用比较

（1）金银花与连翘

鉴别用药：
- 同：
  - 清热解毒——痈肿疮毒
  - 疏散风热——外感风热、温病初起
- 异：
  - 金银花：疏散风热之力较强，炒炭能凉血止痢，用于热毒血痢证
  - 连翘：清心解毒之力强，善治温热病热陷心包；还能消痈散结，为"疮家圣药"，可用于瘰疬痰核

（2）大青叶、板蓝根与青黛

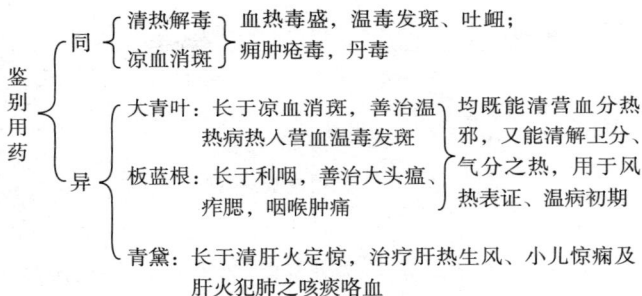

鉴别用药

同 {
清热解毒
凉血消斑
} 血热毒盛，温毒发斑、吐衄；
痈肿疮毒，丹毒

异 {
大青叶：长于凉血消斑，善治温
热病热入营血温毒发斑

板蓝根：长于利咽，善治大头瘟、
痄腮，咽喉肿痛
}
均既能清营血分热
邪，又能清解卫分、
气分之热，用于风
热表证、温病初期

青黛：长于清肝火定惊，治疗肝热生风、小儿惊痫及
肝火犯肺之咳痰咯血

（3）大血藤与败酱草

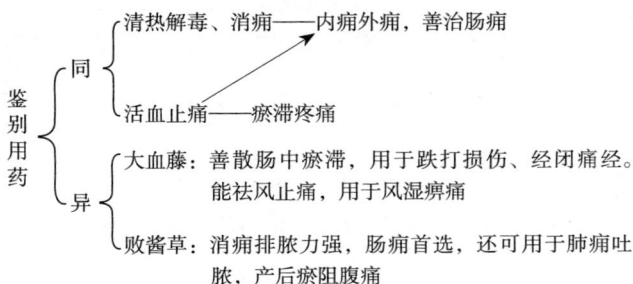

鉴别用药

同 {
清热解毒、消痈——内痈外痈，善治肠痈

活血止痛——瘀滞疼痛
}

异 {
大血藤：善散肠中瘀滞，用于跌打损伤、经闭痛经。
能祛风止痛，用于风湿痹痛

败酱草：消痈排脓力强，肠痈首选，还可用于肺痈吐
脓，产后瘀阻腹痛
}

（4）紫花地丁、白头翁、鸦胆子与蒲公英

药名	药性	功效	临床应用
紫花地丁	辛、苦，寒 归心、肝经	清热解毒 凉血消肿	疗疮肿毒，痈疽发背，丹毒，乳痈，肠痈毒蛇咬伤，肝热目赤肿痛，外感热病
白头翁	苦，寒 归胃、大肠经	清热解毒 凉血止痢	热毒血痢，阴痒带下

续表

药名	药性	功效	临床应用
鸦胆子	苦，寒；有小毒 归大肠、肝经	清热解毒 止痢 截疟 外用腐蚀 赘疣	热毒血痢，冷积久痢， 疟疾，赘疣鸡眼
蒲公英	苦、甘，寒 归肝、胃经	清热解毒 消肿散结 利湿通淋 清肝明目	痈肿疔疮，乳痈，肺痈， 肠痈，瘰疬，湿热黄疸， 热淋涩痛，目赤肿痛

五、清热凉血药

1. 重点药

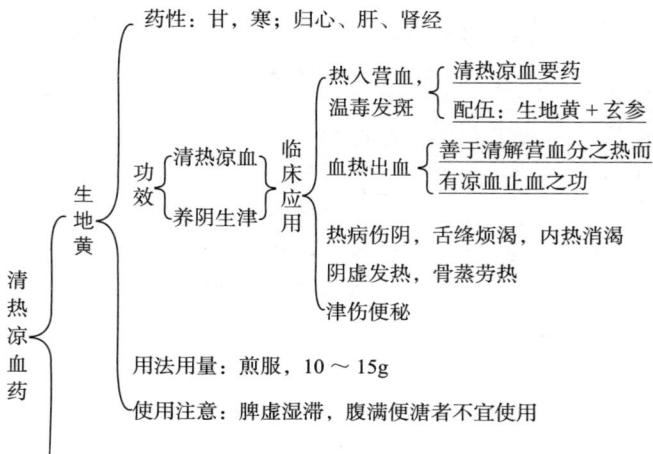

清热凉血药

玄参

药性：甘、苦、咸，微寒；归肺、胃、肾经

功效
- 清热凉血
- 滋阴降火
- 解毒散结

临床应用
- 热入营血，温毒发斑 } <u>清热凉血＋泻火解毒</u>
- 热病伤阴，舌绛烦渴，津伤便秘，骨蒸劳嗽
- 目赤肿痛，咽喉肿痛，白喉，瘰疬，痈肿疮毒

用法用量：煎服，9～15g

使用注意：脾胃虚寒、食少便溏者不宜服用。不宜与藜芦同用

牡丹皮

药性：苦、辛，微寒；归心、肝、肾经

功效
- 清热凉血
- 活血化瘀

临床应用
- 热入营血，温毒发斑，血热吐衄 } <u>善于清解营血分实热</u> <u>既能活血，又能凉血</u>
- 温邪伤阴，阴虚发热，夜热早凉，无汗骨蒸 } <u>善于清透阴分伏热，治无汗骨蒸之要药</u>
- 血滞经闭痛经，跌扑伤痛
- 痈肿疮毒——<u>善于散瘀消痈</u>

用法用量：煎服，6～12g。清热凉血宜生用，活血化瘀宜酒炙用，止血宜炒炭用

使用注意：血虚有寒、月经过多者不宜使用。孕妇慎用

第九章

清热凉血药

赤芍

药性：苦，微寒。归肝经

功效
- 清热凉血
- 散瘀止痛

临床应用
- 热入营血，温毒发斑，血热吐衄
- 目赤肿痛，痈肿疮疡
- 肝郁胁痛，经闭痛经，癥瘕腹痛，跌扑损伤

{ 既能活血，又能凉血，又兼清泻肝火

配伍：赤芍 + 牡丹皮 }

用法用量：煎服，6～12g

注意事项：血寒经闭者不宜使用。孕妇慎用。不宜与藜芦同用

紫草

药性：甘、咸，寒；归心、肝经

功效
- 清热凉血
- 活血解毒
- 透疹消斑

临床应用
- 血热毒盛，斑疹紫黑，麻疹不透
- 疮疡，湿疹，水火烫伤

{ 既能凉血活血，又善解毒透疹 }

用法用量：煎服，5～10g。外用适量，熬膏或用植物油浸泡涂擦

使用注意：本品性寒而滑利，有轻泻作用，故脾虚便溏者忌服

水牛角

药性：苦，寒；归心、肝经

功效
- 清热凉血
- 解毒
- 定惊

临床应用
- 温病高热，神昏谵语，惊风，癫狂
- 血热毒盛，发斑发疹，吐血衄血
- 痈肿疮疡，咽喉肿痛

{ 治温病热入营血之常用药 }

用法用量：煎服，15～30g，宜先煎3小时以上。水牛角浓缩粉冲服，每次1.5～3g，每日2次。本品功用与犀角相似而药力较弱，现在作为犀角的代用品使用

使用注意：脾胃虚寒者忌用

2. 相似药物功用比较

（1）生地黄与玄参

鉴别用药 {
　同 {
　　清热凉血——热入营血，温毒发斑
　　养阴生津——阴虚火旺，津伤便秘
　}
　异 {
　　生地黄：长于清热凉血，养阴，还用于治疗血热出血，内热消渴
　　玄参：泻火解毒散结力较强；善治温毒发斑，以及咽喉肿痛、痰火瘰疬
　}
}

（2）牡丹皮与赤芍

鉴别用药 {
　同 {
　　清热凉血——热入营血，血热吐衄
　　活血化瘀——血瘀证，痈肿疮疡
　}
　异 {
　　牡丹皮：清热凉血之力较强，兼退虚热，常用于温病后期邪热伤阴，夜热早凉，无汗骨蒸
　　赤芍：祛瘀止痛力强，兼清泻肝火，治目赤肿痛
　}
}

六、清虚热药

1. 重点药

清虚热药 {
　青蒿 {
　　药性：苦、辛、寒；归肝、胆经
　　功效 {
　　　清虚热
　　　除骨蒸
　　　解暑热
　　　截疟
　　　退黄
　　}
　　临床应用 {
　　　温邪伤阴，夜热早凉 {
　　　　善入阴分，长于清透阴分伏热
　　　　配伍：青蒿 + 鳖甲；青蒿 + 白薇
　　　}
　　　阴虚发热，骨蒸劳热——为清虚热要药
　　　外感暑热，发热烦渴
　　　疟疾寒热 {
　　　　为治疗疟疾寒热之要药
　　　　配伍：青蒿 + 黄芩
　　　}
　　　湿热黄疸
　　}
　　用法用量：煎服，6～12g，后下。或鲜用绞汁
　　使用注意：脾胃虚弱、肠滑泄泻者忌用
　}
}

清虚热药

白薇

药性：苦、咸，寒；归胃、肝、肾经

功效：
清热凉血
利尿通淋
解毒疗疮

临床应用：
阴虚发热，骨蒸劳热，产后血虚发热，温邪伤营发热
热淋，血淋
痈疽肿毒，蛇虫咬伤，咽喉肿痛
阴虚外感——配伍：白薇＋玉竹

用法用量：煎服，5～10g。外用适量

使用注意：脾胃虚寒、食少便溏者不宜服用

地骨皮

药性：甘，寒；归肺、肝、肾经

功效：
凉血除蒸
清肺降火

临床应用：
阴虚潮热，骨蒸盗汗：善清虚热、除骨蒸，为凉血退热除蒸之佳品；善治有汗骨蒸
肺热咳嗽：清泄肺热；配伍：地骨皮＋桑白皮
血热咳血衄血
内热消渴

用法用量：煎服，9～15g

使用注意：外感风寒发热或脾虚便溏者不宜服用

胡黄连

药性：苦，寒；归肝、胃、大肠经

功效：
退虚热
除疳热
清湿热

临床应用：
阴虚发热，骨蒸潮热：善清退阴分伏热
小儿疳积发热
湿热泻痢，黄疸尿赤，痔疮肿痛：善清下焦湿热，功似黄连而力稍逊

用法用量：煎服，3～10g

注意事项：本品苦寒，脾胃虚寒者不宜服用

2. 了解药

药名	药性	功效	临床应用
银柴胡	甘，微寒 归肝、胃经	清虚热 除疳热	①阴虚发热，骨蒸劳热 ②小儿疳积发热

3. 相似药物功用比较

（1）地骨皮与牡丹皮

鉴别用药
- 同
  - 清虚热
  - 除骨蒸 }阴虚发热，骨蒸劳热
  - 凉血——血热出血
- 异
  - 地骨皮：长于清虚热，兼降肺火，善治有汗骨蒸及肺热咳嗽
  - 牡丹皮：长于清热凉血，兼活血化瘀，善治无汗骨蒸及血中瘀热

（2）胡黄连与黄连

鉴别用药
- 同：均能清热燥湿，治湿热泻痢
- 异
  - 胡黄连：善退虚热、除疳热——治阴虚骨蒸潮热，小儿疳积发热
  - 黄连：善清心火、泻胃火——治高热神昏，心火亢盛之心烦不寐，胃热呕吐、消渴

第九章

（3）银柴胡与胡黄连

药名	药性	功效	临床应用
银柴胡	甘，微寒 归肝、胃经	清虚热 除疳热	①阴虚发热，骨蒸劳热 ②小儿疳积发热
胡黄连	苦，寒 归肝、胃、 大肠经	退虚热 除疳热 清湿热	①阴虚发热，骨蒸潮热 ②小儿疳积发热 ③湿热泻痢，黄疸尿赤， 痔疮肿痛

第十章 泻下药

【学习线索】

1. 根据泻下药的分类，能将具体药物分类归属。每类药物药性特点不同，其泻下作用强弱不同，则对应的主要适应证有胃肠积滞，肠燥便秘，全身水肿、大腹胀满、停饮等区别。

2. 部分攻下力强的药物，具有"上病治下""釜底抽薪"作用。

3. 使用有毒的药物，要确保用药安全，注意其炮制、用量用法、使用注意。

一、泻下药的概述、分类

1. 概述

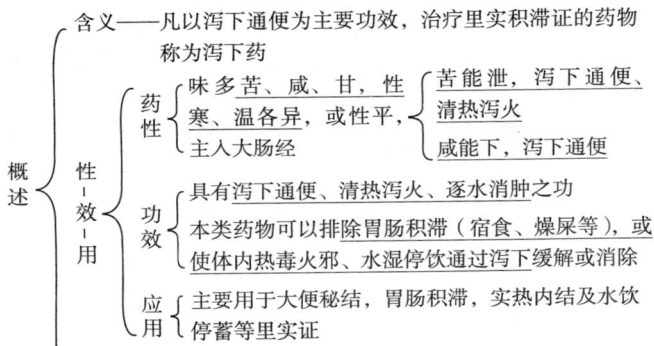

概述
├─ 含义——凡以泻下通便为主要功效，治疗里实积滞证的药物称为泻下药
├─ 性-效-用
│ ├─ 药性
│ │ ├─ 味多苦、咸、甘，性寒、温各异，或性平，主入大肠经
│ │ │ ├─ 苦能泄，泻下通便、清热泻火
│ │ │ └─ 咸能下，泻下通便
│ ├─ 功效
│ │ ├─ 具有泻下通便、清热泻火、逐水消肿之功
│ │ └─ 本类药物可以排除胃肠积滞（宿食、燥屎等），或使体内热毒火邪、水湿停饮通过泻下缓解或消除
│ └─ 应用
│   └─ 主要用于大便秘结，胃肠积滞，实热内结及水饮停蓄等里实证

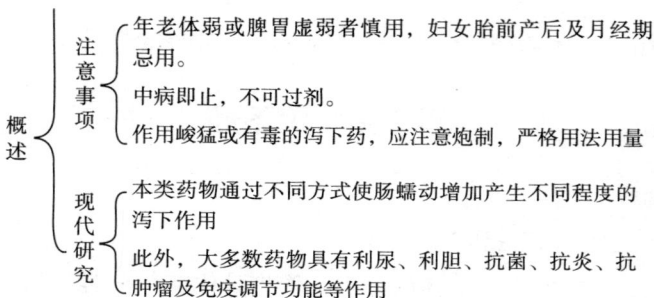

概述
├─ 注意事项
│   ├─ 年老体弱或脾胃虚弱者慎用，妇女胎前产后及月经期忌用。
│   ├─ 中病即止，不可过剂。
│   └─ 作用峻猛或有毒的泻下药，应注意炮制，严格用法用量
└─ 现代研究
    ├─ 本类药物通过不同方式使肠蠕动增加产生不同程度的泻下作用
    └─ 此外，大多数药物具有利尿、利胆、抗菌、抗炎、抗肿瘤及免疫调节功能等作用

2. 分类

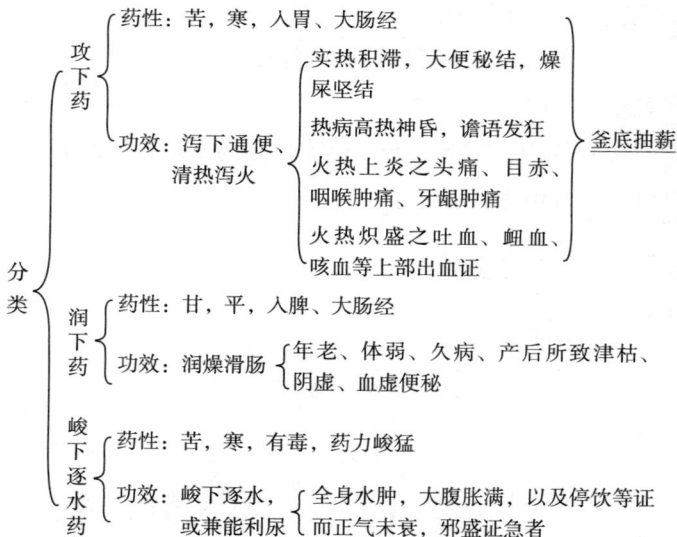

分类
├─ 攻下药
│   ├─ 药性：苦，寒，入胃、大肠经
│   └─ 功效：泻下通便、清热泻火
│   ├─ 实热积滞，大便秘结，燥屎坚结
│   ├─ 热病高热神昏，谵语发狂
│   ├─ 火热上炎之头痛、目赤、咽喉肿痛、牙龈肿痛
│   └─ 火热炽盛之吐血、衄血、咳血等上部出血证
│   （釜底抽薪）
├─ 润下药
│   ├─ 药性：甘，平，入脾、大肠经
│   └─ 功效：润燥滑肠 —— 年老、体弱、久病、产后所致津枯、阴虚、血虚便秘
└─ 峻下逐水药
    ├─ 药性：苦，寒，有毒，药力峻猛
    └─ 功效：峻下逐水，或兼能利尿 —— 全身水肿，大腹胀满，以及停饮等证而正气未衰，邪盛证急者

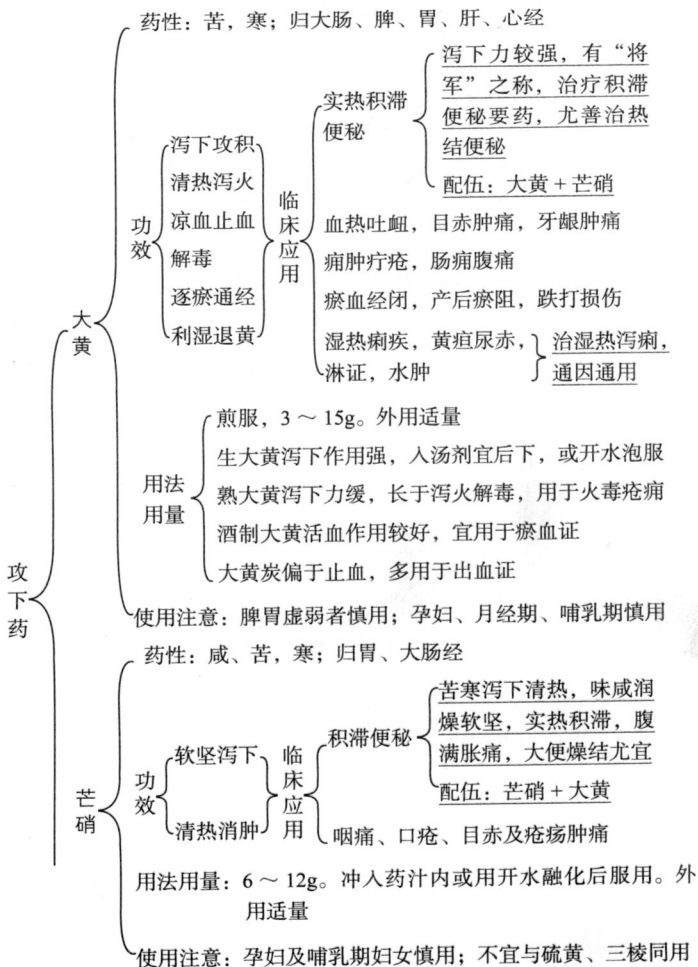

二、攻下药

1. 重点药

大黄
- 药性：苦，寒；归大肠、脾、胃、肝、心经
- 功效
  - 泻下攻积
  - 清热泻火
  - 凉血止血
  - 解毒
  - 逐瘀通经
  - 利湿退黄
- 临床应用
  - 实热积滞便秘
    - 泻下力较强，有"将军"之称，治疗积滞便秘要药，尤善治热结便秘
    - 配伍：大黄＋芒硝
  - 血热吐衄，目赤肿痛，牙龈肿痛
  - 痈肿疔疮，肠痈腹痛
  - 瘀血经闭，产后瘀阻，跌打损伤
  - 湿热痢疾，黄疸尿赤，淋证，水肿
    - 治湿热泻痢，通因通用
- 用法用量
  - 煎服，3～15g。外用适量
  - 生大黄泻下作用强，入汤剂宜后下，或开水泡服
  - 熟大黄泻下力缓，长于泻火解毒，用于火毒疮痈
  - 酒制大黄活血作用较好，宜用于瘀血证
  - 大黄炭偏于止血，多用于出血证
- 使用注意：脾胃虚弱者慎用；孕妇、月经期、哺乳期慎用

芒硝
- 药性：咸、苦，寒；归胃、大肠经
- 功效
  - 软坚泻下
  - 清热消肿
- 临床应用
  - 积滞便秘
    - 苦寒泻下清热，味咸润燥软坚，实热积滞，腹满胀痛，大便燥结尤宜
    - 配伍：芒硝＋大黄
  - 咽痛、口疮、目赤及疮疡肿痛
- 用法用量：6～12g。冲入药汁内或用开水融化后服用。外用适量
- 使用注意：孕妇及哺乳期妇女慎用；不宜与硫黄、三棱同用

攻下药

番泻叶

药性：甘、苦，寒；归大肠经。

功效——泻下通便——临床应用——热结便秘 {主要用于热结便秘，亦可用于习惯性便秘及老年便秘

用法用量：开水泡服，1.5～3g；煎服，2～6g，宜后下。小剂量缓泻，大剂量攻下

使用注意：妇女哺乳期、月经期及孕妇慎用

芦荟

药性：苦，寒；归大肠、肝、胃经

功效 {泻下通便 清肝、杀虫} 临床应用 {热结便秘 {对于热结便秘，兼见肝火亢旺，烦躁失眠者，尤为适宜 肝经实火证 小儿疳积

用法用量：入丸剂服，2～5g。外用适量。不宜入汤剂

注意事项：脾胃虚弱，食少便溏者及孕妇、哺乳期慎用

2. 相似药物功用比较

大黄与芒硝

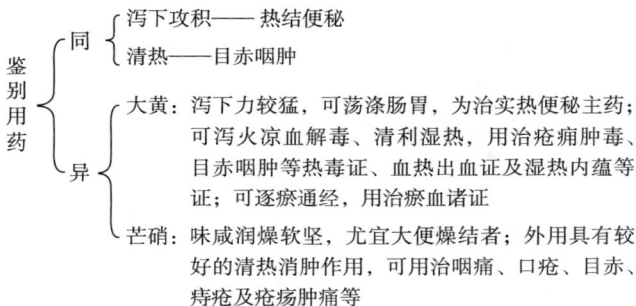

鉴别用药
- 同
  - 泻下攻积——热结便秘
  - 清热——目赤咽肿
- 异
  - 大黄：泻下力较猛，可荡涤肠胃，为治实热便秘主药；可泻火凉血解毒、清利湿热，用治疮痈肿毒、目赤咽肿等热毒证、血热出血证及湿热内蕴等证；可逐瘀通经，用治瘀血诸证
  - 芒硝：味咸润燥软坚，尤宜大便燥结者；外用具有较好的清热消肿作用，可用治咽痛、口疮、目赤、痔疮及疮疡肿痛等

三、润下药

重点药

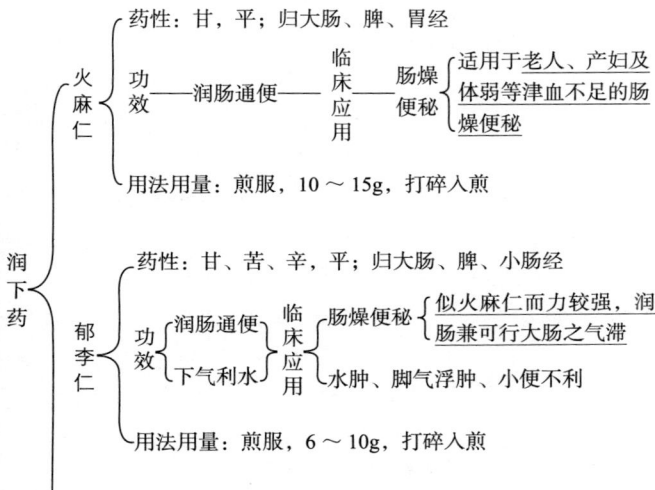

润下药
- 火麻仁
  - 药性：甘，平；归大肠、脾、胃经
  - 功效——润肠通便——临床应用——肠燥便秘：适用于老人、产妇及体弱等津血不足的肠燥便秘
  - 用法用量：煎服，10～15g，打碎入煎
- 郁李仁
  - 药性：甘、苦、辛，平；归大肠、脾、小肠经
  - 功效
    - 润肠通便
    - 下气利水
  - 临床应用
    - 肠燥便秘：似火麻仁而力较强，润肠兼可行大肠之气滞
    - 水肿、脚气浮肿、小便不利
  - 用法用量：煎服，6～10g，打碎入煎

第十章

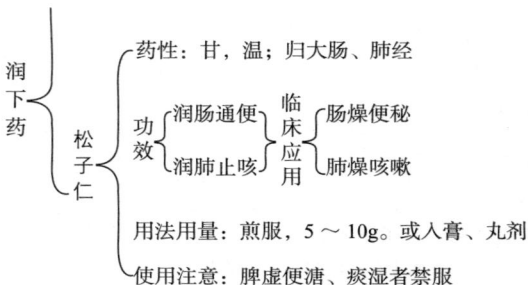

润下药 — 松子仁
- 药性：甘，温；归大肠、肺经
- 功效
  - 润肠通便 ┐ 临床应用 ┌ 肠燥便秘
  - 润肺止咳 ┘   └ 肺燥咳嗽
- 用法用量：煎服，5～10g。或入膏、丸剂
- 使用注意：脾虚便溏、痰湿者禁服

四、峻下逐水药

1. 重点药

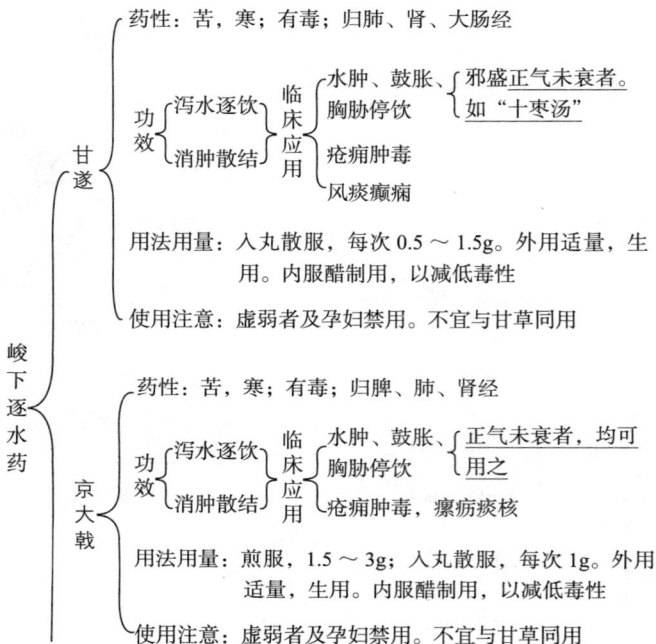

峻下逐水药

甘遂
- 药性：苦，寒；有毒；归肺、肾、大肠经
- 功效
  - 泻水逐饮 ┐ 临床应用 ┌ 水肿、鼓胀、胸胁停饮 ← 邪盛正气未衰者。如"十枣汤"
  - 消肿散结 ┘   ├ 疮痈肿毒
                      └ 风痰癫痫
- 用法用量：入丸散服，每次 0.5～1.5g。外用适量，生用。内服醋制用，以减低毒性
- 使用注意：虚弱者及孕妇禁用。不宜与甘草同用

京大戟
- 药性：苦，寒；有毒；归脾、肺、肾经
- 功效
  - 泻水逐饮 ┐ 临床应用 ┌ 水肿、鼓胀、胸胁停饮 ← 正气未衰者，均可用之
  - 消肿散结 ┘   └ 疮痈肿毒，瘰疬痰核
- 用法用量：煎服，1.5～3g；入丸散服，每次 1g。外用适量，生用。内服醋制用，以减低毒性
- 使用注意：虚弱者及孕妇禁用。不宜与甘草同用

峻下逐水药

芫花

药性：苦、辛，温；有毒；归脾、肺、肾经

功效
- 泻水逐饮
- 祛痰止咳
- 外用杀虫疗疮

临床应用
- 水肿胀满，胸腹积水，痰饮积聚，气逆咳喘，二便不利
- 疥癣秃疮，痈肿、冻疮

用法用量：煎服，1.5～3g；入丸散服，每次 0.6g。外用适量，生用。内服醋制用，以减低毒性

使用注意：虚弱者及孕妇禁用。不宜与甘草同用

商陆

药性：苦，寒；有毒；归大肠、肺、脾、肾

功效
- 逐水退肿
- 通利二便
- 外用消肿散结

临床应用
- 水肿胀满 <u>适于水肿鼓胀，大便秘结，小便不利的实证</u>
- 疮痈肿毒

用法用量：煎服，3～9g。外用适量

使用注意：孕妇禁用

牵牛子

药性：苦，寒；有毒；归大肠、肺、肾经

功效
- 泻水通便
- 消痰涤饮
- 杀虫攻积

临床应用
- 水肿胀满，二便不通
- 痰饮积聚，气逆喘咳
- 虫积腹痛

用法用量：煎服，3～9g。入丸散服，每次 1.5～3g。本品炒用药性减缓

使用注意：孕妇禁用。不宜与巴豆同用

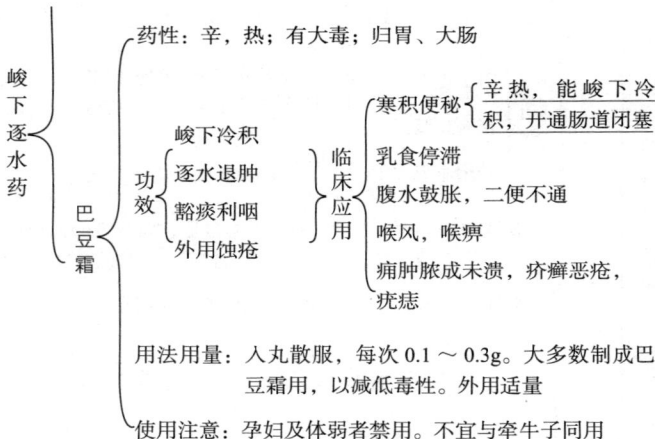

峻下逐水药 ┬ 药性：辛，热；有大毒；归胃、大肠

└ 巴豆霜 ┬ 功效 ┬ 峻下冷积
                ├ 逐水退肿
                ├ 豁痰利咽
                └ 外用蚀疮

          ├ 临床应用 ┬ 寒积便秘 ── 辛热，能峻下冷积，开通肠道闭塞
                      ├ 乳食停滞
                      ├ 腹水鼓胀，二便不通
                      ├ 喉风，喉痹
                      └ 痈肿脓成未溃，疥癣恶疮，疣痣

          ├ 用法用量：入丸散服，每次 0.1～0.3g。大多数制成巴豆霜用，以减低毒性。外用适量

          └ 使用注意：孕妇及体弱者禁用。不宜与牵牛子同用

2. 了解药

药名	药性	功效	临床应用
红大戟	苦，寒；有小毒 归肺、脾、肾经	泻水逐饮 消肿散结	①水肿，鼓胀 ②疮痈肿毒
狼毒	苦、辛，平；有毒 归肺、脾、肝经	泻水逐饮 破积杀虫	①水肿腹胀 ②痰食虫积，心腹疼痛，癥瘕积聚，结核，疥癣
千金子	辛、温；有毒 归肝、肾、大肠经	泻水逐饮 破血消癥 外用疗癣蚀疣	①二便不通，水肿，痰饮，积滞胀满 ②血瘀经闭，癥瘕 ③顽癣，赘疣

3. 相似药物功用比较

甘遂、京大戟与芫花

鉴别用药
- 同
  - 三药均有毒，内服宜醋制；不宜与甘草同用
  - 峻下逐水——水肿、鼓胀、胸胁停饮
- 异
  - 甘遂：泻水逐饮作用最强，善行经隧之水湿
  - 京大戟：泻水逐饮作用次之；偏行脏腑水湿
  - 芫花：泻水逐饮作用最弱；兼能祛痰止咳，善泻胸胁停饮；外用杀虫疗疮，治疥癣，秃疮，痈肿等

第十一章　祛风湿药

【学习线索】

1. 根据祛风湿药的性－效特点，将具体药物分类归属。辛苦温为主的祛风湿散寒药，辛苦寒为主的祛风湿清热药，主入肝肾经的祛风湿强筋骨药，分别对应寒热虚实不同的风湿痹证。

2. 根据具体药物的药性特点，归纳总结其治疗风湿痹证的对证、对症特点。

①独活、威灵仙、木瓜、川乌、蕲蛇均性温，主治风寒湿痹。独活性善下行，善治下半身风湿痹痛；威灵仙辛咸温，通行十二经脉，善治风邪偏盛行痹；木瓜入肝脾经，化湿和胃，舒筋活络，善治湿邪偏盛筋脉拘挛的着痹；川乌性热，温经散寒止痛力强，善治寒邪偏盛痛痹；蕲蛇性善走窜，祛外风，息内风，通络，善治风湿顽痹及内外风诸症。

②秦艽、防己、桑枝、雷公藤等多性寒，或平，主治风湿热痹，但仍具有性－效－用差异。

③五加皮、桑寄生、狗脊均入肝肾经，能祛风湿、补肝肾、强筋骨，主治风湿痹痛日久，损及肝肾，兼见腰膝酸软，脚弱无力。五加皮、狗脊还能用于肝肾

虚损腰膝酸软，下肢无力；桑寄生能用于肝肾亏虚胎动不安，崩漏，月经过多。

一、祛风湿药的概述、分类

1. 概述

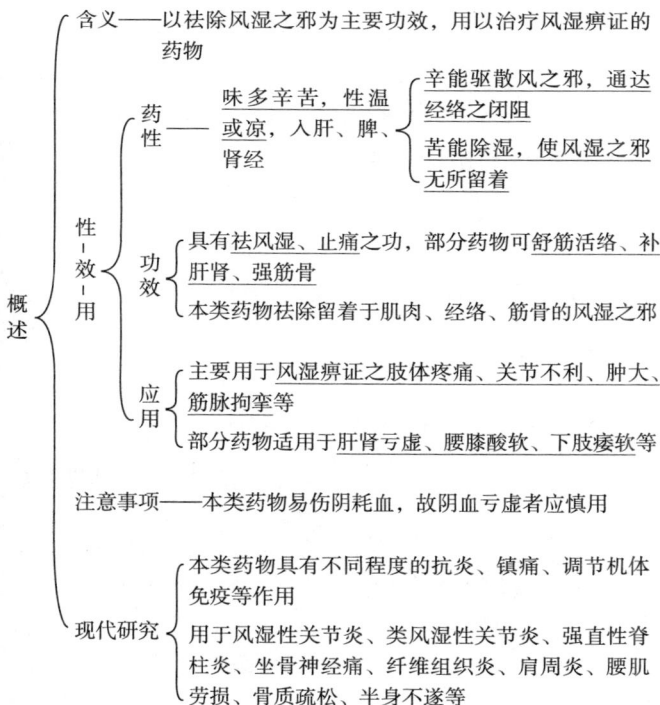

概述

含义——以祛除风湿之邪为主要功效，用以治疗风湿痹证的药物

性-效-用

药性——味多辛苦，性温或凉，入肝、脾、肾经

　辛能驱散风之邪，通达经络之闭阻
　苦能除湿，使风湿之邪无所留着

功效

　具有祛风湿、止痛之功，部分药物可舒筋活络、补肝肾、强筋骨
　本类药物祛除留着于肌肉、经络、筋骨的风湿之邪

应用

　主要用于风湿痹证之肢体疼痛、关节不利、肿大、筋脉拘挛等
　部分药物适用于肝肾亏虚、腰膝酸软、下肢痿软等

注意事项——本类药物易伤阴耗血，故阴血亏虚者应慎用

现代研究

　本类药物具有不同程度的抗炎、镇痛、调节机体免疫等作用
　用于风湿性关节炎、类风湿性关节炎、强直性脊柱炎、坐骨神经痛、纤维组织炎、肩周炎、腰肌劳损、骨质疏松、半身不遂等

2. 分类

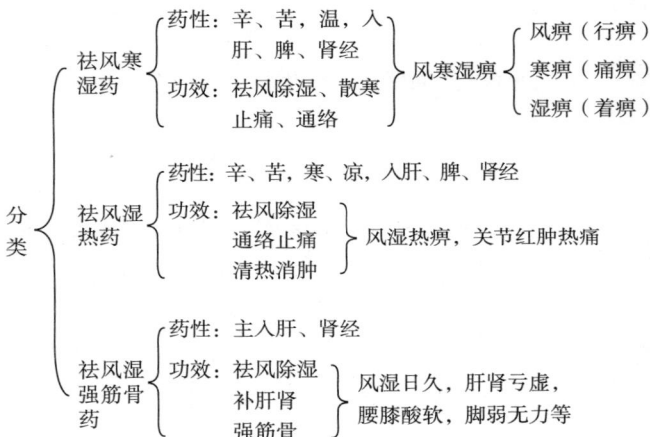

分类
- 祛风寒湿药
  - 药性：辛、苦，温，入肝、脾、肾经
  - 功效：祛风除湿、散寒止痛、通络
  - 风寒湿痹
    - 风痹（行痹）
    - 寒痹（痛痹）
    - 湿痹（着痹）
- 祛风湿热药
  - 药性：辛、苦，寒、凉，入肝、脾、肾经
  - 功效：祛风除湿、通络止痛、清热消肿
  - 风湿热痹，关节红肿热痛
- 祛风湿强筋骨药
  - 药性：主入肝、肾经
  - 功效：祛风除湿、补肝肾、强筋骨
  - 风湿日久，肝肾亏虚，腰膝酸软，脚弱无力等

二、祛风寒湿药

1. 重点药

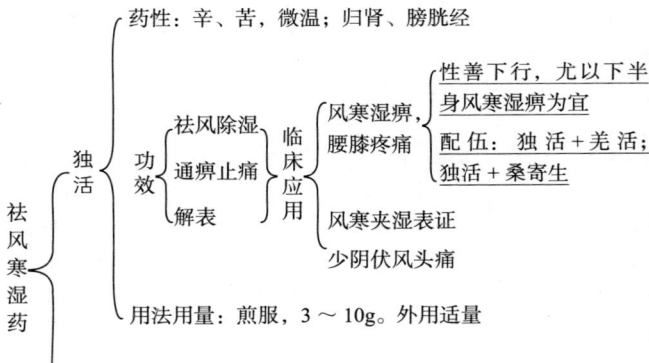

祛风寒湿药
- 独活
  - 药性：辛、苦，微温；归肾、膀胱经
  - 功效
    - 祛风除湿
    - 通痹止痛
    - 解表
  - 临床应用
    - 风寒湿痹，腰膝疼痛
      - 性善下行，尤以下半身风寒湿痹为宜
      - 配伍：独活＋羌活；独活＋桑寄生
    - 风寒夹湿表证
    - 少阴伏风头痛
  - 用法用量：煎服，3～10g。外用适量

祛风寒湿药

威灵仙
- 药性：辛、咸，温；归膀胱经
- 功效：祛风湿 通经络 止痛 消骨鲠
  - 临床应用：
    - 风湿痹痛——性猛急，善走而不守，通行十二经络，善治行痹
    - 跌打伤痛
    - 骨鲠咽喉——咸能软化骨鲠
- 用法用量：煎服，6～10g。消骨鲠用 30～50g
- 使用注意：辛散走窜，气血虚弱者慎服

徐长卿
- 药性：辛、温；归肝、胃经
- 功效：祛风除湿 止痛、止痒
  - 临床应用：
    - 风湿痹痛
    - 胃痛胀满，牙痛，腰痛，跌扑伤痛，痛经
    - 风疹，湿疹
- 用法用量：煎服，3～12g，后下
- 使用注意：孕妇慎用

木瓜
- 药性：酸、温；归肝、脾经
- 功效：舒筋活络 化湿和中
  - 临床应用：
    - 湿痹拘挛 腰膝关节酸重疼痛——主湿痹邪气、脚气浮肿
    - 暑湿吐泻，转筋挛痛——善疗转筋
- 用法用量：煎服，6～9g
- 注意事项：胃酸过多者不宜服用

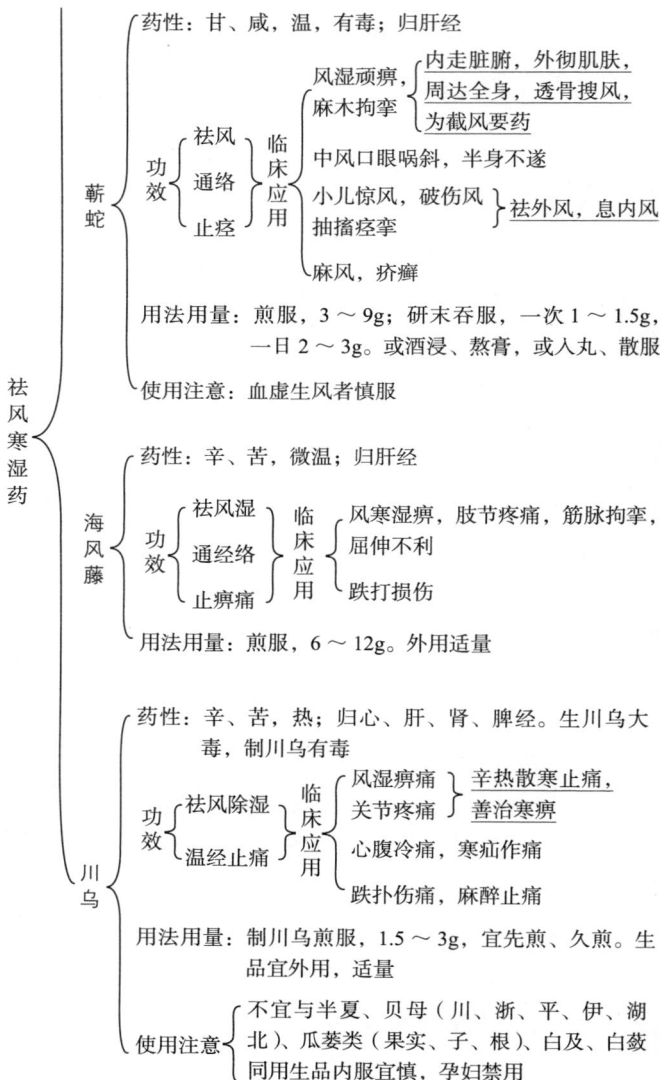

祛风寒湿药

蕲蛇

药性：甘、咸，温，有毒；归肝经

功效 { 祛风、通络、止痉 }

临床应用：
- 风湿顽痹，麻木拘挛 } 内走脏腑，外彻肌肤，周达全身，透骨搜风，为截风要药
- 中风口眼㖞斜，半身不遂
- 小儿惊风，破伤风抽搐痉挛 } 祛外风，息内风
- 麻风，疥癣

用法用量：煎服，3～9g；研末吞服，一次1～1.5g，一日2～3g。或酒浸、熬膏，或入丸、散服

使用注意：血虚生风者慎服

海风藤

药性：辛、苦，微温；归肝经

功效 { 祛风湿、通经络、止痹痛 }

临床应用：
- 风寒湿痹，肢节疼痛，筋脉拘挛，屈伸不利
- 跌打损伤

用法用量：煎服，6～12g。外用适量

川乌

药性：辛、苦，热；归心、肝、肾、脾经。生川乌大毒，制川乌有毒

功效 { 祛风除湿、温经止痛 }

临床应用：
- 风湿痹痛，关节疼痛 } 辛热散寒止痛，善治寒痹
- 心腹冷痛，寒疝作痛
- 跌扑伤痛，麻醉止痛

用法用量：制川乌煎服，1.5～3g，宜先煎、久煎。生品宜外用，适量

使用注意 { 不宜与半夏、贝母（川、浙、平、伊、湖北）、瓜蒌类（果实、子、根）、白及、白蔹同用生品内服宜慎，孕妇禁用 }

2. 了解药

药名	药性	功效	临床应用
青风藤	辛、苦，平 归肝、脾经	祛风湿 通经络 利小便	①风湿痹痛，关节肿胀，麻木不仁，皮肤瘙痒 ②水肿，脚气肿痛
乌梢蛇	甘，平 归肝经	祛风 通络 止痉	①风湿顽痹，麻木拘挛 ②中风口眼㖞斜，半身不遂；小儿惊风，破伤风，痉挛抽搐 ③麻风，疥癣
路路通	苦，平 归肝、肾经	祛风活络 利水 通经	①风湿痹痛，麻木拘挛，中风半身不遂 ②水肿胀满；跌打损伤 ③经行不畅，经闭；乳少，乳汁不通
穿山龙	甘、苦，温 归肝、肾、肺经	祛风除湿 舒筋活络 活血止痛 止咳平喘	①风湿痹病，关节肿胀，疼痛麻木 ②跌扑损伤、闪腰岔气 ③咳嗽气喘
伸筋草	微苦、辛，温 归肝、脾、肾经	祛风除湿 舒筋活络	①风湿痹痛，关节酸痛，屈伸不利 ②跌打损伤

3. 相似药物功用比较

（1）独活与羌活

鉴别用药 {
同 祛风湿，止痛，解表——风寒湿痹证；头痛；风寒夹湿表证

异 {
羌活：性较燥烈，发散力强，以解表散寒为主；主治上半身风湿疼痛；用于太阳经头痛

独活：性较缓和，发散力较弱，以祛风除湿为主；主治下半身风湿痹痛；用于少阴经头痛
}
}

（2）海风藤与青风藤

药名	药性	功效	临床应用
海风藤	辛、苦，微温 归肝经	祛风湿 通经络 止痹痛	①风寒湿痹，肢节疼痛，筋脉拘挛，屈伸不利 ②跌打损伤
青风藤	辛、苦，平 归肝、脾经	祛风湿 通经络 利小便	①风湿痹痛，关节肿胀，麻木不仁，皮肤瘙痒 ②水肿，脚气肿痛

三、祛风湿热药

1. 重点药

祛风湿热药 {
防己 {
药性：苦、辛，寒；归膀胱、肺经

功效 {祛风湿 止痛 利水消肿}

临床应用 {风湿痹痛 水肿，脚气肿痛，小便不利 湿疹疮毒}

降血压
配伍：防己＋秦艽

用法用量：煎服，5～10g

使用注意：本品苦寒易伤胃气，胃纳不佳及阴虚体弱者慎服
}
}

祛风湿热药

秦艽
- 药性：辛、苦，平；归胃、肝、胆经
- 功效
  - 祛风湿
  - 清湿热
  - 舒筋络
  - 止痹痛
- 临床应用
  - 风湿痹证，筋脉拘挛，骨节酸痛
  - 中风半身不遂
  - 湿热黄疸
  - 骨蒸潮热，小儿疳积发热
- 风药中之润剂
- 散药中之补剂
- 善治风湿热痹
- 用法用量：煎服，3～10g

豨莶草
- 药性：辛、苦，寒；归肝、肾经
- 功效
  - 祛风湿
  - 利关节
  - 清热解毒
- 临床应用
  - 风湿痹痛，筋骨无力，腰膝酸软，四肢麻木
  - 中风半身不遂
  - 风疹，湿疮，痈肿疮毒
- 配伍：豨莶草＋臭梧桐
- 用法用量：煎服，9～12g。外用适量。治疗风湿痹痛多制用；治疗风疹湿疮多生用

络石藤
- 药性：苦、微寒，归心、肝、肾经
- 功效
  - 祛风通络
  - 凉血消肿
- 临床应用
  - 风湿热痹，筋脉拘挛，腰膝酸痛
  - 喉痹，痈肿
  - 跌扑损伤
- 用法用量：煎服，6～12g

桑枝
- 药性：微苦、平，归肝经
- 功效
  - 祛风湿
  - 利关节
- 临床应用
  - 风湿痹证，肩臂、关节酸痛麻木
- 善达四肢经络，通利关节，痹证新久、寒热均可应用
- 用法用量：煎服，9～15g；外用适量

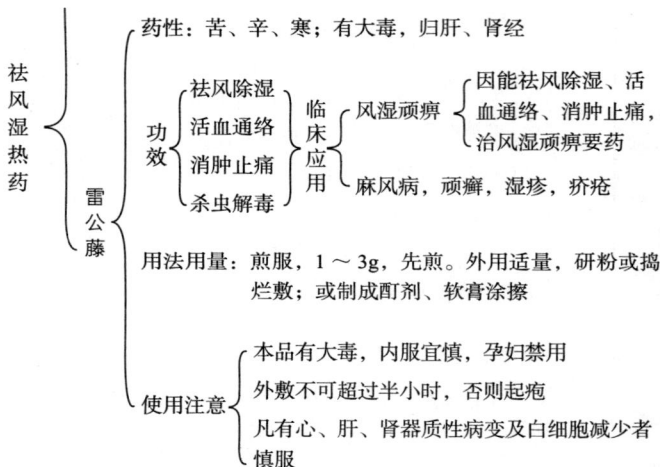

祛风湿热药 {
  雷公藤 {
    药性：苦、辛、寒；有大毒，归肝、肾经

    功效 {
      祛风除湿
      活血通络
      消肿止痛
      杀虫解毒
    }
    临床应用 {
      风湿顽痹 — 因能祛风除湿、活血通络、消肿止痛，治风湿顽痹要药
      麻风病，顽癣，湿疹，疥疮
    }

    用法用量：煎服，1～3g，先煎。外用适量，研粉或捣烂敷；或制成酊剂、软膏涂擦
  }
  使用注意 {
    本品有大毒，内服宜慎，孕妇禁用
    外敷不可超过半小时，否则起疱
    凡有心、肝、肾器质性病变及白细胞减少者慎服
  }
}

2. 了解药

药名	药性	功效	临床应用
臭梧桐	辛、苦，凉 归肝经	祛风湿 通经络 平肝	①风湿痹证 ②中风半身不遂 ③风疹，湿疮 ④肝阳上亢，头痛眩晕
丝瓜络	甘，平 归肺、胃、肝经	祛风 通络 活血 下乳	①风湿痹痛，筋脉拘挛 ②胸胁胀痛 ③乳汁不通，乳痈肿痛

3. 相似药物功用比较

（1）秦艽与防己

鉴别用药

同：祛风湿、止痛——用于风湿痹痛

异：

秦艽：长于舒筋络，用于半身不遂；亦可清湿热，退虚热，用于湿热黄疸，骨蒸潮热，小儿疳积发热

防己：长于利水消肿，用于水肿，脚气肿痛，小便不利；还可治湿疹疮毒

（2）络石藤与海风藤

鉴别用药

同：祛风通络——风湿所致的关节屈伸不利、筋脉拘挛及跌打损伤

异：

络石藤：性微寒，尤宜风湿热痹，筋脉拘挛，腰膝酸痛者

海风藤：性微温，尤宜用于风寒湿痹，筋脉拘挛，肢节疼痛，屈伸不利者

（3）汉防己、木防己与广防己

药名	别名	来源	毒性	功效
防己	汉防己	防己科植物粉防己的干燥根	无毒	长于利水消肿
广防己	木防己	马兜铃科植物广防己的干燥根	有毒	长于祛风止痛

第十一章

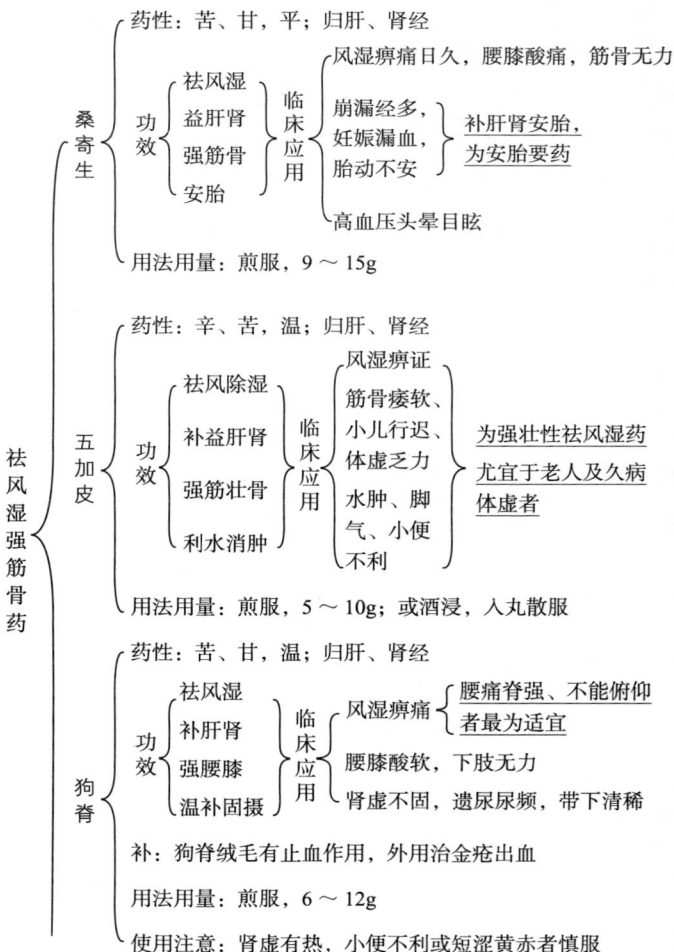

四、祛风湿强筋骨药

1. 重点药

桑寄生
- 药性：苦、甘，平；归肝、肾经
- 功效：祛风湿、益肝肾、强筋骨、安胎
- 临床应用：
  - 风湿痹痛日久，腰膝酸痛，筋骨无力
  - 崩漏经多、妊娠漏血、胎动不安 —— 补肝肾安胎，为安胎要药
  - 高血压头晕目眩
- 用法用量：煎服，9～15g

五加皮
- 药性：辛、苦，温；归肝、肾经
- 功效：祛风除湿、补益肝肾、强筋壮骨、利水消肿
- 临床应用：
  - 风湿痹证
  - 筋骨痿软、小儿行迟、体虚乏力 —— 为强壮性祛风湿药，尤宜于老人及久病体虚者
  - 水肿、脚气、小便不利
- 用法用量：煎服，5～10g；或酒浸，入丸散服

狗脊
- 药性：苦、甘，温；归肝、肾经
- 功效：祛风湿、补肝肾、强腰膝、温补固摄
- 临床应用：
  - 风湿痹痛 —— 腰痛脊强、不能俯仰者最为适宜
  - 腰膝酸软，下肢无力
  - 肾虚不固，遗尿尿频，带下清稀
- 补：狗脊绒毛有止血作用，外用治金疮出血
- 用法用量：煎服，6～12g
- 使用注意：肾虚有热，小便不利或短涩黄赤者慎服

祛风湿强筋骨药

祛风湿强筋骨药 {
　千年健 {
　　药性：苦、辛、温；归肝、肾经
　　功效 { 祛风湿 / 强筋骨 } 临床应用 { 风湿痹痛，腰膝酸软，拘挛麻木，筋骨痿软 }
　　用法用量：煎服，5～10g；或酒浸服
　　使用注意：阴虚内热者慎服
}

2. 了解药

药名	药性	功效	临床应用
鹿衔草	甘、苦，平 归肝、肾经	祛风湿 强筋骨 调经止血 补肺止咳	①风湿寒痹，腰膝酸痛 ②崩漏经多，带下量多 ③肺痨咳血，外伤出血

3. 相似药物功用比较

（1）桑寄生与五加皮

鉴别用药 {
　同 {
　　祛风湿——风湿痹痛
　　补肝肾，强筋骨——肝肾不足，腰膝酸软，筋骨无力者
　}
　异 {
　　五加皮：利水消肿——治水肿，脚气浮肿，小便不利
　　桑寄生：补肝肾，安胎——肝肾亏虚，冲任不固的胎动不安及胎漏下血
　}
}

（2）南五加皮与北五加皮

药名	来源	毒性	特点
南五加皮（五加皮）	五加科落叶小灌木细柱五加的根皮	无毒	长于补肝肾，强筋骨
北五加皮（香加皮）	萝摩科灌木植物杠柳的根皮	有毒	长于强心、利尿

第十二章　化湿药

【学习线索】

1. 化湿药辛、苦、温为主，归脾、胃经，药性缓和的化湿，药性温燥的燥湿，均能治疗湿阻中焦证。其中，草豆蔻、草果温燥伤阴，只能用于寒湿中阻。

2. 部分药物辛香，兼具化湿、解暑之功，治疗暑湿、湿温初起，如广藿香、佩兰。豆蔻能化湿行气，亦可用于湿温初起。

3. 部分药物辛香，能化湿、行气，治疗湿阻气滞，或脾胃气滞证，如厚朴、砂仁、豆蔻、草豆蔻。

一、化湿药的概述

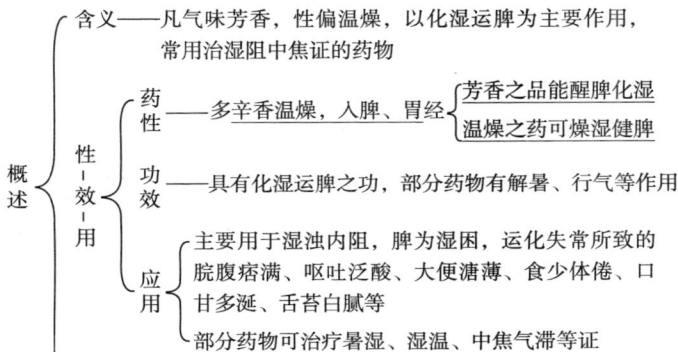

概述 {
  含义——凡气味芳香，性偏温燥，以化湿运脾为主要作用，常用治湿阻中焦证的药物

  性-效-用 {
    药性——多辛香温燥，入脾、胃经 { 芳香之品能醒脾化湿 / 温燥之药可燥湿健脾 }

    功效——具有化湿运脾之功，部分药物有解暑、行气等作用

    应用 {
      主要用于湿浊内阻，脾为湿困，运化失常所致的脘腹痞满、呕吐泛酸、大便溏薄、食少体倦、口甘多涎、舌苔白腻等
      部分药物可治疗暑湿、湿温、中焦气滞等证
    }
  }
}

概述
- 注意事项——本类药物易伤气阴，故阴虚血燥及气虚者应慎用
- 现代研究：本类药物大多能刺激嗅觉、味觉及胃黏膜，从而促进胃液分泌，兴奋肠管蠕动，使胃肠推进运动加快，以增强食欲，促进消化，排除肠道积气

二、化湿药

1. 重点药

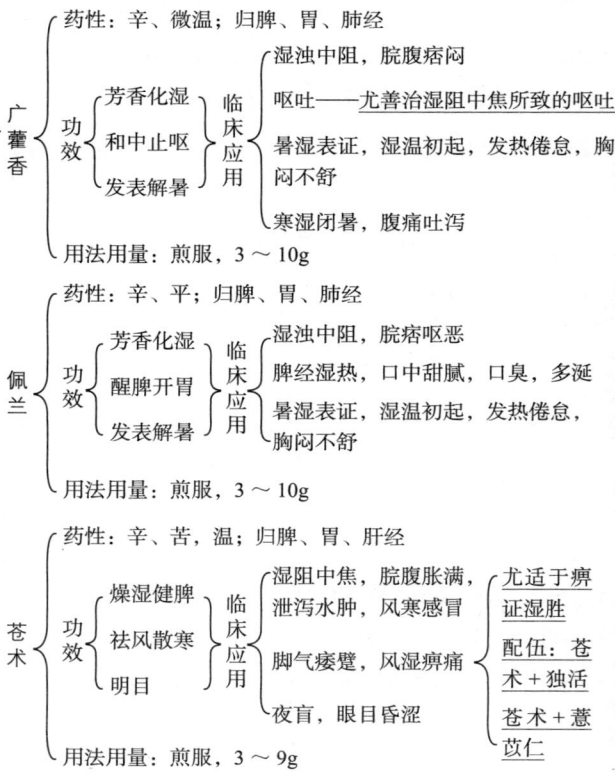

化湿药

广藿香
- 药性：辛、微温；归脾、胃、肺经
- 功效：芳香化湿、和中止呕、发表解暑
  - 临床应用：
    - 湿浊中阻，脘腹痞闷
    - 呕吐——尤善治湿阻中焦所致的呕吐
    - 暑湿表证，湿温初起，发热倦怠，胸闷不舒
    - 寒湿闭暑，腹痛吐泻
- 用法用量：煎服，3～10g

佩兰
- 药性：辛、平；归脾、胃、肺经
- 功效：芳香化湿、醒脾开胃、发表解暑
  - 临床应用：
    - 湿浊中阻，脘痞呕恶
    - 脾经湿热，口中甜腻，口臭，多涎
    - 暑湿表证，湿温初起，发热倦怠，胸闷不舒
- 用法用量：煎服，3～10g

苍术
- 药性：辛、苦，温；归脾、胃、肝经
- 功效：燥湿健脾、祛风散寒、明目
  - 临床应用：
    - 湿阻中焦，脘腹胀满，泄泻水肿，风寒感冒
    - 脚气痿躄，风湿痹痛
    - 夜盲，眼目昏涩
      - 尤适于痹证湿胜
      - 配伍：苍术＋独活
      - 苍术＋薏苡仁
- 用法用量：煎服，3～9g

化湿药

厚朴

药性：苦、辛，温；归脾、胃、肺、大肠经

功效：燥湿、行气、消积、消痰平喘

临床应用：
- 湿滞伤中，脘痞吐泻
- 食积气滞，腹胀便秘
- 痰饮喘咳

苦降下气，消积除胀满，既可除无形湿满，又可消有形实满，为消除胀满之要药

配伍：厚朴 + 枳实

用法用量：煎服，3～10g

使用注意：辛苦温燥，易耗气伤津，气虚津亏者及孕妇当慎用

砂仁

药性：辛、温；归脾、胃、肾经

功效：化湿开胃、温中止泻、理气安胎

临床应用：
- 湿浊中阻，脾胃气滞，脘痞不饥
- 脾胃虚寒，呕吐泄泻
- 妊娠恶阻，胎动不安

寒湿气滞者尤宜

配伍：砂仁 + 木香

用法用量：煎服，3～6g，后下

使用注意：阴虚血燥者慎用

豆蔻

药性：辛、温；归肺、脾、胃经

功效：开胃消食、温中止呕、化湿行气

临床应用：
- 湿浊中阻，脾胃气滞，不思饮食，胸腹胀痛
- 食积不消
- 寒湿呕逆
- 湿温初起，胸闷不饥

尤适于胃寒湿阻之呕吐

配伍：豆蔻 + 藿香

用法用量：煎服，3～6g，后下

使用注意：阴虚血燥者慎用

2. 了解药

药名	药性	功效	临床应用
草豆蔻	辛，温 归脾、胃经	燥湿行气 温中止呕	①寒湿内阻，脾胃气滞；脘腹胀满冷痛，不思饮食 ②嗳气呕逆
草果	辛，温 归脾、胃经	燥湿温中 截疟除痰	①寒湿内阻，脘腹胀痛，痞满呕吐 ②疟疾寒热，瘟疫发热

3. 相似药物功用比较

（1）广藿香与佩兰

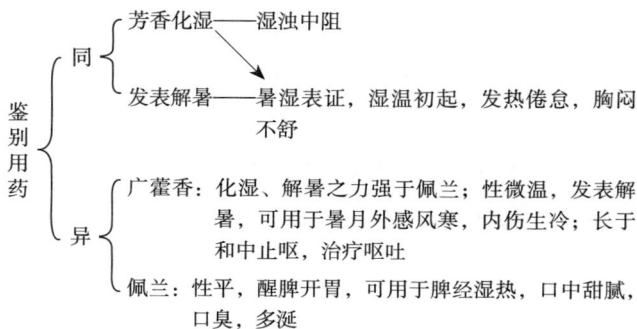

鉴别用药
- 同
  - 芳香化湿——湿浊中阻
  - 发表解暑——暑湿表证，湿温初起，发热倦怠，胸闷不舒
- 异
  - 广藿香：化湿、解暑之力强于佩兰；性微温，发表解暑，可用于暑月外感风寒，内伤生冷；长于和中止呕，治疗呕吐
  - 佩兰：性平，醒脾开胃，可用于脾经湿热，口中甜腻，口臭，多涎

（2）苍术与厚朴

鉴别用药
- 同：燥湿运脾——湿阻中焦
- 异：
  - 苍术：燥湿健脾，为治湿阻中焦要药，尤宜湿困脾虚者
    - 祛风散寒——风寒感冒，或风寒夹湿感冒
    - 明目——夜盲，眼目昏涩
  - 厚朴：善燥湿下气，消积除满，为消除胀满之要药，治湿困、气滞、食积之脘腹胀满
    - 消痰平喘——痰饮咳喘

（3）砂仁与豆蔻

鉴别用药
- 同：
  - 化湿行气——湿浊中阻，脾胃气滞，脘痞不饥
  - 温中——脾胃虚寒证
- 异：
  - 砂仁：化湿行气力略胜，偏中下焦，温中偏脾善止泻
  - 豆蔻：用于湿温痞闷，偏中上焦，且温中偏胃善止呕

（4）砂仁与木香

鉴别用药
- 同：理气开胃——脾胃气滞，脘腹胀痛，不思饮食
- 异：
  - 砂仁：
    - 长于化湿、温中——湿阻中焦，脾胃虚寒，呕吐泄泻
    - 能理气和中安胎——妊娠恶阻，胎动不安
  - 木香：
    - 行气止痛之要药，调理三焦，善行脾胃气滞
      - 脾胃气滞脘腹胀痛
      - 泻痢里急后重
      - 胸胁胀痛，黄疸
    - 兼能健脾、消食——脾虚气滞、食积气滞脘腹胀痛

第十二章

第十三章　利水渗湿药

【学习线索】

1.清热燥湿药、祛风湿药、化湿药、利水渗湿药都能祛湿，主治病证互相联系，又有一定区别。

2.利水消肿药，性平或微寒，味甘淡或苦，主治水肿、小便不利及痰饮、泄泻。其中，利水渗湿的茯苓、猪苓、薏苡仁、泽泻，作用范围较广；茯苓、薏苡仁味甘，能健脾渗湿；泽泻性寒，善治下焦湿热。

3.利尿通淋药，性偏寒凉，入下焦，均能利尿通淋（清利下焦湿热），治疗淋证。但各药特点不同，故有治热淋、石淋、膏淋、血淋、诸淋涩痛的不同。

4.利湿退黄药，苦寒，主入肝胆经，善治湿热黄疸。部分药物性寒，兼能清热解毒。

一、利水渗湿药的概述、分类

1. 概述

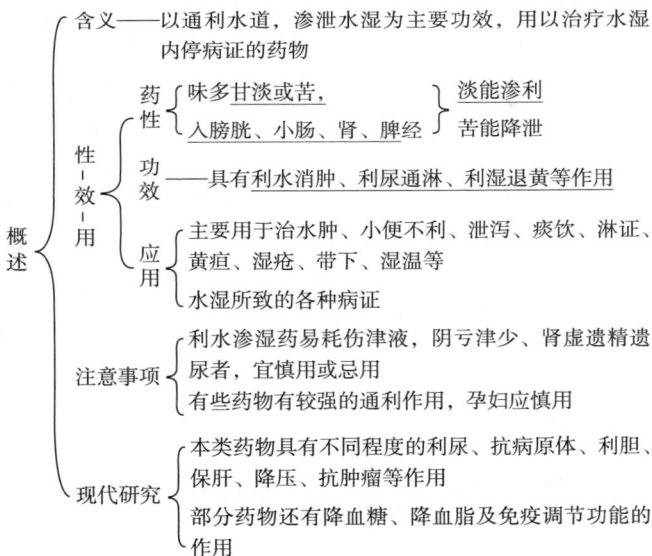

含义——以通利水道，渗泄水湿为主要功效，用以治疗水湿内停病证的药物

概述

性—效—用

药性 {味多甘淡或苦，{淡能渗利
　　　 入膀胱、小肠、肾、脾经 } 苦能降泄

功效——具有利水消肿、利尿通淋、利湿退黄等作用

应用 {主要用于治水肿、小便不利、泄泻、痰饮、淋证、黄疸、湿疮、带下、湿温等
　　　 水湿所致的各种病证

注意事项 {利水渗湿药易耗伤津液，阴亏津少、肾虚遗精遗尿者，宜慎用或忌用
　　　　　有些药物有较强的通利作用，孕妇应慎用

现代研究 {本类药物具有不同程度的利尿、抗病原体、利胆、保肝、降压、抗肿瘤等作用
　　　　　部分药物还有降血糖、降血脂及免疫调节功能的作用

2. 分类

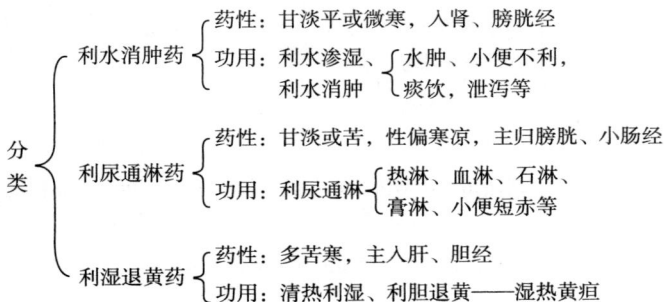

分类

利水消肿药 {药性：甘淡平或微寒，入肾、膀胱经
　　　　　　功用：利水渗湿、{水肿、小便不利，
　　　　　　　　　利水消肿 　痰饮、泄泻等

利尿通淋药 {药性：甘淡或苦，性偏寒凉，主归膀胱、小肠经
　　　　　　功用：利尿通淋 {热淋、血淋、石淋、膏淋、小便短赤等

利湿退黄药 {药性：多苦寒，主入肝、胆经
　　　　　　功用：清热利湿、利胆退黄——湿热黄疸

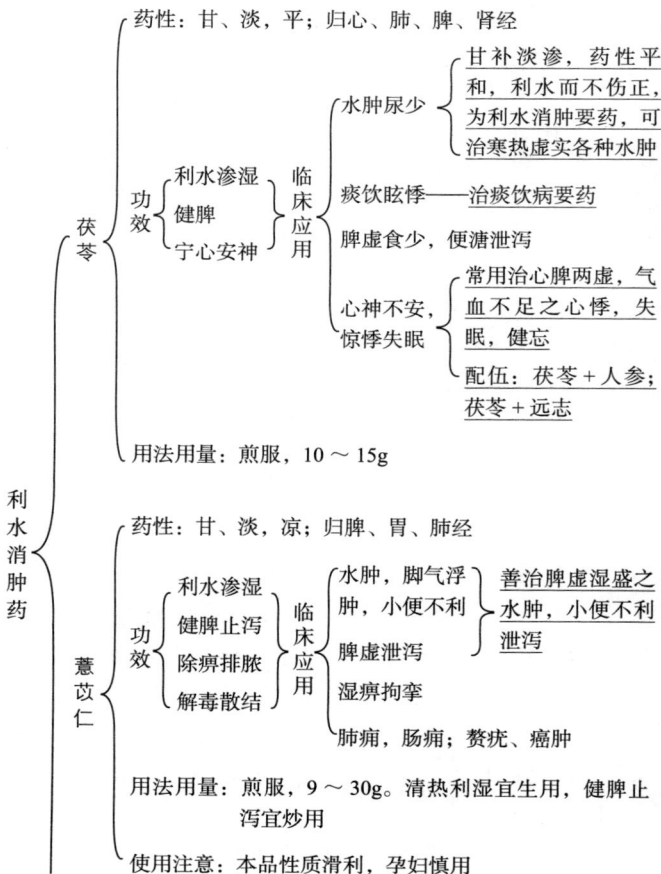

二、利水消肿药

1. 重点药

利水消肿药
├─ 茯苓
│   ├─ 药性：甘、淡，平；归心、肺、脾、肾经
│   ├─ 功效
│   │   ├─ 利水渗湿
│   │   ├─ 健脾
│   │   └─ 宁心安神
│   │   临床应用
│   │   ├─ 水肿尿少 ── 甘补淡渗，药性平和，利水而不伤正，为利水消肿要药，可治寒热虚实各种水肿
│   │   ├─ 痰饮眩悸 ── 治痰饮病要药
│   │   ├─ 脾虚食少，便溏泄泻
│   │   └─ 心神不安，惊悸失眠
│   │   ├─ 常用治心脾两虚，气血不足之心悸，失眠，健忘
│   │   └─ 配伍：茯苓＋人参；茯苓＋远志
│   └─ 用法用量：煎服，10～15g
└─ 薏苡仁
    ├─ 药性：甘、淡，凉；归脾、胃、肺经
    ├─ 功效
    │   ├─ 利水渗湿
    │   ├─ 健脾止泻
    │   ├─ 除痹排脓
    │   └─ 解毒散结
    │   临床应用
    │   ├─ 水肿，脚气浮肿，小便不利 ── 善治脾虚湿盛之水肿，小便不利泄泻
    │   ├─ 脾虚泄泻
    │   ├─ 湿痹拘挛
    │   └─ 肺痈，肠痈；赘疣、癌肿
    ├─ 用法用量：煎服，9～30g。清热利湿宜生用，健脾止泻宜炒用
    └─ 使用注意：本品性质滑利，孕妇慎用

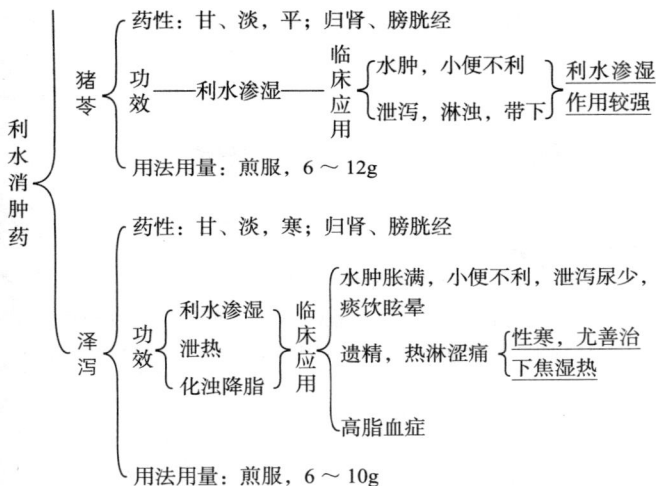

利水消肿药
├─ 猪苓
│　├─ 药性：甘、淡，平；归肾、膀胱经
│　├─ 功效──利水渗湿
│　│　└─ 临床应用
│　│　　├─ 水肿，小便不利
│　│　　└─ 泄泻，淋浊，带下 ── 利水渗湿作用较强
│　└─ 用法用量：煎服，6～12g
└─ 泽泻
　　├─ 药性：甘、淡，寒；归肾、膀胱经
　　├─ 功效
　　│　├─ 利水渗湿
　　│　├─ 泄热
　　│　└─ 化浊降脂
　　│　　└─ 临床应用
　　│　　　├─ 水肿胀满，小便不利，泄泻尿少，痰饮眩晕
　　│　　　├─ 遗精，热淋涩痛 ── 性寒，尤善治下焦湿热
　　│　　　└─ 高脂血症
　　└─ 用法用量：煎服，6～10g

2. 了解药

药名	药性	功效	临床应用
冬瓜皮	甘，凉 归脾、小肠经	利尿消肿 清热解暑	①水肿胀满，小便不利 ②暑热口渴，小便短赤
玉米须	甘、淡，平 归肾、肝、胆经	利水消肿 利湿退黄	①水肿 ②黄疸
葫芦	甘、淡，平 归肺、脾、肾经	利水消肿 通淋	①水肿胀满 ②淋证
枳椇子	甘，平 归胃经	利水消肿 解酒毒	①水肿 ②醉酒

3. 相似药物功用比较

（1）薏苡仁与茯苓

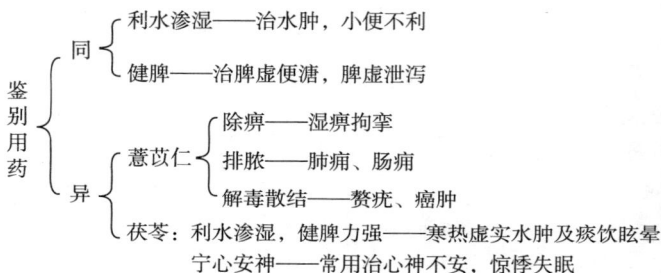

鉴别用药
{
同 {
利水渗湿——治水肿，小便不利
健脾——治脾虚便溏，脾虚泄泻
}
异 {
薏苡仁 {
除痹——湿痹拘挛
排脓——肺痈、肠痈
解毒散结——赘疣、癌肿
}
茯苓：利水渗湿，健脾力强——寒热虚实水肿及痰饮眩晕
宁心安神——常用治心神不安，惊悸失眠
}
}

（2）猪苓与茯苓

鉴别用药
{
同：利水渗湿——治水肿，小便不利
异 {
猪苓：利水渗湿作用强于茯苓
茯苓 {
健脾——治脾虚食少，便溏泄泻
宁心安神——心神不安，惊悸失眠
}
}
}

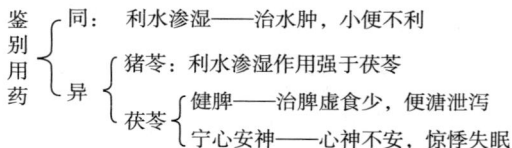

（3）南五加皮与北五加皮

药名	药性	功效	临床应用	差异
南五加皮	辛、苦，温 归肝、肾、心经	利水消肿 祛风湿 补肝肾 强筋骨	风湿痹证，筋骨痿软，小儿行迟，水肿，脚气	补肝肾、强筋骨力强
北五加皮	辛、苦，温；有毒 归肝、肾、心经	利水消肿 祛风湿 强筋骨 强心	下肢浮肿，心悸气短，风寒湿痹，腰膝酸软，本品有毒，不宜长期或过量服用	强心，利尿作用强

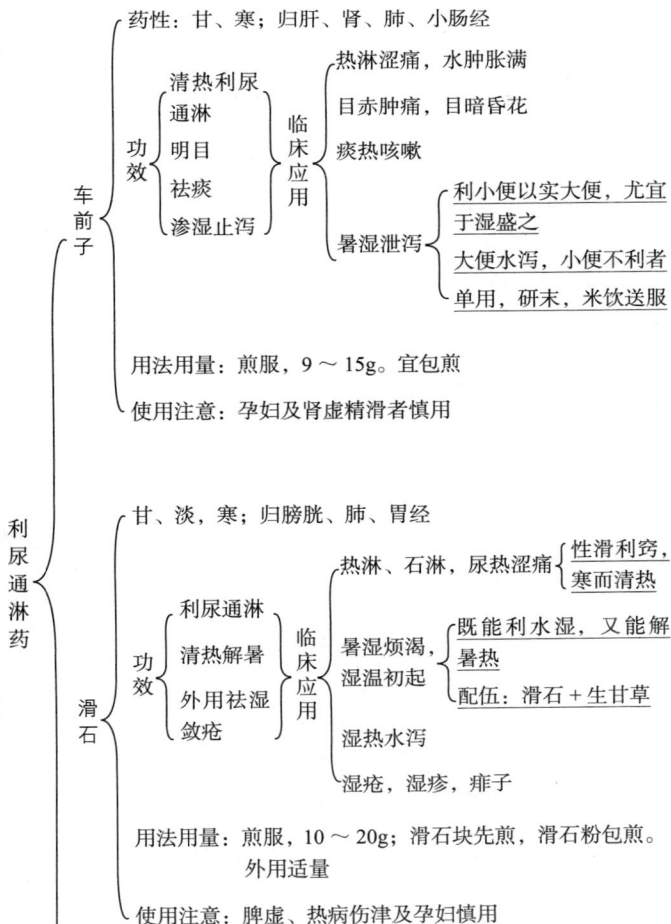

三、利尿通淋药

1. 重点药

利尿通淋药
- 车前子
  - 药性：甘、寒；归肝、肾、肺、小肠经
  - 功效
    - 清热利尿通淋
    - 明目
    - 祛痰
    - 渗湿止泻
  - 临床应用
    - 热淋涩痛，水肿胀满
    - 目赤肿痛，目暗昏花
    - 痰热咳嗽
    - 暑湿泄泻
      - 利小便以实大便，尤宜于湿盛之
      - 大便水泻，小便不利者
      - 单用，研末，米饮送服
  - 用法用量：煎服，9 ～ 15g。宜包煎
  - 使用注意：孕妇及肾虚精滑者慎用

- 滑石
  - 甘、淡、寒；归膀胱、肺、胃经
  - 功效
    - 利尿通淋
    - 清热解暑
    - 外用祛湿敛疮
  - 临床应用
    - 热淋、石淋，尿热涩痛
      - 性滑利窍，寒而清热
    - 暑湿烦渴，湿温初起
      - 既能利水湿，又能解暑热
      - 配伍：滑石 + 生甘草
    - 湿热水泻
    - 湿疮，湿疹，痱子
  - 用法用量：煎服，10 ～ 20g；滑石块先煎，滑石粉包煎。外用适量
  - 使用注意：脾虚、热病伤津及孕妇慎用

利尿通淋药

木通
- 药性：苦、寒；归心、小肠、膀胱经
- 功效
  - 利尿通淋
  - 清心除烦
  - 通经下乳
- 临床应用
  - 淋证，水肿
  - 心烦尿赤，口舌生疮 } <u>上清心经之火，下泄小肠之热</u>
  - 经闭乳少，湿热痹痛
- 用法用量：煎服，3～6g
- 使用注意：孕妇慎用。不宜长期或大量服用

通草
- 药性：甘、淡，微寒；归肺、胃经
- 功效
  - 清热利尿
  - 通气下乳
- 临床应用
  - 湿热淋证，水肿尿少 } <u>尤宜于热淋</u> 配伍：通草＋滑石
  - 产后乳汁不下
- 用法用量：煎服，3～5g
- 使用注意：孕妇慎用

瞿麦
- 药性：苦、寒；归心、小肠经
- 功效
  - 利尿通淋
  - 活血通经
- 临床应用
  - 热淋、血淋、石淋
  - 瘀阻经闭，月经不调 } <u>尤适用于血热瘀阻之经闭或月经不调</u> 配伍：瞿麦＋红花
- 用法用量：煎服，9～15g
- 使用注意：孕妇慎用

萹蓄
- 药性：苦、微寒；归膀胱经
- 功效
  - 利尿通淋
  - 杀虫
  - 止痒
- 临床应用
  - 热淋涩痛，小便短赤
  - 虫积腹痛，皮肤湿疹，阴痒带下
- 用法用量：煎服，9～15g。外用适量，煎洗患处

利尿通淋药

海金沙
- 药性：甘、咸，寒；归膀胱、小肠经
- 功效
  - 清热利湿
  - 通淋止痛
  - 临床应用：热淋，石淋，血淋，膏淋，尿道涩痛 —— 尤善止尿道疼痛，为治诸淋涩痛之要药
- 用法用量：煎服，6～15g，包煎

石韦
- 药性：甘、苦，微寒；归肺、膀胱经
- 功效
  - 利尿通淋
  - 清肺止咳
  - 凉血止血
  - 临床应用
    - 热淋，血淋，石淋，小便不通，淋沥涩痛 —— 尤善治血淋
    - 肺热喘咳
    - 血热出血
- 用法用量：煎服，6～12g

萆薢
- 药性：苦、平；归肾、胃经
- 功效
  - 利湿去浊
  - 祛风除痹
  - 临床应用
    - 膏淋，白浊，白带过多 —— 善于利湿而分清去浊，尤善治膏淋；配伍：萆薢＋石菖蒲
    - 风湿痹痛，关节不利，腰膝疼痛
- 用法用量：煎服，9～15g
- 使用注意：肾阴亏虚，遗精滑精者慎用

2. 了解药

药名	药性	功效	临床应用
地肤子	辛、苦，寒 归肾、膀胱经	清热利湿 祛风止痒	①小便不利，淋沥涩痛 ②阴痒带下，风疹，湿疹，皮肤瘙痒
冬葵子	甘、涩，凉 归大肠、小肠、膀胱经	清热利尿 下乳 润肠	①淋证，水肿，尿闭 ②乳汁不通，乳房胀痛 ③肠燥便秘
灯心草	甘、淡，微寒 归心、肺、小肠经	利小便 清心火	①热淋，尿少涩痛 ②心烦失眠，口舌生疮

3. 相似药物功用比较

车前子与滑石

鉴别用药 {
　同：利尿通淋——治热淋涩痛，小便不利
　异 {
　　车前子 {
　　　渗湿止泻——暑湿泄泻
　　　明目——目赤肿痛，目暗昏花
　　　祛痰——治痰热咳嗽
　　}
　　滑石 {
　　　清热解暑——暑湿烦渴，湿温初起；湿热水泻
　　　祛湿敛疮（外用）——湿疮，湿疹，痱子
　　}
　}
}

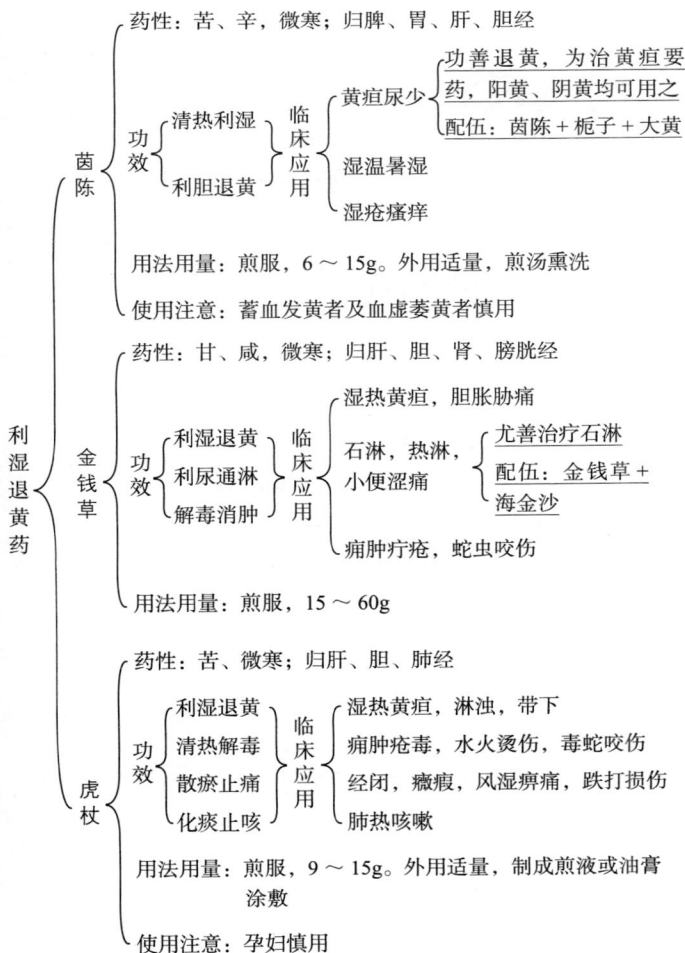

四、利湿退黄药

1.重点药

利湿退黄药
├─ 茵陈
│　├─ 药性：苦、辛，微寒；归脾、胃、肝、胆经
│　├─ 功效 ── 清热利湿 / 利胆退黄
│　├─ 临床应用
│　│　├─ 黄疸尿少 ── 功善退黄，为治黄疸要药，阳黄、阴黄均可用之
│　│　│　　　　　　　　配伍：茵陈＋栀子＋大黄
│　│　├─ 湿温暑湿
│　│　└─ 湿疮瘙痒
│　├─ 用法用量：煎服，6～15g。外用适量，煎汤熏洗
│　└─ 使用注意：蓄血发黄者及血虚萎黄者慎用
│
├─ 金钱草
│　├─ 药性：甘、咸，微寒；归肝、胆、肾、膀胱经
│　├─ 功效 ── 利湿退黄 / 利尿通淋 / 解毒消肿
│　├─ 临床应用
│　│　├─ 湿热黄疸，胆胀胁痛
│　│　├─ 石淋，热淋，小便涩痛 ── 尤善治疗石淋
│　│　│　　　　　　　　　　　　配伍：金钱草＋海金沙
│　│　└─ 痈肿疔疮，蛇虫咬伤
│　└─ 用法用量：煎服，15～60g
│
└─ 虎杖
　　├─ 药性：苦、微寒；归肝、胆、肺经
　　├─ 功效 ── 利湿退黄 / 清热解毒 / 散瘀止痛 / 化痰止咳
　　├─ 临床应用
　　│　├─ 湿热黄疸，淋浊，带下
　　│　├─ 痈肿疮毒，水火烫伤，毒蛇咬伤
　　│　├─ 经闭，癥瘕，风湿痹痛，跌打损伤
　　│　└─ 肺热咳嗽
　　├─ 用法用量：煎服，9～15g。外用适量，制成煎液或油膏涂敷
　　└─ 使用注意：孕妇慎用

2. 了解药

药名	药性	功效	临床应用
广金钱草	甘、淡，凉 归肝、肾、膀胱经	利湿退黄 利尿通淋	①黄疸尿赤 ②热淋，石淋，小便涩痛，水肿尿少
连钱草	辛、微苦，微寒 归肝、肾、膀胱经	利湿通淋 清热解毒 散瘀消肿	①热淋，石淋，湿热黄疸 ②疮痈肿痛 ③跌打损伤

3. 相似药物功用比较

虎杖与大黄

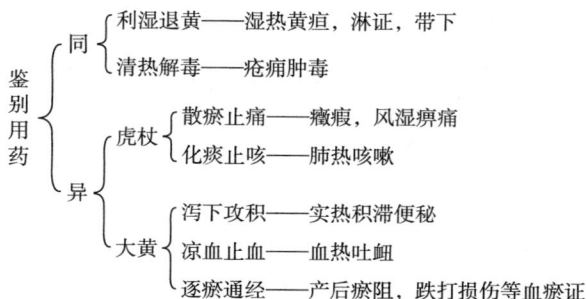

鉴别用药
- 同
  - 利湿退黄——湿热黄疸，淋证，带下
  - 清热解毒——疮痈肿毒
- 异
  - 虎杖
    - 散瘀止痛——癥瘕，风湿痹痛
    - 化痰止咳——肺热咳嗽
  - 大黄
    - 泻下攻积——实热积滞便秘
    - 凉血止血——血热吐衄
    - 逐瘀通经——产后瘀阻，跌打损伤等血瘀证

第十四章　温里药

【学习线索】

1. 温里药药性温热，均能治疗里寒证，包括寒凝诸痛，诸阳虚证，亡阳证等。全部药物均归脾经，或胃经，治疗脾胃虚寒证，或胃寒证。但具体药物的温热程度及归经等药性略有差异，或兼能回阳，或温肺化饮，或补火助阳，或暖肝散寒，或助阳止泻，或引火归元等，故治疗的里寒证有病位及虚实的不同。

2. 温里药部分药物气味芳香，兼能行气，治疗寒凝气滞或脏腑气滞、气逆证，如吴茱萸、小茴香、丁香、胡椒、荜茇、荜澄茄。

一、温里药的概述

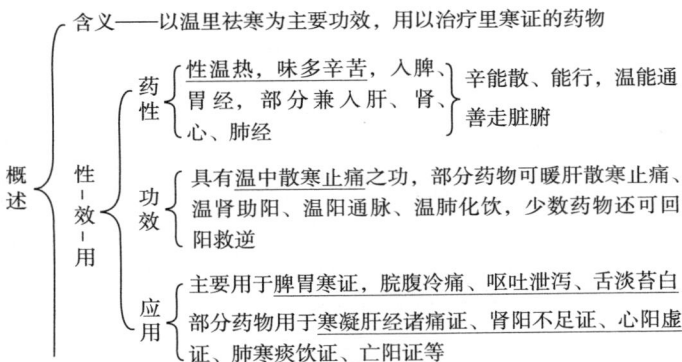

概述 {
　含义——以温里祛寒为主要功效，用以治疗里寒证的药物

　性-效-用 {
　　药性 { 性温热，味多辛苦，入脾胃经，部分兼入肝、肾、心、肺经 } 辛能散、能行，温能通善走脏腑

　　功效 { 具有温中散寒止痛之功，部分药物可暖肝散寒止痛、温肾助阳、温阳通脉、温肺化饮，少数药物还可回阳救逆 }

　　应用 { 主要用于脾胃寒证，脘腹冷痛、呕吐泄泻、舌淡苔白部分药物用于寒凝肝经诸痛证、肾阳不足证、心阳虚证、肺寒痰饮证、亡阳证等 }
}

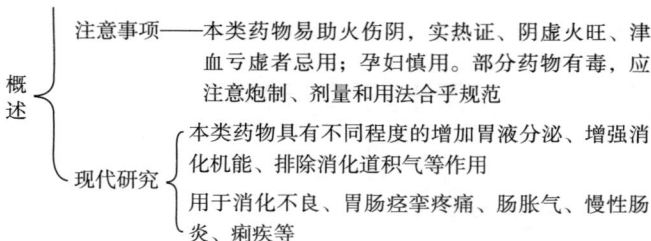

概述
- 注意事项——本类药物易助火伤阴，实热证、阴虚火旺、津血亏虚者忌用；孕妇慎用。部分药物有毒，应注意炮制、剂量和用法合乎规范
- 现代研究
  - 本类药物具有不同程度的增加胃液分泌、增强消化机能、排除消化道积气等作用
  - 用于消化不良、胃肠痉挛疼痛、肠胀气、慢性肠炎、痢疾等

二、温里药

1. 重点药

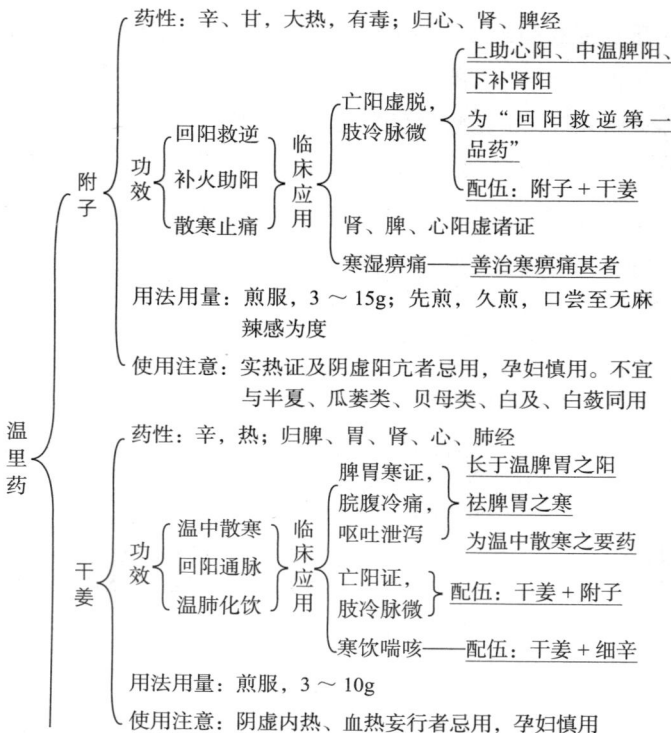

温里药

附子
- 药性：辛、甘，大热，有毒；归心、肾、脾经
- 功效
  - 回阳救逆
  - 补火助阳
  - 散寒止痛
- 临床应用
  - 亡阳虚脱，肢冷脉微
    - 上助心阳、中温脾阳、下补肾阳
    - 为"回阳救逆第一品药"
    - 配伍：附子＋干姜
  - 肾、脾、心阳虚诸证
  - 寒湿痹痛——善治寒痹痛甚者
- 用法用量：煎服，3～15g；先煎，久煎，口尝至无麻辣感为度
- 使用注意：实热证及阴虚阳亢者忌用，孕妇慎用。不宜与半夏、瓜蒌类、贝母类、白及、白蔹同用

干姜
- 药性：辛，热；归脾、胃、肾、心、肺经
- 功效
  - 温中散寒
  - 回阳通脉
  - 温肺化饮
- 临床应用
  - 脾胃寒证，脘腹冷痛，呕吐泄泻
    - 长于温脾胃之阳
    - 祛脾胃之寒
    - 为温中散寒之要药
  - 亡阳证，肢冷脉微——配伍：干姜＋附子
  - 寒饮喘咳——配伍：干姜＋细辛
- 用法用量：煎服，3～10g
- 使用注意：阴虚内热、血热妄行者忌用，孕妇慎用

温里药

肉桂

药性：辛、甘，大热；归肾、脾、心、肝经

功效
- 补火助阳
- 散寒止痛
- 温通经脉
- 引火归元
- 鼓舞气血生长

临床应用
- 肾阳不足，命门火衰，阳痿宫冷，腰膝疼痛
  - 为治命门火衰之要药
  - 配伍：肉桂＋附子
- 心腹冷痛，虚寒吐泄，寒疝腹痛
- 寒凝血瘀之痛经经闭，寒湿痹痛，阴疽流注
- 肾虚作喘，虚阳上浮，眩晕目赤

用法用量：煎服，1～5g，宜后下或焗服；研末冲服，每次1～2g

使用注意：阴虚火旺，里有实热，有出血倾向者和孕妇慎用。不宜与赤石脂同用

吴茱萸

药性：辛、苦，热，有小毒；归肝、脾、胃、肾经

功效
- 散寒止痛
- 降逆止呕
- 助阳止泻

临床应用
- 寒滞肝脉，厥阴头痛，经行腹痛，寒疝腹痛
  - 主入肝经，为治肝寒气滞诸痛之主药
- 脘腹胀痛，呕吐吞酸
  - 为治肝胃不和呕吐吞酸之要药
  - 配伍：吴茱萸＋黄连
- 脾肾阳虚，五更泄泻

用法用量：煎服，2～5g。外用适量

使用注意：本品辛热燥烈，易耗气动火，故不宜多用、久服。阴虚有热者忌用，孕妇慎用

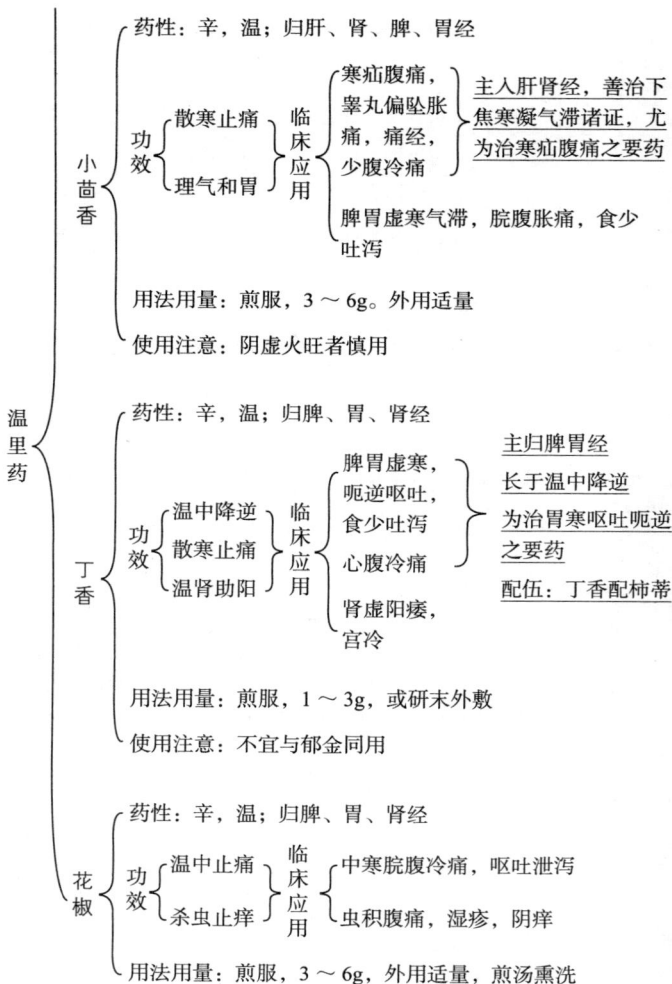

温里药

小茴香
- 药性：辛，温；归肝、肾、脾、胃经
- 功效
  - 散寒止痛
  - 理气和胃
  - 临床应用
    - 寒疝腹痛，睾丸偏坠胀痛，痛经，少腹冷痛 —— 主入肝肾经，善治下焦寒凝气滞诸证，尤为治寒疝腹痛之要药
    - 脾胃虚寒气滞，脘腹胀痛，食少吐泻
- 用法用量：煎服，3～6g。外用适量
- 使用注意：阴虚火旺者慎用

丁香
- 药性：辛，温；归脾、胃、肾经
- 功效
  - 温中降逆
  - 散寒止痛
  - 温肾助阳
  - 临床应用
    - 脾胃虚寒，呃逆呕吐，食少吐泻
    - 心腹冷痛
    - 肾虚阳痿，宫冷
    —— 主归脾胃经，长于温中降逆，为治胃寒呕吐呃逆之要药

    配伍：丁香配柿蒂
- 用法用量：煎服，1～3g，或研末外敷
- 使用注意：不宜与郁金同用

花椒
- 药性：辛，温；归脾、胃、肾经
- 功效
  - 温中止痛
  - 杀虫止痒
  - 临床应用
    - 中寒脘腹冷痛，呕吐泄泻
    - 虫积腹痛，湿疹，阴痒
- 用法用量：煎服，3～6g，外用适量，煎汤熏洗

2. 了解药

药名	药性	功效	临床应用
高良姜	辛，热 归脾、胃经	温中止呕 散寒止痛	①胃寒脘腹冷痛 ②胃寒呕吐，嗳气吞酸
胡椒	辛，热 归胃、大肠经	温中散寒 下气 消痰	①胃寒呕吐，腹痛泄泻，食欲不振 ②癫痫痰多
荜茇	辛，热 归胃、大肠经	温中散寒 下气止痛	①中寒脘腹冷痛，呕吐，泄泻 ②寒凝气滞，胸痹心痛，头痛，牙痛
荜澄茄	辛，温 归脾、胃、肾、膀胱经	温中散寒 行气止痛	①胃寒呕吐，脘腹冷痛 ②寒疝腹痛 ③寒湿郁滞，小便浑浊

3. 相似药物功用比较

（1）附子与肉桂

鉴别用药
- 同
  - 温中散寒止痛—脾胃虚寒之脘腹冷痛，大便溏泻
  - 补火助阳—肾阳虚证
- 异
  - 附子：长于回阳救逆，用治亡阳证；又能温补一身之阳，治疗心阳虚、肾阳虚、卫阳虚；还能散寒止痛，治疗痹痛
  - 肉桂：长于温补肾阳，散寒止痛，温通经脉，用治虚阳上浮及胸痹、阴疽、闭经、痛经
引火归元——虚阳上浮

（2）附子与干姜

$$
\text{鉴别用药}
\begin{cases}
\text{同}
\begin{cases}
\text{温中散寒止痛——脾胃虚寒证，脘腹冷痛，大便溏泻} \\
\text{回阳救逆——亡阳证}
\end{cases} \\
\text{异}
\begin{cases}
\text{附子}
\begin{cases}
\text{回阳救逆、散寒止痛力强，善治寒湿痹痛} \\
\text{能补火助阳，用治肾阳虚证、脾肾阳虚证、卫阳虚证}
\end{cases} \\
\text{干姜}
\begin{cases}
\text{主入脾胃，长于温中散寒、健运脾阳而止呕} \\
\text{温肺化饮，用于寒饮喘咳}
\end{cases}
\end{cases}
\end{cases}
$$

（3）干姜与生姜

药名	药性	功效	临床应用
干姜	辛，热 归脾、胃、肾、心、肺经	温中散寒 回阳通脉 温肺化饮	脾胃寒证，脘腹冷痛，呕吐泄泻 亡阳证，肢冷脉微 寒饮喘咳
生姜	辛，微温 归肺、脾、胃经	解表散寒 温中止呕 化痰止咳 解鱼蟹毒	风寒感冒 脾胃寒证，胃寒呕吐 寒痰咳嗽 鱼蟹中毒

（4）附子与川乌

药名	来源	药性	功效	临床应用
附子	毛茛科植物乌头的子根加工品	辛、甘，大热 归心、肾、脾经	回阳救逆 补火助阳 散寒止痛	亡阳证 肾、脾、心阳虚诸证 寒湿痹证

续表

药名	来源	药性	功效	临床应用
川乌	毛茛科植物乌头的母根	辛、苦，热 归心、肝、肾、脾经	祛风除湿 温经止痛	风寒湿痹， 关节疼痛 心腹冷痛， 寒疝作痛 跌仆伤痛， 麻醉止痛

第十五章　理气药

【学习线索】

1.理气药多辛香苦温，主归肺、脾、胃、肝经，用于气滞证、气逆证。部分药物或善治肺气壅滞，或善治脾胃气滞，或善治胃肠气滞，或善治肝气郁滞等。个别理气药性寒，长于治疗气滞兼有热象者。

2.部分理气药长于苦降下气，治疗肺气上逆，或胃气上逆；个别药物治疗肾不纳气虚喘。

一、理气药的概述

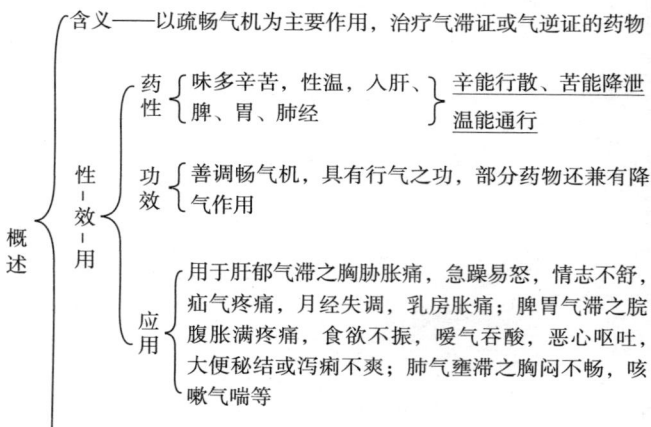

概述 ┬ 含义——以疏畅气机为主要作用，治疗气滞证或气逆证的药物
　　　└ 性-效-用 ┬ 药性 { 味多辛苦，性温，入肝、脾、胃、肺经　{ 辛能行散、苦能降泄　温能通行
　　　　　　　　 ├ 功效 { 善调畅气机，具有行气之功，部分药物还兼有降气作用
　　　　　　　　 └ 应用 { 用于肝郁气滞之胸胁胀痛，急躁易怒，情志不舒，疝气疼痛，月经失调，乳房胀痛；脾胃气滞之脘腹胀满疼痛，食欲不振，嗳气吞酸，恶心呕吐，大便秘结或泻痢不爽；肺气壅滞之胸闷不畅，咳嗽气喘等

概述
├ 注意事项——本类药物多辛香温燥，易耗气伤阴，故气阴不足者慎用
└ 现代研究
　├ 本类药物具有不同程度的调节胃肠道运动、调节消化液分泌、抗溃疡、保肝利胆、松弛支气管平滑肌和子宫平滑肌等作用
　└ 用于胃炎、消化不良、胃溃疡、支气管哮喘、慢性阻塞性肺病、抑郁焦虑等

二、理气药

1. 重点药

理气药
└ 陈皮
　├ 药性：苦、辛，温；归肺、脾经
　├ 功效
　│　├ 理气健脾
　│　└ 燥湿化痰
　│　临床应用
　│　├ 脘腹胀痛，食少吐泻——湿阻气滞，脾虚气滞尤宜
　│　├ 呕吐，呃逆
　│　├ 湿痰寒痰，咳嗽痰多——为治湿痰要药；配伍：陈皮＋半夏
　│　└ 胸痹——宜痰阻气滞者
　├ 用法用量：煎服，3～10g
　└ 使用注意：本品辛散苦燥，温能助热，故内有实热、舌赤少津者慎用

└ 青皮
　├ 药性：苦、辛，温；归肝、胆、胃经
　├ 功效
　│　├ 疏肝破气
　│　└ 消积化滞
　│　临床应用
　│　├ 肝郁气滞，胸胁胀痛，疝气疼痛，乳癖乳痈——药性峻猛；善于疏理肝胆之气
　│　├ 食积气滞，脘腹胀痛
　│　└ 癥瘕积聚，久疟痞块
　├ 用法用量：煎服，3～10g。醋炙用增强疏肝止痛之力
　└ 使用注意：本品性烈耗气，气虚者慎用

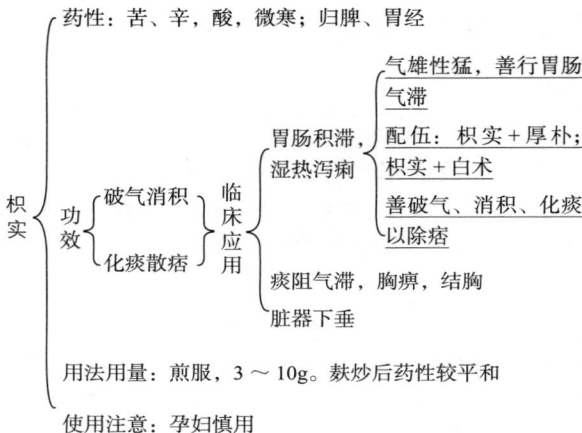

理
气
药

枳
实

药性：苦、辛，酸，微寒；归脾、胃经

功效
{
破气消积
化痰散痞
}

临床应用
{
胃肠积滞，湿热泻痢
{
气雄性猛，善行胃肠气滞
配伍：枳实＋厚朴；枳实＋白术
善破气、消积、化痰以除痞
}
痰阻气滞，胸痹，结胸
脏器下垂
}

用法用量：煎服，3～10g。麸炒后药性较平和

使用注意：孕妇慎用

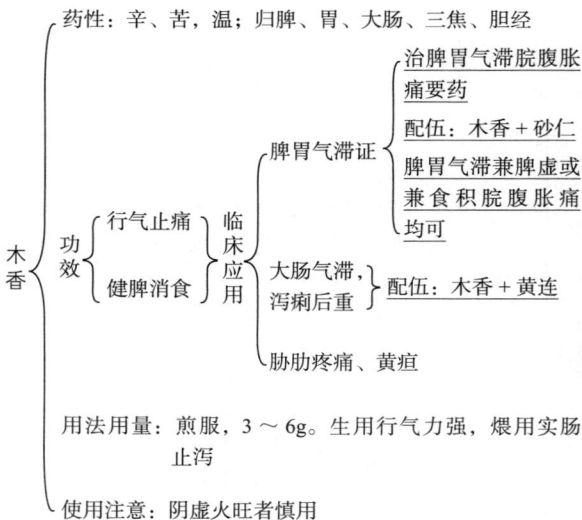

木
香

药性：辛、苦，温；归脾、胃、大肠、三焦、胆经

功效
{
行气止痛
健脾消食
}

临床应用
{
脾胃气滞证
{
治脾胃气滞脘腹胀痛要药
配伍：木香＋砂仁
脾胃气滞兼脾虚或兼食积脘腹胀痛均可
}
大肠气滞，泻痢后重
}
配伍：木香＋黄连

胁肋疼痛、黄疸

用法用量：煎服，3～6g。生用行气力强，煨用实肠止泻

使用注意：阴虚火旺者慎用

理气药

香附
- 药性：辛、微苦，微甘，平；归肝、脾、三焦经
- 功效
  - 疏肝解郁
  - 理气宽中
  - 调经止痛
- 临床应用
  - 肝郁气滞，胸胁胀痛，疝气疼痛
  - 肝郁气滞，月经不调，痛经，经闭，乳房胀痛
    - 行三焦之气，善行肝经气滞
    - "气病之总司，女科之主帅"
  - 脾胃气滞，脘腹痞闷，胀满疼痛
- 用法用量：煎服，6～10g。醋制增强疏肝止痛作用

川楝子
- 药性：苦，寒，有小毒；归肝、小肠、膀胱经
- 功效
  - 疏肝泄热
  - 行气止痛
  - 杀虫
- 临床应用
  - 肝郁化火诸痛证
    - 善疏肝止痛、清肝泻热，故肝郁有热者尤宜
    - 配伍：川楝子＋延胡索
  - 虫积腹痛
  - 头癣
- 用法用量：煎服，5～10g；外用适量，研末调涂。炒用寒性降低
- 使用注意：本品苦寒有毒，不宜过量或持续服用；脾胃虚寒者慎用

薤白
- 药性：辛、苦，温；归心、肺、胃、大肠经
- 功效
  - 通阳散结
  - 行气导滞
- 临床应用
  - 胸痹心痛
    - 善于散阴寒之凝滞，通胸阳之闭结，为治胸痹之要药
    - 配伍：薤白＋瓜蒌
  - 脘腹痞满胀痛，泻痢后重
- 用法用量：煎服，5～10g
- 使用注意：气虚无滞及胃弱纳呆者不宜用

理气药

化橘红
- 药性：辛，苦，温；归肺、脾经
- 功效
  - 理气宽中
  - 燥湿化痰
- 临床应用
  - 咳嗽痰多
  - 食积伤酒，呕恶痞闷
- 用法用量：煎服，3～6g

佛手
- 药性：辛、苦、酸，温；归肝、脾、胃、肺经
- 功效
  - 疏肝理气
  - 和中止痛
  - 燥湿化痰
- 临床应用
  - 肝胃气滞，胸胁胀痛
  - 脾胃气滞，胃脘痞满，食少呕吐
  - 咳嗽痰多
- 用法用量：煎服，3～10g

乌药
- 药性：辛，温；归肺、脾、肾、膀胱经
- 功效
  - 行气止痛
  - 温肾散寒
- 临床应用
  - 寒凝气滞诸痛证 — 上行达肺，中入脾土，尤长于入下焦，善治寒凝气滞之疝气疼痛
  - 肾阳不足，膀胱虚冷，遗尿尿频
- 用法用量：煎服，6～10g

荔枝核
- 药性：甘、微苦，温；归肝、肾经
- 功效
  - 行气散结
  - 散寒止痛
- 临床应用
  - 寒疝腹痛，睾丸肿痛
  - 胃脘胀痛，痛经，产后腹痛
- 用法用量：煎服，5～10g

理气药

- 甘松
  - 药性：辛、甘，温；归脾、胃经
  - 功效
    - 理气止痛
    - 开郁醒脾
    - 外用祛湿消肿
  - 临床应用
    - 寒郁气滞，脘腹胀满，食欲不振，呕吐 —— 功善行气开郁，专入脾胃经，故寒凝气滞之脘腹胀痛或思虑伤脾之腹胀纳呆效佳
    - 脚气肿痛，牙痛
  - 用法用量：煎服，3～6g。外用适量，煎汤漱口或煎汤洗脚或研末洗患处

- 沉香
  - 药性：辛、苦，微温；归脾、胃、肾经
  - 功效
    - 行气止痛
    - 温中止呕
    - 纳气平喘
  - 临床应用
    - 寒凝气滞诸痛证 —— 辛香行气，苦降下气
    - 胃寒呕吐
    - 肾虚喘息 —— 性温散寒
  - 用法用量：煎服，1～5g，后下
  - 使用注意：阴虚火旺者慎用

2. 了解药

药名	药性	功效	临床应用
橘红	辛、苦，温 归脾、肺经	理气宽中 燥湿化痰	①咳嗽痰多 ②食积伤酒 ③呕恶痞闷
枳壳	苦、辛、酸，微寒 归脾、胃经	理气宽中 行滞消胀	①气滞胸胁胀满疼痛 ②食积不化，痰饮内停 ③脏器下垂
柿蒂	苦，平， 归胃经	降逆止呕	呃逆

药名	药性	功效	临床应用
青木香	辛、苦，寒 归肝、胃经	行气止痛 解毒消肿	①胸胁、脘腹疼痛 ②泻痢腹痛 ③疔疮肿毒，皮肤湿疮，毒蛇咬伤
川木香	辛、苦，温 归脾、胃、大肠、胆经	行气止痛	胸胁、脘腹胀痛，肠鸣腹泻，里急后重
土木香	辛、苦，温 归肝、脾经	健脾和胃 行气止痛 安胎	①胸胁、脘腹胀痛，呕吐泻痢 ②胸胁挫伤，岔气作痛 ③胎动不安
香橼	辛、苦、酸，温 归肝、脾、胃、肺经	疏肝解郁 理气宽中 燥湿化痰	①肝胃气滞，胸胁胀痛 ②脾胃气滞，脘腹痞满，呕吐噫气 ③痰多咳嗽
玫瑰花	甘、微苦，温 归肝、脾经	行气解郁 和血 止痛	①肝胃气痛，食少呕恶 ②月经不调，经前乳房胀痛 ③跌扑伤痛
梅花	微酸，平 归肝、胃、肺经	疏肝和中 化痰散结	①肝胃气痛，郁闷心烦 ②梅核气 ③瘰疬疮毒
檀香	辛，温 归脾、胃、心、肺经	行气温中 开胃止痛	寒凝气滞之胸腹疼痛

续表

药名	药性	功效	临床应用
娑罗子	甘，温 归肝、胃经	疏肝理气 和胃止痛	肝胃气滞，胸腹胀闷，胃脘疼痛
大腹皮	辛，微温 归脾、胃、大肠、小肠经	行气宽中 行水消肿	①湿阻气滞，脘腹胀闷，大便不爽 ②水肿胀满，脚气浮肿，小便不利
九香虫	咸，温 归肝、脾、肾经	理气止痛 温中助阳	①胃寒胀痛，肝胃气痛 ②肾虚阳痿，腰膝酸痛
刀豆	甘，温 归胃、肾经	温中 下气止呃 温肾助阳	①虚寒呃逆，呕吐 ②肾虚腰痛

3. 相似药物功用比较

（1）陈皮与青皮

鉴别用药
{
同：理中焦之气而除胀——脾胃气滞之脘腹胀痛，食积不化等，兼能燥湿健脾

异
{
陈皮：性缓，偏归脾肺，重在理脾肺之气，尤善理气调中，用于湿阻中焦之脘腹胀满、恶心、呕吐、呃逆效佳；还能用于寒湿中阻脾胃气滞及脾虚气滞；又长于燥湿化痰，为湿痰、寒痰之要药

青皮：性烈，偏入肝胆，偏行肝胆之气，善于疏肝破气，又能消积化滞，主治肝气郁滞之乳房胀痛或结块、胁肋胀痛、疝气疼痛，以及食积腹痛、癥瘕积聚等
}
}

（2）木香、香附与乌药

鉴别用药
├ 同：行气止痛——气滞疼痛
└ 异
　　木香：辛苦温燥，主入脾、胃、大肠经，能通理三焦而尤善行脾胃大肠气滞，又能健脾消食，治脾胃气滞、食积气滞、脾虚气滞等及大肠气滞之泻痢后重；兼有疏理肝胆气滞作用，治胁痛、黄疸、疝气疼痛等

　　香附：辛香而散，药性平和，主入肝经，能通行三焦，以疏肝解郁、调经止痛见长，主治肝气郁结之胁肋胀痛、乳房胀痛、月经不调等症，为妇科调经之要药

　　乌药：气味较淡，上入脾肺，下达肾与膀胱，长于散寒止痛，善治寒凝气滞之胸胁脘腹胀痛、寒疝腹痛、经行腹痛；还能温肾散寒，治肾阳不足、膀胱虚冷之遗尿尿频等

第十六章 消食药

【学习线索】

1. 消食药药性有差异，故山楂、神曲、麦芽、稻芽、莱菔子、鸡内金消食的特点各不相同。

2. 部分消食药兼能行气，如山楂、莱菔子、麦芽等。

一、消食药的概述

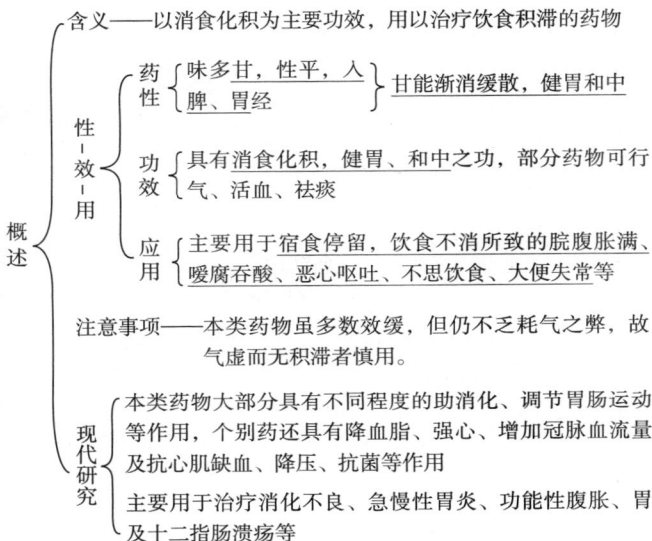

概述
├─ 含义——以消食化积为主要功效，用以治疗饮食积滞的药物
├─ 性—效—用
│   ├─ 药性 { 味多甘，性平，入脾、胃经 } 甘能渐消缓散，健胃和中
│   ├─ 功效 { 具有消食化积，健胃、和中之功，部分药物可行气、活血、祛痰
│   └─ 应用 { 主要用于宿食停留，饮食不消所致的脘腹胀满、嗳腐吞酸、恶心呕吐、不思饮食、大便失常等
├─ 注意事项——本类药物虽多数效缓，但仍不乏耗气之弊，故气虚而无积滞者慎用。
└─ 现代研究
    ├─ 本类药物大部分具有不同程度的助消化、调节胃肠运动等作用，个别药还具有降血脂、强心、增加冠脉血流量及抗心肌缺血、降压、抗菌等作用
    └─ 主要用于治疗消化不良、急慢性胃炎、功能性腹胀、胃及十二指肠溃疡等

二、消食药

1. 重点药

药性：酸、甘、微温；归脾、胃、肝经

山楂
- 功效
  - 消食健胃
  - 行气散瘀
  - 化浊降脂
- 临床应用
  - 饮食积滞，胃脘胀满，腹痛泄泻 <u>尤善消化油腻肉食积滞</u>
  - 泻痢腹痛，疝气疼痛
  - 血瘀经闭痛经，产后瘀阻腹痛，心腹刺痛，胸痹心痛
  - 高脂血症

用法用量：煎服，9～12g。生山楂、炒山楂偏于消食散瘀；焦山楂消食导滞作用增强

使用注意：脾胃虚弱而无积滞、胃酸分泌过多者慎用

六神曲
药性：甘、辛，温；归脾、胃经

功效：消食和胃 —— 临床应用 饮食积滞 <u>尤善消化谷麦酒食积滞</u>
<u>略兼解表之功，对外感兼食滞者尤宜</u>

用法用量：煎服，6～15g。消食宜炒焦用

麦芽
药性：甘，平；归脾、胃经
- 功效
  - 行气消食
  - 健脾开胃
  - 回乳消胀
- 临床应用
  - 食积不化，脘腹胀满，脾虚食少 <u>尤善促进淀粉类食物的消化</u>
  - 乳汁郁积，乳房胀痛，妇女断乳
  - 肝郁胁痛，肝胃气痛

用法用量：煎服，10～15g，回乳炒用60g。健脾和胃、疏肝行气生用；消食回乳消胀炒用；消食化积炒焦用

使用注意：授乳期妇女不宜使用

消食药

消食药
├─ 莱菔子
│ ├─ 药性：辛、甘，平；归脾、胃、肺经
│ ├─ 功效
│ │ ├─ 消食除胀
│ │ └─ 降气化痰
│ ├─ 临床应用
│ │ ├─ 饮食停滞，脘腹胀痛，大便秘结，积滞泻痢 ─ 尤善行气消胀，食积气滞证多用
│ │ └─ 痰壅气逆，喘咳痰多，胸闷食少 ─ 配伍：莱菔子＋紫苏子＋芥子
│ ├─ 用法用量：煎服，5～12g。生用吐风痰，炒用消食下气化痰
│ └─ 使用注意：气虚及无食积、痰滞者慎用
└─ 鸡内金
   ├─ 药性：甘，平；归脾、胃、小肠、膀胱经
   ├─ 功效
   │ ├─ 健胃消食
   │ ├─ 涩精止遗
   │ └─ 通淋化石
   ├─ 临床应用
   │ ├─ 食积不消，呕吐泻痢，小儿疳积
   │ ├─ 遗精，遗尿
   │ └─ 石淋涩痛，胆胀胁痛
   ├─ 用法用量：煎服，3～10g；研末服，每次1.5～3g
   └─ 使用注意：脾虚及无积滞者慎用

2. 了解药

药名	药性	功效	临床应用
稻芽	甘，温 归脾、胃经	消食和中 健脾开胃	食积不消，腹胀口臭； 脾胃虚弱，食少不饥

3. 相似药物功用比较

莱菔子与山楂

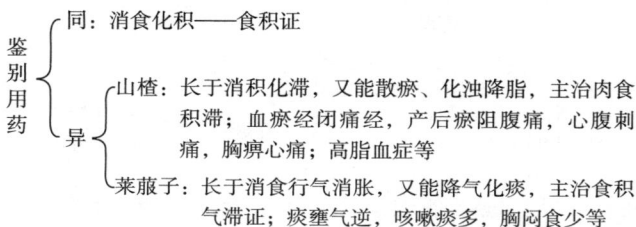

鉴别用药 {
同：消食化积——食积证

异 {
山楂：长于消积化滞，又能散瘀、化浊降脂，主治肉食积滞；血瘀经闭痛经，产后瘀阻腹痛，心腹刺痛，胸痹心痛；高脂血症等

莱菔子：长于消食行气消胀，又能降气化痰，主治食积气滞证；痰壅气逆，咳嗽痰多，胸闷食少等
}
}

第十七章　驱虫药

【学习线索】

1. 虫证包括蛔虫、蛲虫、绦虫、钩虫、姜片虫等，因此不同药物偏于驱杀的虫种类不同。

2. 部分药物既能驱虫，又有泻下作用，能促进虫体及时排出，如槟榔、榧子。部分药物能杀虫消积，如使君子、槟榔、雷丸、榧子、鹤虱、芜荑。

3. 为保证用药安全、有效，熟悉部分药物的用量用法及使用注意。

一、驱虫药的概述

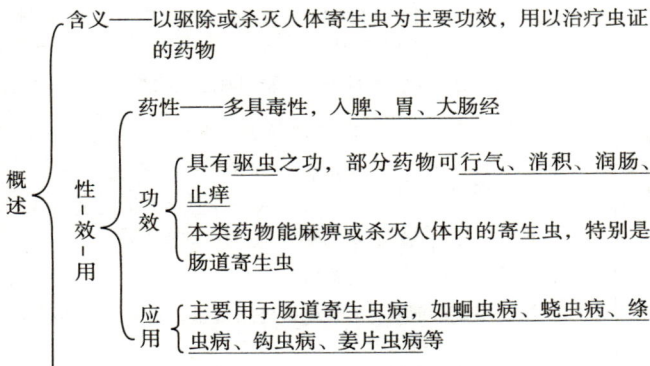

概述 ┬ 含义——以驱除或杀灭人体寄生虫为主要功效，用以治疗虫证的药物
　　　└ 性-效-用 ┬ 药性——多具毒性，入脾、胃、大肠经
　　　　　　　　 ├ 功效 ┬ 具有驱虫之功，部分药物可行气、消积、润肠、止痒
　　　　　　　　 │　　　 └ 本类药物能麻痹或杀灭人体内的寄生虫，特别是肠道寄生虫
　　　　　　　　 └ 应用 —— 主要用于肠道寄生虫病，如蛔虫病、蛲虫病、绦虫病、钩虫病、姜片虫病等

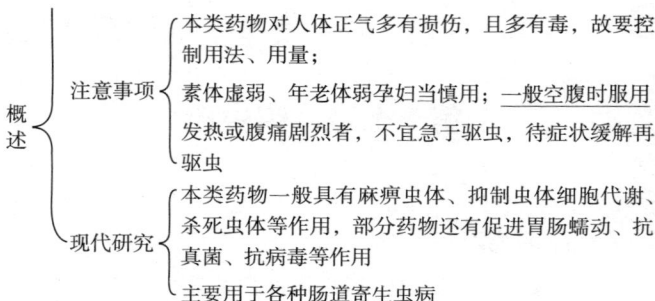

概述 {
　注意事项 {
　　本类药物对人体正气多有损伤，且多有毒，故要控制用法、用量；
　　素体虚弱、年老体弱孕妇当慎用；一般空腹时服用
　　发热或腹痛剧烈者，不宜急于驱虫，待症状缓解再驱虫
　}
　现代研究 {
　　本类药物一般具有麻痹虫体、抑制虫体细胞代谢、杀死虫体等作用，部分药物还有促进胃肠蠕动、抗真菌、抗病毒等作用
　　主要用于各种肠道寄生虫病
　}
}

二、驱虫药

1. 重点药

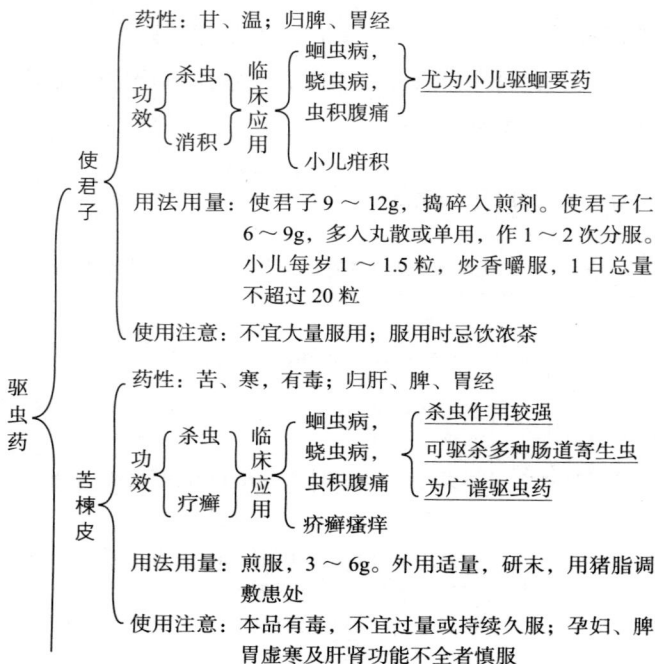

驱虫药 {
　使君子 {
　　功效 {
　　　杀虫
　　　消积
　　} {
　　　临床应用 {
　　　　蛔虫病，蛲虫病，虫积腹痛 } 尤为小儿驱蛔要药
　　　　小儿疳积
　　　}
　　}
　　用法用量：使君子 9 ～ 12g，捣碎入煎剂。使君子仁 6 ～ 9g，多入丸散或单用，作 1 ～ 2 次分服。小儿每岁 1 ～ 1.5 粒，炒香嚼服，1 日总量不超过 20 粒
　　使用注意：不宜大量服用；服用时忌饮浓茶
　}
　苦楝皮 {
　　药性：苦、寒，有毒；归肝、脾、胃经
　　功效 {
　　　杀虫
　　　疗癣
　　} {
　　　临床应用 {
　　　　蛔虫病，蛲虫病，虫积腹痛 } 杀虫作用较强 / 可驱杀多种肠道寄生虫 / 为广谱驱虫药
　　　　疥癣瘙痒
　　　}
　　}
　　用法用量：煎服，3 ～ 6g。外用适量，研末，用猪脂调敷患处
　　使用注意：本品有毒，不宜过量或持续久服；孕妇、脾胃虚寒及肝肾功能不全者慎服
　}
}

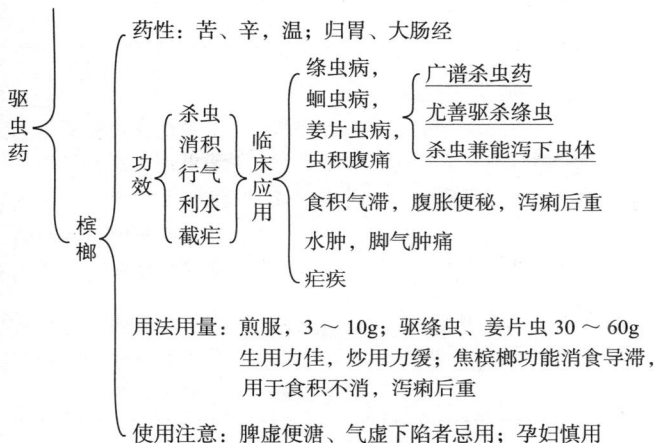

```
                  ┌ 药性：苦、辛，温；归胃、大肠经
                  │
       ┌          │          ┌ 绦虫病，   ┌ 广谱杀虫药
       │          │          │ 蛔虫病，   │
       │      ┌杀虫│      ┌临 │ 姜片虫病，│ 尤善驱杀绦虫
       │      │消积│      │床 │ 虫积腹痛  │
驱 ┌   │功    │行气│      │应 │           └ 杀虫兼能泻下虫体
虫 │   │效    │利水│临    │用 │
药 │槟 │      │截疟│床  ──┤    │ 食积气滞，腹胀便秘，泻痢后重
   │榔 │      └    │应    │
       │            用    │ 水肿，脚气肿痛
       │                  │
       │                  └ 疟疾
       │
       ├ 用法用量：煎服，3 ～ 10g；驱绦虫、姜片虫 30 ～ 60g
       │           生用力佳，炒用力缓；焦槟榔功能消食导滞，
       │           用于食积不消，泻痢后重
       │
       └ 使用注意：脾虚便溏、气虚下陷者忌用；孕妇慎用
```

2. 了解药

药名	药性	功效	临床应用
南瓜子	甘，平 归胃、大肠经	杀虫	绦虫病
鹤草芽	苦、涩，凉 归胃、大肠经	杀虫	绦虫病
雷丸	微苦，寒 归胃、大肠经	杀虫消积	①绦虫病、钩虫病、蛔虫病，虫积腹痛 ②小儿疳积
鹤虱	苦、辛，平， 小毒 归脾、胃经	杀虫消积	①蛔虫病、蛲虫病、绦虫病、虫积腹痛 ②小儿疳积

药名	药性	功效	临床应用
榧子	甘，平 归肺、胃、大肠经	杀虫消积 润燥通便 润肺止咳	①钩虫病、蛔虫病、绦虫病、虫积腹痛 ②小儿疳积 ③肺燥咳嗽 ④肠燥便秘
芜荑	辛、苦，温 归脾、胃经	杀虫消积、 外用祛湿 杀虫止痒	①虫积腹痛 ②小儿疳积 ③疥癣恶疮

第十八章 止血药

【学习线索】

1. 根据止血药性－效特点，将止血药分类归属，对应不同证型的出血。凉血止血药，主治血热出血；化瘀止血药主要治疗瘀血内阻出血；收敛止血药，主要治疗出血无瘀者；温经止血药，主要治疗虚寒性出血。

2. 止血药归经不同，则止血部位有差异。如地榆长于治疗下焦血热便血、痔血、崩漏、血痢等，而白茅根长于治疗肺、胃、膀胱血热之吐血、咯血及血淋、尿血。

3. 凉血止血药药性寒凉，部分药物兼能解毒、泻火；化瘀止血药，兼能活血祛瘀、通经；温经止血药药性温热，兼能散寒止痛。

一、止血药的概述、分类

1. 概述

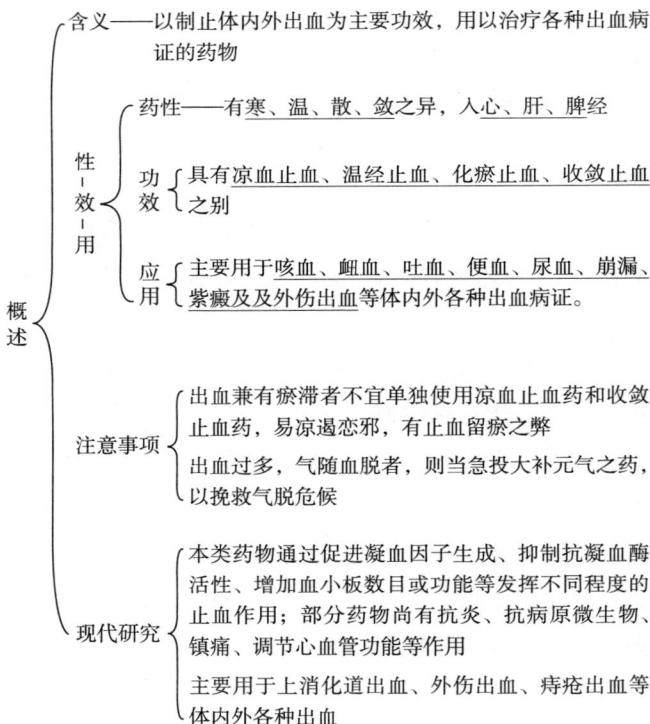

概述

　含义——以制止体内外出血为主要功效，用以治疗各种出血病证的药物

　性—效—用
　　药性——有寒、温、散、敛之异，入心、肝、脾经
　　功效 { 具有凉血止血、温经止血、化瘀止血、收敛止血之别
　　应用 { 主要用于咳血、衄血、吐血、便血、尿血、崩漏、紫癜及及外伤出血等体内外各种出血病证。

　注意事项 { 出血兼有瘀滞者不宜单独使用凉血止血药和收敛止血药，易凉遏恋邪，有止血留瘀之弊
　　　　　　　出血过多，气随血脱者，则当急投大补元气之药，以挽救气脱危候

　现代研究 { 本类药物通过促进凝血因子生成、抑制抗凝血酶活性、增加血小板数目或功能等发挥不同程度的止血作用；部分药物尚有抗炎、抗病原微生物、镇痛、调节心血管功能等作用
　　　　　　主要用于上消化道出血、外伤出血、痔疮出血等体内外各种出血

2. 分类

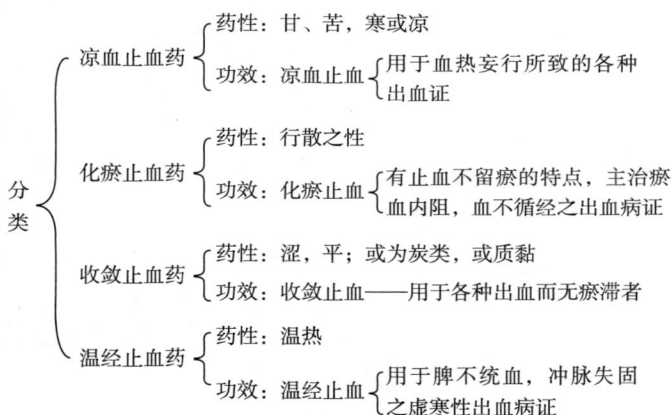

分类
- 凉血止血药
  - 药性：甘、苦，寒或凉
  - 功效：凉血止血 —— 用于血热妄行所致的各种出血证
- 化瘀止血药
  - 药性：行散之性
  - 功效：化瘀止血 —— 有止血不留瘀的特点，主治瘀血内阻，血不循经之出血病证
- 收敛止血药
  - 药性：涩，平；或为炭类，或质黏
  - 功效：收敛止血 —— 用于各种出血而无瘀滞者
- 温经止血药
  - 药性：温热
  - 功效：温经止血 —— 用于脾不统血，冲脉失固之虚寒性出血病证

二、凉血止血药

1. 重点药

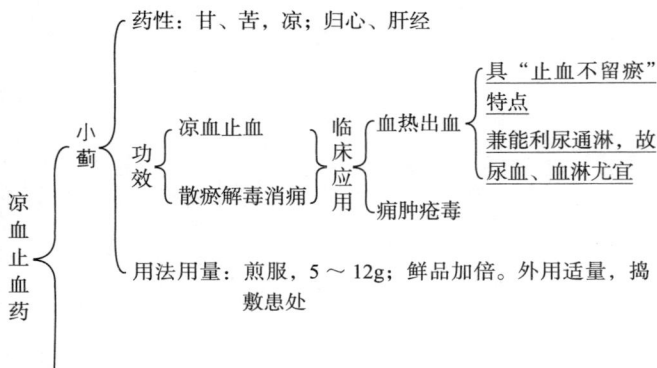

凉血止血药
- 小蓟
  - 药性：甘、苦，凉；归心、肝经
  - 功效
    - 凉血止血
    - 散瘀解毒消痈
  - 临床应用
    - 血热出血 —— 具"止血不留瘀"特点；兼能利尿通淋，故尿血、血淋尤宜
    - 痈肿疮毒
  - 用法用量：煎服，5～12g；鲜品加倍。外用适量，捣敷患处

第十八章

《中药学》图表全解

凉血止血药

大蓟
- 药性：甘、苦，凉；归心、肝经
- 功效
  - 凉血止血
  - 散瘀解毒消痈
- 临床应用
  - 血热出血
    - 具"止血不留瘀"特点
    - 吐血、咯血、崩漏、下血尤宜
  - 痈肿疮毒
- 用法用量：煎服，9～15g；鲜品加倍。外用适量，捣敷患处

地榆
- 药性：苦、酸、涩，微寒；归肝、大肠经
- 功效
  - 凉血止血
  - 解毒敛疮
- 临床应用
  - 血热便血，痔血，血痢，崩漏
    - 性寒沉降，故尤宜于下焦血热之便血、痔血、血痢及崩漏等
  - 水火烫伤，痈肿疮毒，湿疹
    - 为治烧烫伤之要药
- 用法用量：煎服，9～15g，外用适量，研末涂敷患处，止血多炒炭用，解毒敛疮多生用
- 使用注意：凡虚寒性出血或有瘀者慎用；大面积烧伤病人，不宜使用地榆制剂外搽，以防其所含鞣质被大量吸收而引起中毒性肝炎

槐花
- 药性：苦，微寒；归肝、大肠经
- 功效
  - 凉血止血
  - 清肝泻火
- 临床应用
  - 血热便血，痔血，血痢，吐血，衄血
    - 苦降下行，善清泄大肠火热，故对大肠火盛之便血、痔血、血痢最为适宜
  - 肝热目赤，头痛眩晕
- 用法用量：煎服，5～10g。外用适量。止血多炒炭用，清热泻火多生用
- 使用注意：脾胃虚寒及阴虚发热而无实火者慎用

侧柏叶
- 药性：苦、涩，寒；归肺、肝、脾经
- 功效
  - 凉血止血
  - 化痰止咳
  - 生发乌发
- 临床应用
  - 吐血，衄血，咳血，便血，崩漏下血
    - 凉血涩血并举
    - 为治各种出血病证要药
    - 以凉血泄热为主，血热出血尤宜
  - 肺热咳嗽，咳痰黄稠
  - 血热脱发，须发早白
- 用法用量：煎服，6～12g，外用适量。止血多炒炭用，化痰止咳宜生用

凉血止血药

白茅根
- 药性：甘，寒；归肺、胃、膀胱经
- 功效
  - 凉血止血
  - 清热利尿
- 临床应用
  - 血热出血
    - 清肺胃热，凉血止血
      - 善治血热吐血、咯血
    - 清热利尿，凉血止痛
      - 下焦血热尿血，血淋尤宜
  - 热病烦热，肺热咳嗽，胃热呕吐
  - 湿热黄疸，水肿尿少，热淋涩痛
- 用法用量：煎服，9～30g。鲜品加倍。止血多炒炭用，清热利尿多生用

苎麻根
- 药性：甘，寒，归心、肝经
- 功效
  - 凉血止血
  - 安胎
  - 清热解毒
- 临床应用
  - 血热出血
  - 热盛胎动不安，胎漏下血
    - 安胎要药
  - 疮肿疮毒
- 用法用量：煎服，10～30g。外用适量，煎汤外洗，或鲜品捣敷

2. 了解药

药名	药性	功效	临床应用
羊蹄	苦、涩，寒 归心、肝、大 肠经	凉血止血 解毒杀虫 泻下通便	①血热出血，如咯血、吐 血、衄血、紫癜 ②疥癣，疮疡，烫伤 ③热结便秘

3. 相似药物功用比较

（1）大蓟与小蓟

鉴别用药：

同：
- 凉血止血兼能散瘀——血热出血诸证，凉血止血不留瘀
- 散瘀解毒消痈——热毒疮疡

异：
- 大蓟：凉血止血、散瘀消痈力强，多用于吐血、咳血及崩漏下血
- 小蓟：兼能利尿通淋，故以治尿血、血淋为佳，其散瘀、解毒消肿之力略逊于大蓟

（2）地榆与槐花

鉴别用药：

同：均能凉血止血，用治血热妄行之出血证，均善治下焦血热出血

异：
- 地榆：
  - 凉血之中兼能收涩，凡下部血热之便血、痔血、崩漏、血痢皆宜
  - 还能解毒敛疮，治疗疮痈肿毒，水火烫伤等
- 槐花：
  - 无收涩之性，其止血功在大肠，故以治便血、痔血、血痢为佳
  - 还能清泻肝火，治疗肝热目赤、头痛眩晕

（3）白茅根与芦根

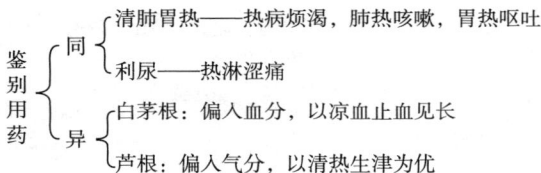

鉴别用药 {
同 {
清肺胃热——热病烦渴，肺热咳嗽，胃热呕吐
利尿——热淋涩痛
}
异 {
白茅根：偏入血分，以凉血止血见长
芦根：偏入气分，以清热生津为优
}
}

三、化瘀止血药

1. 重点药

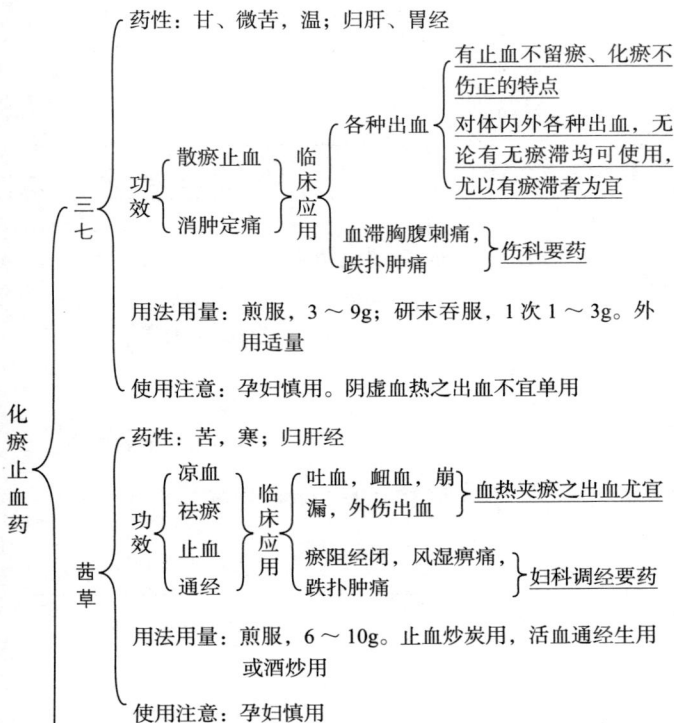

化瘀止血药 {

三七 {
药性：甘、微苦，温；归肝、胃经
功效 {
散瘀止血
消肿定痛
}
临床应用 {
各种出血 {
有止血不留瘀、化瘀不伤正的特点
对体内外各种出血，无论有无瘀滞均可使用，尤以有瘀滞者为宜
}
血滞胸腹刺痛，跌扑肿痛 — 伤科要药
}
用法用量：煎服，3～9g；研末吞服，1次1～3g。外用适量
使用注意：孕妇慎用。阴虚血热之出血不宜单用
}

茜草 {
药性：苦，寒；归肝经
功效 {
凉血
祛瘀
止血
通经
}
临床应用 {
吐血，衄血，崩漏，外伤出血 — 血热夹瘀之出血尤宜
瘀阻经闭，风湿痹痛，跌扑肿痛 — 妇科调经要药
}
用法用量：煎服，6～10g。止血炒炭用，活血通经生用或酒炒用
使用注意：孕妇慎用
}

}

第十八章

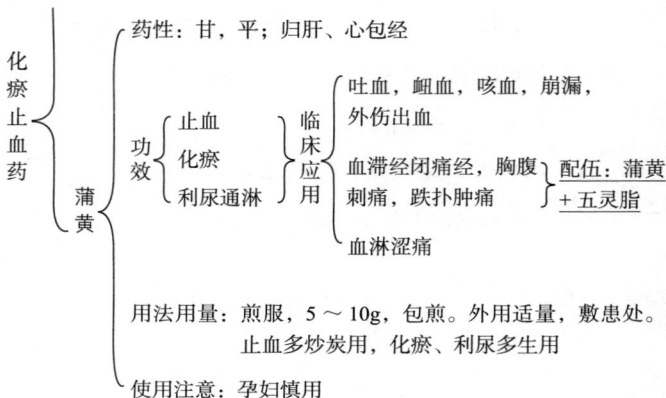

化瘀止血药
├─ 药性：甘，平；归肝、心包经
├─ 蒲黄
│   功效
│   ├─ 止血
│   ├─ 化瘀
│   └─ 利尿通淋
│
│   临床应用
│   ├─ 吐血，衄血，咳血，崩漏，外伤出血
│   ├─ 血滞经闭痛经，胸腹刺痛，跌扑肿痛 ── 配伍：蒲黄 + 五灵脂
│   └─ 血淋涩痛
│
├─ 用法用量：煎服，5～10g，包煎。外用适量，敷患处。止血多炒炭用，化瘀、利尿多生用
└─ 使用注意：孕妇慎用

2. 了解药

药名	药性	功效	临床应用
景天三七	甘、微酸，平 归心、肝经	散瘀止血 养血安神 解毒消肿	①吐血，咳血，衄血，尿血，紫癜，崩漏，外伤出血 ②跌打伤痛 ③心悸失眠，烦躁不安 ④疮肿，蜂蛇蜇伤
花蕊石	酸、涩，平 归肝经	化瘀止血	①咳血，吐血，外伤出血 ②跌扑伤痛

3. 相似药物功用比较

（1）三七、茜草与蒲黄

鉴别用药

同：化瘀止血——瘀血阻滞、血不循经之咳血、吐血、崩漏等多种出血及血瘀证

异：

三七：甘微苦温，化瘀、止血力较强，为止血要药，用于体内外各种出血证，尤宜于瘀血内阻之出血，又善于活血定痛，为伤科要药，用于跌打损伤，瘀血肿痛及血滞胸痹心痛，中风半身不遂等证；又可补虚强壮，用于虚损劳伤

茜草：苦寒，既能化瘀止血，又能凉血止血，血瘀、血热所致各种出血均可使用，尤宜于血热夹瘀之出血证；又活血通经，用于经闭、跌打损伤、风湿痹痛等血瘀经络闭阻之证，尤为妇科调经要药

蒲黄：甘平，适宜于体内外各种出血证，无论寒热，有无瘀滞皆可，但以属实夹瘀者尤宜；又化瘀止痛，利尿通淋，用于血滞经闭痛经，胸腹刺痛，跌扑肿痛，血淋涩痛等

（2）生蒲黄与炒蒲黄

鉴别用药

同：止血散瘀，兼能收敛——用于体内外各种出血证，无论寒热，有无瘀滞皆可

异：

生蒲黄：性偏凉，化瘀、利尿多用

炒蒲黄：性偏温，收敛之力较强，止血多用

四、收敛止血药

1. 重点药

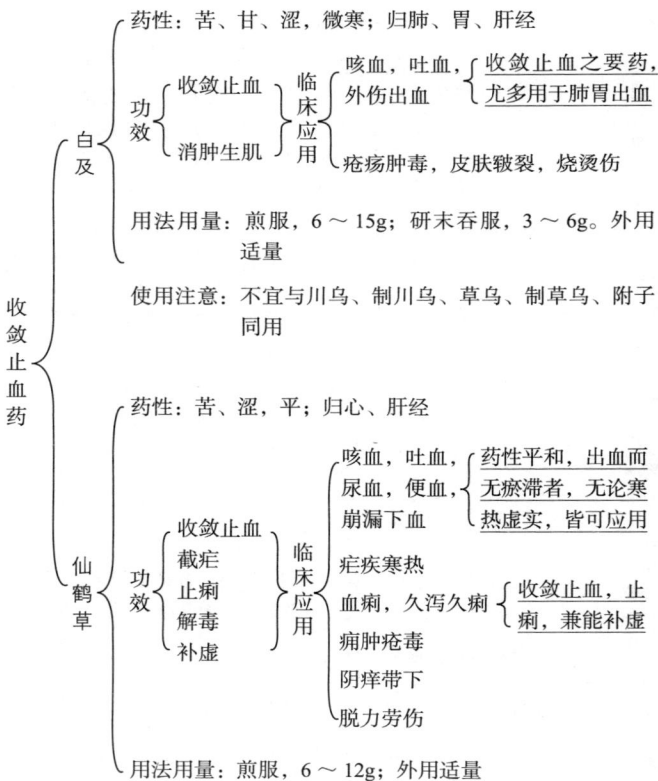

收敛止血药

白及

药性：苦、甘、涩，微寒；归肺、胃、肝经

功效

收敛止血

消肿生肌

临床应用

咳血，吐血，外伤出血 —— 收敛止血之要药，尤多用于肺胃出血

疮疡肿毒，皮肤皲裂，烧烫伤

用法用量：煎服，6～15g；研末吞服，3～6g。外用适量

使用注意：不宜与川乌、制川乌、草乌、制草乌、附子同用

仙鹤草

药性：苦、涩，平；归心、肝经

功效

收敛止血
截疟
止痢
解毒
补虚

临床应用

咳血，吐血，尿血，便血，崩漏下血 —— 药性平和，出血而无瘀滞者，无论寒热虚实，皆可应用

疟疾寒热

血痢，久泻久痢 —— 收敛止血，止痢，兼能补虚

痈肿疮毒

阴痒带下

脱力劳伤

用法用量：煎服，6～12g；外用适量

2. 了解药

药名	药性	功效	临床应用
紫珠叶	苦、涩，凉 归肝、肺、胃经	凉血收敛止血 散瘀解毒消肿	①咳血，吐血，衄血，便血，崩漏，外伤出血 ②热毒疮疡，水火烫伤
棕榈炭	苦、涩，平 归肝、肺、大肠经	收敛止血	吐血，衄血，尿血，便血，崩漏
血余炭	苦，平 归肝、胃经	收敛止血 化瘀 利尿	①咳血，吐血，衄血，血淋，尿血，便血，崩漏，外伤出血 ②小便不利
藕节	甘、涩，平 归肝、肺、胃经	收敛止血 化瘀	咳血，吐血，衄血，尿血，崩漏

五、温经止血药

1. 重点药

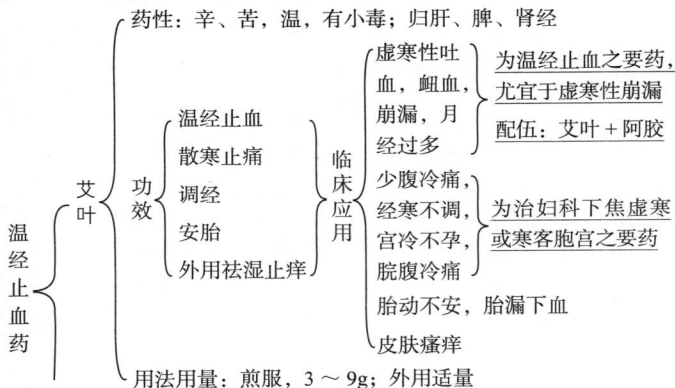

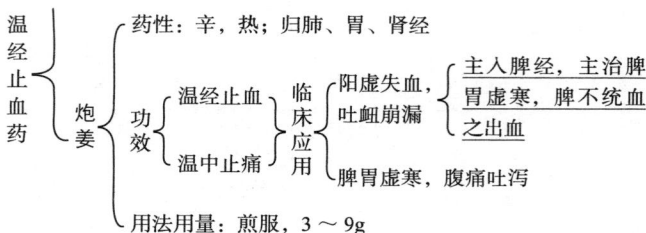

温
经
止
血
药
{
  炮
  姜
  {
    药性：辛，热；归肺、胃、肾经

    功
    效
    {
      温经止血
      温中止痛
    }
    临
    床
    应
    用
    {
      阳虚失血，
吐衄崩漏 —— <u>主入脾经，主治脾
胃虚寒，脾不统血
之出血</u>

      脾胃虚寒，腹痛吐泻
    }

    用法用量：煎服，3～9g
  }
}

2. 了解药

药名	药性	功效	临床应用
灶心土	辛，温 归脾、胃经	温中止血 止呕 止泻	①虚寒性出血 ②胃寒呕吐 ③脾虚久泻

3. 相似药物功用比较

生姜、干姜与炮姜

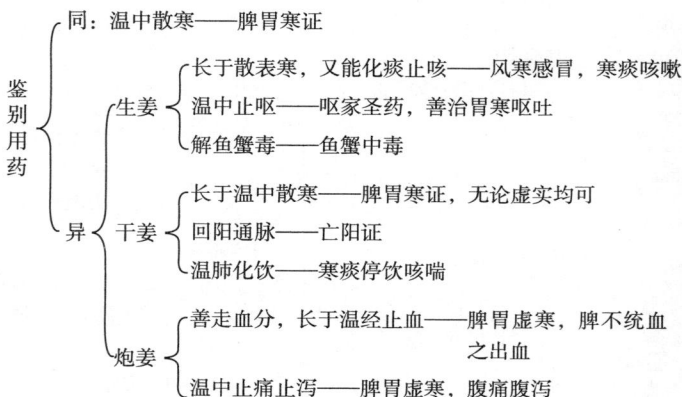

鉴
别
用
药
{
  同：温中散寒——脾胃寒证

  异
  {
    生姜
    {
      长于散表寒，又能化痰止咳——风寒感冒，寒痰咳嗽
      温中止呕——呕家圣药，善治胃寒呕吐
      解鱼蟹毒——鱼蟹中毒
    }

    干姜
    {
      长于温中散寒——脾胃寒证，无论虚实均可
      回阳通脉——亡阳证
      温肺化饮——寒痰停饮咳喘
    }

    炮姜
    {
      善走血分，长于温经止血——脾胃虚寒，脾不统血
之出血
      温中止痛止泻——脾胃虚寒，腹痛腹泻
    }
  }
}

第十九章　活血化瘀药

【学习线索】

1.将具体药物分类归属为活血止痛药、活血调经药、活血疗伤药、破血消癥药，并能对应其治疗的瘀血证范围。

2.部分药物既能活血（破血），又能行气，止痛，善治血瘀气滞诸痛证。如川芎、延胡索、郁金、姜黄、乳香、莪术、三棱、降香（止血药）等。

3.活血药多性温，但郁金、丹参、西红花、益母草等性寒，善治血瘀证兼有热象者，还有凉血、清心、利胆退黄、解毒等寒凉药所具有的功效。

一、活血化瘀药的概述、分类

1.概述

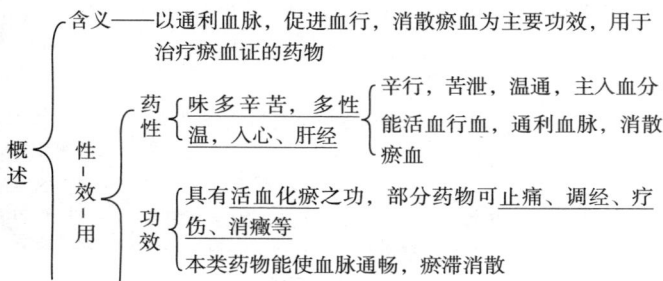

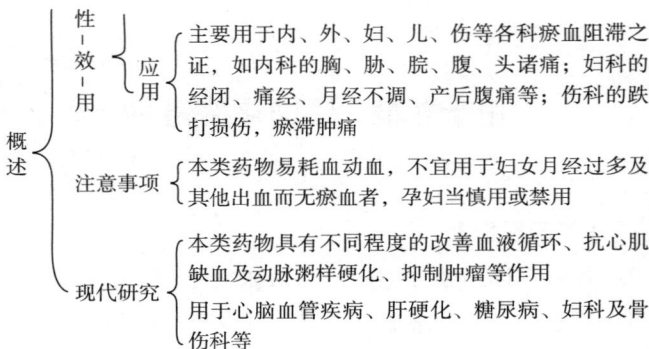

概述
- 性-效-用
  - 应用 { 主要用于内、外、妇、儿、伤等各科瘀血阻滞之证，如内科的胸、胁、脘、腹、头诸痛；妇科的经闭、痛经、月经不调、产后腹痛等；伤科的跌打损伤，瘀滞肿痛
- 注意事项 { 本类药物易耗血动血，不宜用于妇女月经过多及其他出血而无瘀血者，孕妇当慎用或禁用
- 现代研究 { 本类药物具有不同程度的改善血液循环、抗心肌缺血及动脉粥样硬化、抑制肿瘤等作用
  用于心脑血管疾病、肝硬化、糖尿病、妇科及骨伤科等

2. 分类

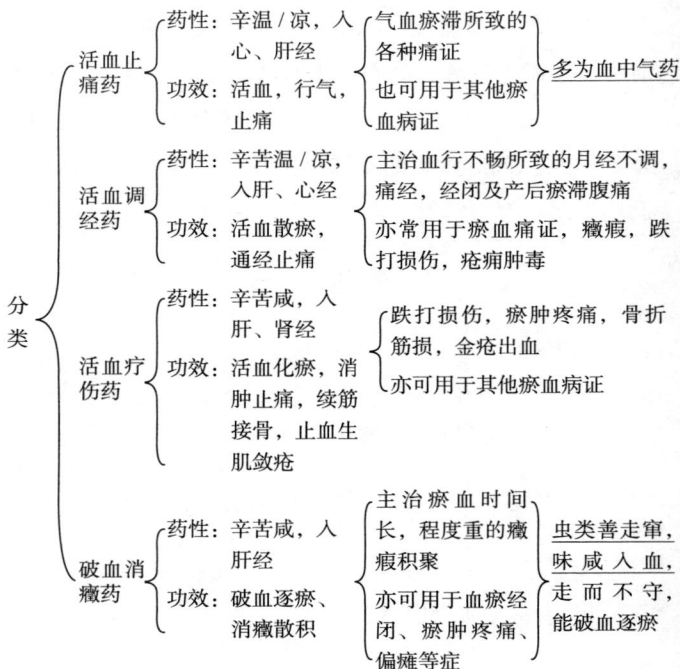

分类
- 活血止痛药
  - 药性：辛温/凉，入心、肝经
  - 功效：活血，行气，止痛
  - { 气血瘀滞所致的各种痛证
    也可用于其他瘀血病证 } 多为血中气药
- 活血调经药
  - 药性：辛苦温/凉，入肝、心经
  - 功效：活血散瘀，通经止痛
  - 主治血行不畅所致的月经不调，痛经，经闭及产后瘀滞腹痛
  - 亦常用于瘀血痛证，癥瘕，跌打损伤，疮痈肿毒
- 活血疗伤药
  - 药性：辛苦咸，入肝、肾经
  - 功效：活血化瘀，消肿止痛，续筋接骨，止血生肌敛疮
  - 跌打损伤，瘀肿疼痛，骨折筋损，金疮出血
  - 亦可用于其他瘀血病证
- 破血消癥药
  - 药性：辛苦咸，入肝经
  - 功效：破血逐瘀、消癥散积
  - { 主治瘀血时间长，程度重的癥瘕积聚
    亦可用于血瘀经闭、瘀肿疼痛、偏瘫等症 } 虫类善走窜，味咸入血，走而不守，能破血逐瘀

二、活血止痛药

1. 重点药

川芎 ┤
- 药性：辛，温；归肝、胆、心包经
- 功效 ┤ 活血 / 行气 / 祛风止痛
  - 临床应用 ┤ 头痛 ── 上行头目
  - 血瘀气滞诸证 ┤ 下调经水，中开郁结，旁通络脉
  - 风湿痹痛
- 用法用量：煎服，3～10g

延胡索 ┤
- 药性：辛、苦，温；归肝、脾、心经
- 功效 ┤ 活血 / 行气 / 止痛
  - 临床应用 ┤ 血瘀气滞诸痛证
  - 能行血中气滞，气中血滞，专治一身上下诸痛
- 用法用量：煎服，3～10g；研末吞服，1.5～3g。醋炙可增强止痛作用

郁金 ┤
- 药性：辛、苦，寒；归肝、胆、心、肺经
- 功效 ┤ 活血止痛 / 行气解郁 / 清心凉血 / 利胆退黄
  - 临床应用 ┤
    - 气滞血瘀之胸、胁、腹痛 ── 辛行，既入血分，又入气分，为血中气药
    - 热病神昏、癫痫发狂
    - 血热吐衄，妇女倒经
    - 肝胆湿热证 ── 性寒，入心、肝、胆经，清心开窍，凉血止血，清利湿热退黄
- 用法用量：煎服，3～10g
- 使用注意：不宜与丁香同用

活血止痛药

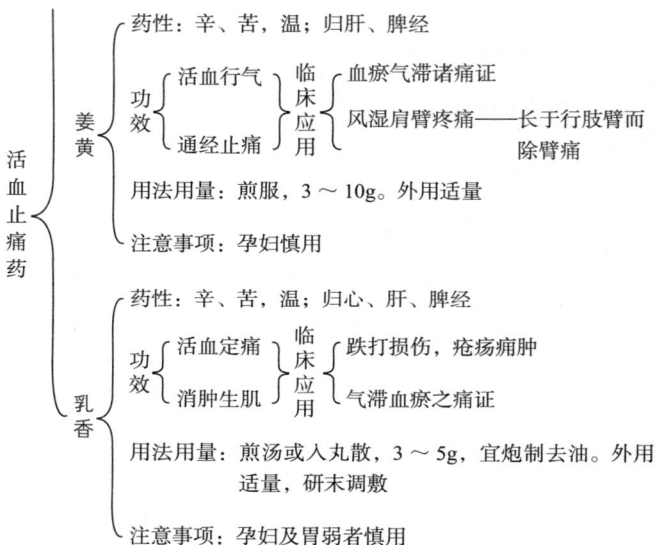

活血止痛药
├─ 姜黄
│   ├─ 药性：辛、苦，温；归肝、脾经
│   ├─ 功效
│   │   ├─ 活血行气 ┐
│   │   │   ├─ 临床应用 ┬─ 血瘀气滞诸痛证
│   │   └─ 通经止痛 ┘   └─ 风湿肩臂疼痛——长于行肢臂而除臂痛
│   ├─ 用法用量：煎服，3～10g。外用适量
│   └─ 注意事项：孕妇慎用
└─ 乳香
    ├─ 药性：辛、苦，温；归心、肝、脾经
    ├─ 功效
    │   ├─ 活血定痛 ┐
    │   │   ├─ 临床应用 ┬─ 跌打损伤，疮疡痈肿
    │   └─ 消肿生肌 ┘   └─ 气滞血瘀之痛证
    ├─ 用法用量：煎汤或入丸散，3～5g，宜炮制去油。外用适量，研末调敷
    └─ 注意事项：孕妇及胃弱者慎用

2. 了解药

药名	药性	功效	临床应用
没药	辛、苦，平 归心、肝、脾经	活血定痛 消肿生肌	①跌打损伤、瘀滞疼痛 ②痈疽肿痛，疮疡溃后久不收口 ③多种瘀滞痛证
五灵脂	苦、咸、甘，温 归肝经	活血止痛 化瘀止血	①瘀血阻滞之痛证 ②瘀滞出血证
降香	辛，温 归肝、脾经	化瘀止血 理气止痛	①肝郁胁痛，胸痹刺痛，跌扑伤痛 ②吐血，衄血，外伤出血 ③秽浊内阻，呕吐腹痛

3. 相似药物功用比较

（1）郁金与姜黄

鉴别用药
{
同：活血散瘀、行气止痛——气滞血瘀诸痛证

异
{
郁金：药用块根，味辛苦，行气力强，性寒，善治气滞血瘀兼热象者；寒能清心开窍，凉血止血，利湿退黄，用于热病神昏，血热出血，湿热黄疸

姜黄：药用根茎，辛温行散，祛瘀力强，善治寒凝气滞血瘀之证，且可通经止痛，用于风湿痹痛
}
}

（2）乳香与没药

药名	药性	功效	临床应用
乳香	辛、苦，温归心、肝、脾经	活血定痛消肿生肌（偏于行气、伸筋）	两药的功效主治相似。常相须为用，治疗跌打损伤瘀滞疼痛，痈疽肿痛，疮疡溃后久不收口及一切瘀滞痛证。
没药	辛、苦，平归心、肝、脾经	活血定痛消肿生肌（偏于散血化瘀）	区别在于乳香偏于行气、伸筋，治疗痹证多用。没药偏于散血化瘀，治疗血瘀较重之胃痛。

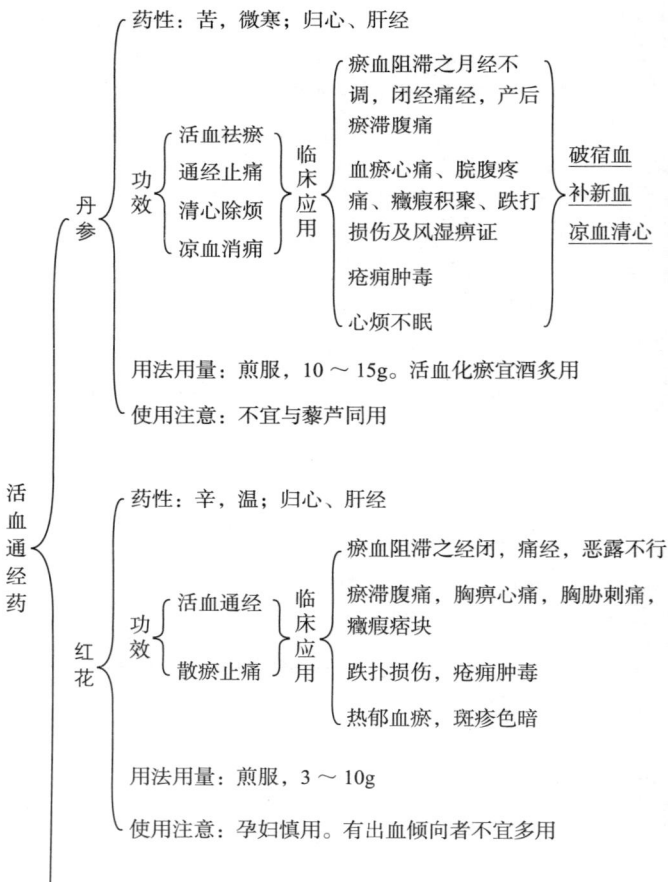

三、活血调经药

1. 重点药

活血通经药

丹参

药性：苦，微寒；归心、肝经

功效：
- 活血祛瘀
- 通经止痛 —— 临床应用：
  - 瘀血阻滞之月经不调，闭经痛经，产后瘀滞腹痛
  - 血瘀心痛、脘腹疼痛、癥瘕积聚、跌打损伤及风湿痹证
  - 疮痈肿毒
  - 心烦不眠
- 清心除烦
- 凉血消痈

（破宿血 补新血 凉血清心）

用法用量：煎服，10～15g。活血化瘀宜酒炙用

使用注意：不宜与藜芦同用

红花

药性：辛，温；归心、肝经

功效：
- 活血通经
- 散瘀止痛 —— 临床应用：
  - 瘀血阻滞之经闭，痛经，恶露不行
  - 瘀滞腹痛，胸痹心痛，胸胁刺痛，癥瘕痞块
  - 跌扑损伤，疮痈肿毒
  - 热郁血瘀，斑疹色暗

用法用量：煎服，3～10g

使用注意：孕妇慎用。有出血倾向者不宜多用

桃仁

药性：苦、甘，平；归心、肝、大肠、肺经

功效
- 活血祛瘀
- 润肠通便
- 止咳平喘

临床应用
- 瘀血阻滞之经闭痛经，产后腹痛，癥瘕痞块，跌扑损伤
- 肺痈、肠痈——活血化瘀消痈
- 肠燥便秘
- 咳嗽气喘

用法用量：煎服，5～10g

使用注意：孕妇及便溏者慎用

益母草

药性：苦、辛，微寒；归肝、心包、膀胱经

功效
- 活血调经
- 利尿消肿
- 清热解毒

临床应用
- 瘀滞之月经不调，痛经经闭，恶露不尽
- 水肿尿少
- 跌打损伤，疮痈肿毒

功善活血调经，为妇科经产要药

故有"益母"之称

用法用量：煎服，9～30g；鲜品12～40g

使用注意：孕妇慎用

活血通经药

牛膝

药性：苦、甘、酸，平；归肝、肾经

功效
- 逐瘀通经
- 补肝肾
- 强筋骨
- 利水通淋
- 引血下行

临床应用
- 瘀血阻滞之经闭，痛经，胞衣不下，跌扑伤痛
- 肝肾亏虚证，腰膝酸痛、筋骨无力；湿热成痿，足膝痿软
- 淋证，水肿，小便不利
- 气火上逆之吐血衄血、牙痛口疮，阴虚阳亢之头痛眩晕

性善下行

用法用量：煎服，5～12g。活血通经、利水通淋、引火（血）下行宜生用；补肝肾、强筋骨宜酒炙用

使用注意：孕妇慎用

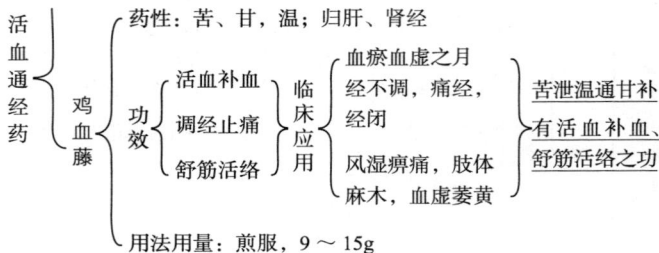

活血通经药 ─ 鸡血藤 ─ 药性：苦、甘，温；归肝、肾经

功效 ─ 活血补血、调经止痛、舒筋活络

临床应用 ─ 血瘀血虚之月经不调，痛经，经闭 / 风湿痹痛，肢体麻木，血虚萎黄

苦泄温通甘补，有活血补血、舒筋活络之功

用法用量：煎服，9～15g

2. 了解药

药名	药性	功效	临床应用
西红花	甘，微寒 归心、肝经	活血化瘀 凉血解毒 解郁安神	①经闭癥瘕，产后瘀阻 ②温毒发斑 ③忧郁痞闷，惊悸发狂
泽兰	苦、辛，微温 归肝、脾经	活血调经 祛瘀消痈 利水消肿	①血瘀经闭、痛经、产后瘀滞腹痛 ②跌打损伤，瘀肿疼痛及疮痈肿毒 ③水肿、腹水
王不留行	苦，平 归肝、胃经	活血通经 下乳消痈 利尿通淋	①血瘀经闭、痛经、难产 ②产后乳汁不下，乳痈肿痛 ③热淋、血淋、石淋
月季花	甘，温 归肝经	活血调经 疏肝解郁 消肿止痛	①气滞血瘀，月经不调，痛经，闭经，胸胁胀痛 ②跌打损伤，痈疽肿毒，瘰疬

续表

药名	药性	功效	临床应用
凌霄花	甘、酸，寒 归肝、心包经	活血通经 凉血祛风	①血滞经闭，月经不调，癥瘕，产后乳肿，跌打损伤 ②风疹发红，皮肤瘙痒，痤疮

3. 相似药物功用比较

（1）丹参与川芎

鉴别用药
- 同
  - 活血调经（妇科活血调经之要药）——瘀血阻滞之经闭痛经，月经不调，产后瘀阻腹痛
  - 祛瘀止痛｛心腹疼痛，癥瘕积聚，跌打损伤等瘀血痛证
- 异
  - 丹参：苦微寒，既能活血，又能凉血，故血热瘀滞者尤为适宜。又凉血消痈，除烦安神，可用于疮痈肿毒，心烦不眠等
  - 川芎：辛散温通，既能活血，又能行气，为"血中气药"，故寒凝气滞血瘀者尤为适宜。又祛风止痛，善治血瘀、风邪之头痛（为治头痛之要药），风寒湿痹等

（2）桃仁与红花

鉴别用药
- 同：活血祛瘀通经｛用于妇科瘀血阻滞经产诸证及胸痹、心痛、跌打损伤等瘀血证
- 异
  - 桃仁：甘苦性平质润，能活血消痈、润肠通便、止咳平喘，用于肠痈、肺痈，肠燥便秘，咳嗽气喘等
  - 红花：辛散温通，专入血分，活血通经、祛瘀止痛之力较强，善治瘀热郁滞之斑疹紫暗

第十九章

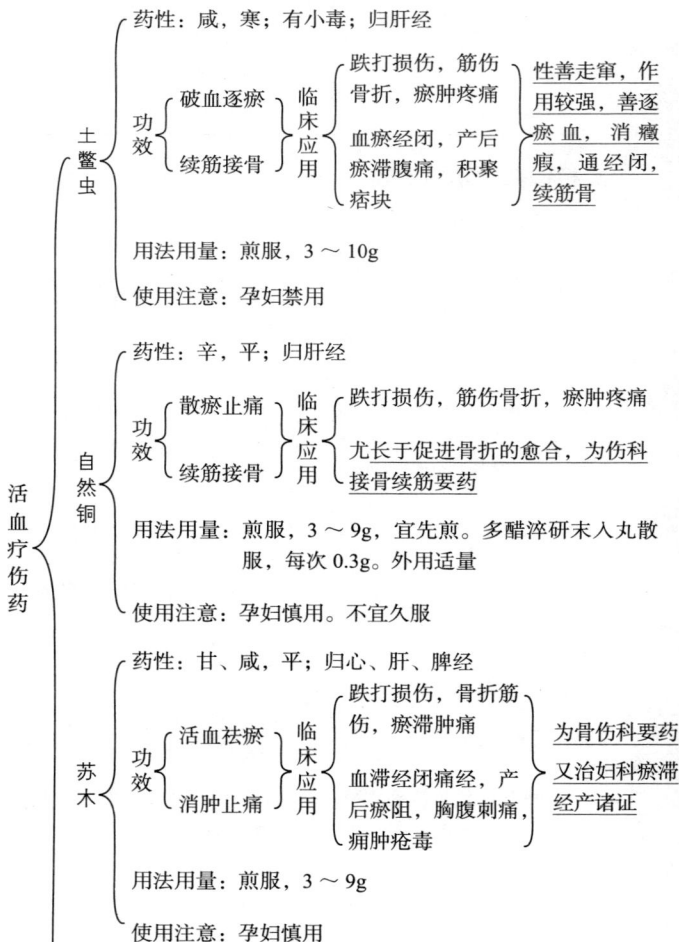

四、活血疗伤药

1. 重点药

活血疗伤药

土鳖虫
- 药性：咸，寒；有小毒；归肝经
- 功效
  - 破血逐瘀
  - 续筋接骨
  - 临床应用
    - 跌打损伤，筋伤骨折，瘀肿疼痛
    - 血瘀经闭，产后瘀滞腹痛，积聚痞块
  - 性善走窜，作用较强，善逐瘀血，消癥瘕，通经闭，续筋骨
- 用法用量：煎服，3～10g
- 使用注意：孕妇禁用

自然铜
- 药性：辛，平；归肝经
- 功效
  - 散瘀止痛
  - 续筋接骨
  - 临床应用
    - 跌打损伤，筋伤骨折，瘀肿疼痛
    - 尤长于促进骨折的愈合，为伤科接骨续筋要药
- 用法用量：煎服，3～9g，宜先煎。多醋淬研末入丸散服，每次0.3g。外用适量
- 使用注意：孕妇慎用。不宜久服

苏木
- 药性：甘、咸，平；归心、肝、脾经
- 功效
  - 活血祛瘀
  - 消肿止痛
  - 临床应用
    - 跌打损伤，骨折筋伤，瘀滞肿痛
    - 血滞经闭痛经，产后瘀阻，胸腹刺痛，痈肿疮毒
    - 为骨伤科要药又治妇科瘀滞产诸证
- 用法用量：煎服，3～9g
- 使用注意：孕妇慎用

活血疗伤药

骨碎补

药性：苦，温；归肝、肾经

功效：疗伤止痛、补肾强骨、消风祛斑

临床应用：
- 跌仆损伤或创伤，筋骨损伤，瘀滞肿痛
- 肾虚腰痛脚弱，耳鸣耳聋，牙痛，久泻
- 斑秃、白癜风

用法用量：煎服，3～9g。外用适量，研末调敷，亦可浸酒擦患处

使用注意：孕妇及阴虚火旺，血虚风燥慎用

血竭

药性：甘、咸，平；归心、肝经

功效：活血定痛、化瘀止血、生肌敛疮

临床应用：
- 跌打损伤、瘀滞心腹疼痛
- 外伤出血
- 疮疡不敛

用法用量：研末，每次1～2g，或入丸剂。外用研末调敷或入膏药内敷贴

使用注意：孕妇慎用，月经期不宜服用

刘寄奴

药性：苦，温；归心、肝、脾经

功效：散瘀止痛、疗伤止血、破血通经、消食化积

临床应用：
- 跌打损伤，肿痛出血
- 血瘀经闭、产后瘀滞腹痛
- 食积腹痛、赤白痢疾

用法用量：煎服，3～10g。外用适量，研末撒或调敷，亦可鲜品捣烂外敷

使用注意：孕妇慎用

2. 了解药

药名	药性	功效	临床应用
马钱子	苦，温；有大毒 归肝、脾经	通络止痛 散结消肿	①跌打损伤，骨折肿痛 ②痈疽疮毒，咽喉肿痛 ③风湿顽痹，麻木瘫痪
儿茶	苦，涩，微寒 归心、肺经	活血止痛 止血生肌 收湿敛疮 清肺化痰	①跌打伤ች
②疮疡不敛，皮肤湿疮，牙疳口疮 ③肺热咳嗽
北刘寄奴	苦，寒 归脾、胃、肝、胆经	活血祛瘀 通络止痛 凉血止血	①跌打损伤，外伤出血 ②瘀血经闭，月经不调，产后瘀痛，癥瘕积聚 ③血痢，血淋，湿热黄疸，水肿腹胀，白带过多

3. 相似药物功用比较

土鳖虫、自然铜与苏木

鉴别用药
- 同
  - 均能活血化瘀、疗伤
  - 主治跌打损伤，骨折筋伤，瘀血肿痛等
- 异
  - 土鳖虫：药力峻猛，且能破血逐瘀，治疗经闭，癥瘕 ｝均能续筋接骨，善治筋伤骨折
  - 自然铜：散瘀止痛力胜，尤善促进骨折愈合
  - 苏木：消肿止痛力胜，善治伤科瘀肿疼痛及血滞痛经，产后瘀阻腹痛，心腹瘀痛及痈疮肿毒

五、破血消癥药

1. 重点药

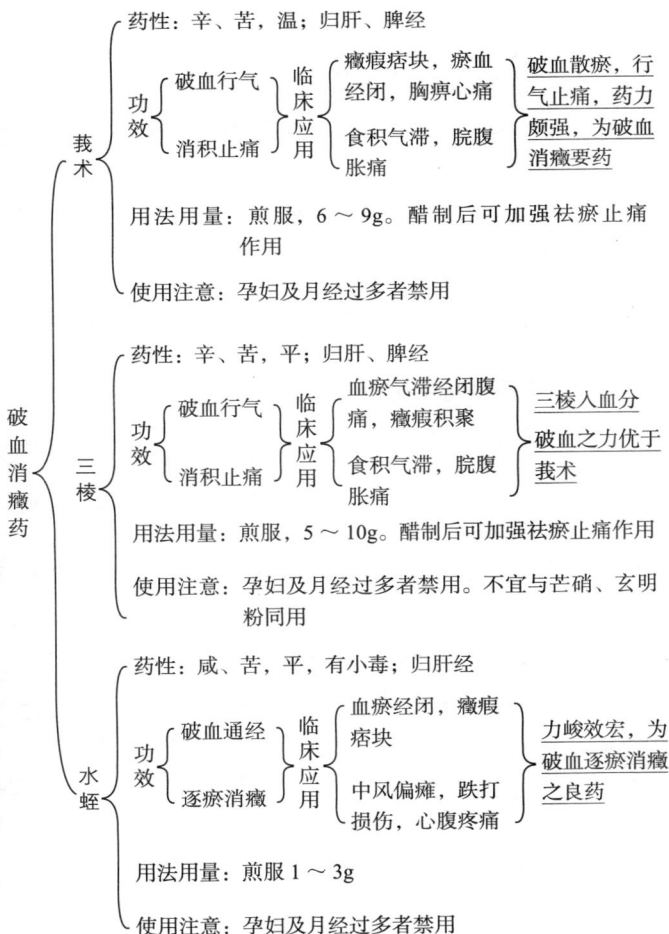

破血消癥药

莪术

药性：辛、苦，温；归肝、脾经

功效
- 破血行气
- 消积止痛

临床应用
- 癥瘕痞块，瘀血经闭，胸痹心痛
- 食积气滞，脘腹胀痛

破血散瘀，行气止痛，药力颇强，为破血消癥要药

用法用量：煎服，6～9g。醋制后可加强祛瘀止痛作用

使用注意：孕妇及月经过多者禁用

三棱

药性：辛、苦，平；归肝、脾经

功效
- 破血行气
- 消积止痛

临床应用
- 血瘀气滞经闭腹痛，癥瘕积聚
- 食积气滞，脘腹胀痛

三棱入血分破血之力优于莪术

用法用量：煎服，5～10g。醋制后可加强祛瘀止痛作用

使用注意：孕妇及月经过多者禁用。不宜与芒硝、玄明粉同用

水蛭

药性：咸、苦，平，有小毒；归肝经

功效
- 破血通经
- 逐瘀消癥

临床应用
- 血瘀经闭，癥瘕痞块
- 中风偏瘫，跌打损伤，心腹疼痛

力峻效宏，为破血逐瘀消癥之良药

用法用量：煎服 1～3g

使用注意：孕妇及月经过多者禁用

2. 了解药

药名	药性	功效	临床应用
虻虫	苦，微寒；有小毒 归肝经	破血逐瘀 消癥散积	①血瘀经闭，癥瘕痞块 ②跌打损伤，瘀滞肿痛
斑蝥	辛，热；有大毒 归肝、胃、肾经	破血逐瘀 散结消癥 攻毒蚀疮	①血瘀经闭，癥瘕痞块 ②顽癣，赘疣，瘰疬，痈疽不溃，恶疮死肌
穿山甲	咸，微寒 归肝、胃经	活血消癥 通经下乳 消肿排脓 搜风通络	①癥瘕，瘀滞经闭 ②产后乳汁不下 ③痈肿疮毒，瘰疬 ④风湿痹痛，中风偏瘫

3. 相似药物功用比较

（1）莪术与三棱

鉴别用药
- 同
  - 均能破血行气、消积止痛，常相须为用，同为破血消癥之要药
  - 治疗癥瘕痞块、胸腹胀痛、血滞经闭、食积气滞脘腹胀痛等
- 异
  - 莪术：偏入气分，破气消积之力优于三棱
  - 三棱：入血分，破血之力优于莪术

（2）水蛭与穿山甲

药名	药性	功效	临床应用
水蛭	咸、苦，平；有小毒 归肝经	破血通经 逐瘀消癥	均为动物药，性善走窜，善破血逐瘀消癥，用于癥瘕积聚；水蛭为力峻效宏之佳品；穿山甲虽破血消癥之力不及水蛭，但又善通经下乳，为治乳汁不下之要药，且可消肿排脓，常用于痈疽肿毒、瘰疬等证
穿山甲	咸，微寒 归肝、胃经	活血消癥 通经下乳 消肿排脓 搜风通络	

第二十章　化痰止咳平喘药

【学习线索】

1. 根据药性 – 功效的不同，将化痰药能分类归属为燥湿化痰药，或清热化痰药，并能对应相应的痰证。

2. "百病皆由痰作祟""痰随气升降，无所不至"，说明无形之痰临床表现多样，抓住无形之痰的关键指征与有形之痰相同的舌象、脉象。化痰药的某一个或某几个功效，对应无形之痰的病证。如燥湿化痰药半夏，可以降逆止呕，消痞散结，除治疗寒痰、湿痰等有形之痰外，还能治疗痰湿呕吐及痰阻的结胸、胸痹、梅核气等无形之痰。

3. 止咳平喘药因性味、质地、润燥不同，分别具有宣肺、清肺、润肺、泻肺、敛肺、降肺气、化痰等功效，用以治疗各种证型的咳喘，因此需掌握每味药止咳平喘的机理。

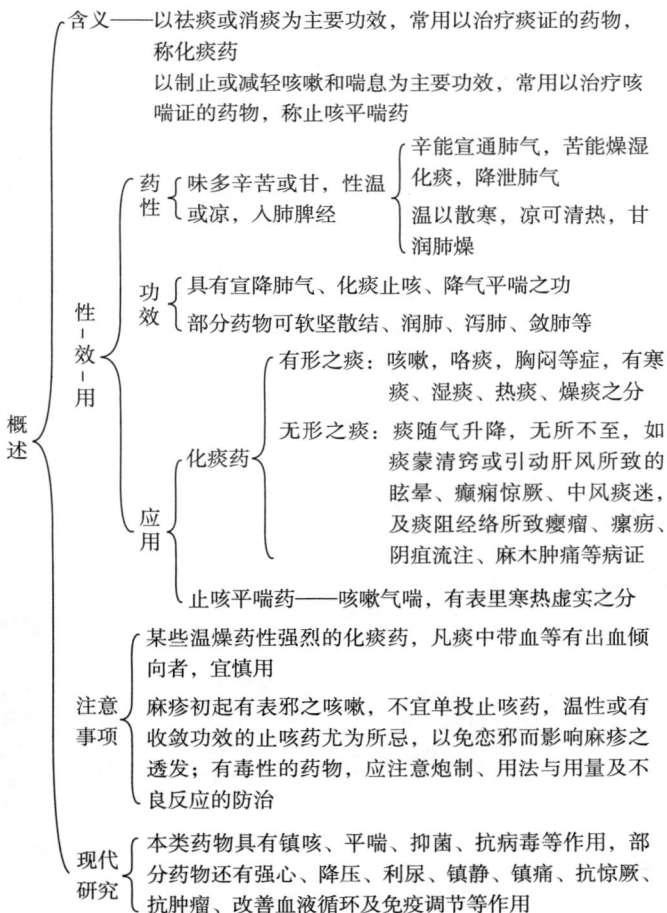

【知识点概要】

一、化痰止咳平喘药的概述、分类

1. 概述

概述

- 含义——以祛痰或消痰为主要功效，常用以治疗痰证的药物，称化痰药
  以制止或减轻咳嗽和喘息为主要功效，常用以治疗咳喘证的药物，称止咳平喘药
- 性—效—用
  - 药性 { 味多辛苦或甘，性温或凉，入肺脾经 { 辛能宣通肺气，苦能燥湿化痰，降泄肺气
    温以散寒，凉可清热，甘润肺燥
  - 功效 { 具有宣降肺气、化痰止咳、降气平喘之功
    部分药物可软坚散结、润肺、泻肺、敛肺等
  - 应用
    - 化痰药 { 有形之痰：咳嗽，咯痰，胸闷等症，有寒痰、湿痰、热痰、燥痰之分
      无形之痰：痰随气升降，无所不至，如痰蒙清窍或引动肝风所致的眩晕、癫痫惊厥、中风痰迷，及痰阻经络所致瘿瘤、瘰疬、阴疽流注、麻木肿痛等病证
    - 止咳平喘药——咳嗽气喘，有表里寒热虚实之分
- 注意事项
  - 某些温燥药性强烈的化痰药，凡痰中带血等有出血倾向者，宜慎用
  - 麻疹初起有表邪之咳嗽，不宜单投止咳药，温性或有收敛功效的止咳药尤为所忌，以免恋邪而影响麻疹之透发；有毒性的药物，应注意炮制、用法与用量及不良反应的防治
- 现代研究
  - 本类药物具有镇咳、平喘、抑菌、抗病毒等作用，部分药物还有强心、降压、利尿、镇静、镇痛、抗惊厥、抗肿瘤、改善血液循环及免疫调节等作用

第二十章

2. 分类

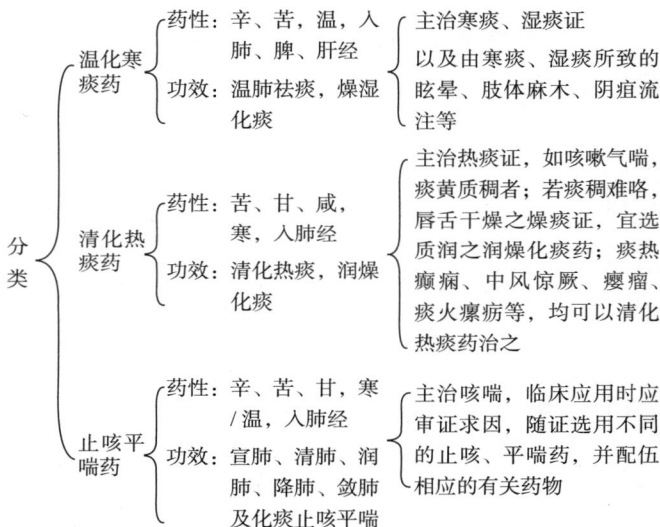

分类

温化寒痰药
- 药性：辛、苦，温，入肺、脾、肝经
- 功效：温肺祛痰，燥湿化痰
- 主治寒痰、湿痰证以及由寒痰、湿痰所致的眩晕、肢体麻木、阴疽流注等

清化热痰药
- 药性：苦、甘、咸，寒，入肺经
- 功效：清化热痰，润燥化痰
- 主治热痰证，如咳嗽气喘、痰黄质稠者；若痰稠难咯，唇舌干燥之燥痰证，宜选质润之润燥化痰药；痰热癫痫、中风惊厥、瘿瘤、痰火瘰疬等，均可以清化热痰药治之

止咳平喘药
- 药性：辛、苦、甘，寒/温，入肺经
- 功效：宣肺、清肺、润肺、降肺、敛肺及化痰止咳平喘
- 主治咳喘，临床应用时应审证求因，随证选用不同的止咳、平喘药，并配伍相应的有关药物

二、温化寒痰药

1. 重点药

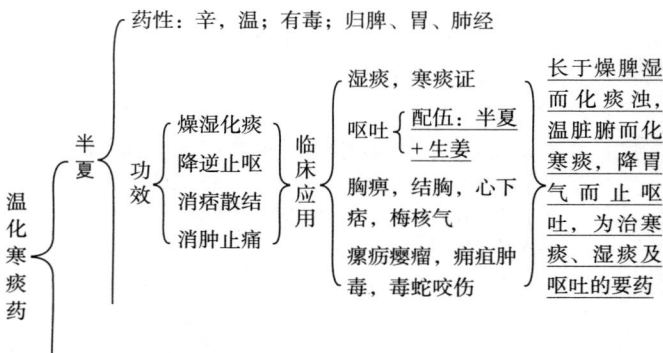

温化寒痰药

半夏
- 药性：辛，温；有毒；归脾、胃、肺经
- 功效：
  - 燥湿化痰
  - 降逆止呕
  - 消痞散结
  - 消肿止痛
- 临床应用：
  - 湿痰，寒痰证
  - 呕吐 { 配伍：半夏+生姜 }
  - 胸痹，结胸，心下痞，梅核气
  - 瘰疬瘿瘤，痈疽肿毒，毒蛇咬伤
- 长于燥脾湿而化痰浊，温脏腑而化寒痰，降胃气而止呕吐，为治寒痰、湿痰及呕吐的要药

半夏
- 用法用量：内服炮制后用，煎服，3～9g。外用生品，适量，磨汁涂或研末以酒调敷患处。姜半夏长于降逆止呕，多用于呕吐反胃；法半夏长于燥湿化痰，多用于咳嗽痰多
- 使用注意：不宜于乌头类药材同用。其性温燥，阴虚燥咳，血证，热痰，燥痰应慎用

天南星
- 药性：苦、辛，温；有毒；归肺、肝、脾经
- 功效
  - 燥湿化痰
  - 祛风止痉
  - 散结消肿
- 临床应用
  - 顽痰咳喘，胸膈胀闷
  - 风痰眩晕，中风，癫痫，破伤风
  - 痈疽肿痛，瘰疬痰核，毒蛇咬伤

  入肝经，性走窜，专走经络，能祛经络中的风痰而止痉挛，为祛风痰的要药
- 用法用量：内服制用，煎服，3～9g。外用生品适量，磨汁涂或研末以酒调敷患处
- 使用注意：阴虚燥痰及孕妇慎用

温化寒痰药

白附子
- 药性：辛、苦，温；归肝、脾经
- 功效
  - 燥湿化痰
  - 祛风定惊
  - 止痛
  - 解毒散结
- 临床应用
  - 中风痰壅，口眼㖞斜，惊风癫痫，破伤风
  - 痰厥头痛、偏正头痛
  - 瘰疬痰核，毒蛇咬伤

  其性上行，善祛风痰而解痉止痛，治口眼㖞斜、偏头痛等头面部风痰
- 用法用量：煎服，3～6g，一般炮制后用。外用生品适量捣烂，熬膏或研末以酒调敷患处
- 使用注意：阴虚、血虚动风或热盛动风者不宜使用；孕妇慎用；生品毒性大，内服宜慎

芥子

药性：辛，温。归肺经

功效
- 温肺豁痰
- 利气
- 散结通络
- 止痛

临床应用
- 寒痰喘咳，悬饮
- 痰滞经络肢体麻木或关节肿痛
- 痰湿流注所致的阴疽肿毒

辛散温通，专入肺经。能温肺祛痰、利气通络，善除皮里膜外之痰，治疗寒痰喘咳、悬饮胸胁胀痛

用法用量：煎服，3～9g。外用适量

使用注意：本品辛温走散，耗气伤阴，久咳肺虚及阴虚火旺者忌用；消化道溃疡、出血者及皮肤过敏者忌用

旋覆花

药性：苦、辛、咸，微温；归肺、脾、胃、大肠经

功效
- 降气
- 消痰
- 行水
- 止呕

临床应用
- 咳喘痰多，痰饮蓄结，胸膈痞满
- 噫气，呕吐——旋覆花＋赭石

辛开苦降温通，为治肺、胃气逆病证之要药

用法用量：煎服，3～9g；包煎

使用注意：阴虚劳嗽、津伤燥咳者慎用

白前

药性：辛、苦，微温；归肺经

功效
- 降气
- 祛痰
- 止咳

临床应用
- 肺气壅实，咳嗽痰多
- 胸满喘急

长于祛痰，降肺气以止咳平喘，善治寒痰阻肺，肺气失降者

用法用量：煎服，3～10g

温化寒痰药

2. 了解药

药名	药性	功效	临床应用
皂荚	辛、咸，温； 有小毒 归肺、大肠经	祛痰开窍 散结消肿	①顽痰阻肺咳喘证 ②中风、痰厥、癫痫、 　喉痹痰盛 ③大便燥结

3. 相似药物功用比较

半夏与天南星

鉴别用药
- 同
  - 二者均辛温有毒，为燥湿化痰要药，善治湿痰、寒痰，炮制后又能治热痰、风痰
  - 外用均能消肿散结止痛，治疗痈疽肿毒，毒蛇咬伤
- 异
  - 半夏：主入脾、肺经，重在治脏腑湿痰。又能和胃降逆止呕，消痞散结；治疗胃寒、痰饮呕吐及胸痹、结胸、梅核气
  - 天南星：善走经络，偏祛风痰而解痉，治经络风痰。消肿散结之功胜于半夏

三、清化热痰药

1. 重点药

清化热痰药
- 川贝母
  - 药性：苦、甘，微寒；归肺、心经
  - 功效
    - 清热化痰
    - 润肺止咳
    - 散结消肿
  - 临床应用
    - 肺热燥咳，干咳少痰，阴虚劳嗽，痰中带血——长于润肺止咳
    - 瘰疬，乳痈，肺痈，疮痈——配伍：川贝母 + 知母
  - 用法用量：煎服，3～10g；研末冲服，一次 1～2g
  - 使用注意：不宜与川乌、制川乌、草乌、制草乌、附子同用

清化热痰药
├─ 浙贝母
│   ├─ 药性：苦，寒；归肺、心经
│   ├─ 功效：清热化痰止咳，解毒散结消痈
│   │   └─ 临床应用
│   │   ├─ 风热咳嗽，痰火咳嗽 —— 性苦寒，偏苦泄，长于清热化痰，降泄肺气
│   │   └─ 瘰疬，瘿瘤，疮痈，肺痈，乳痈
│   ├─ 用法用量：煎服，5～10g
│   └─ 使用注意：不宜与川乌、制川乌、草乌、制草乌、附子同用
│
├─ 瓜蒌
│   ├─ 药性：甘、微苦，寒；归肺、胃、大肠经
│   ├─ 功效：清热涤痰，宽胸散结，润燥滑肠
│   │   └─ 临床应用
│   │   ├─ 肺热咳嗽，痰浊黄稠 —— 清肺热，润肺燥而化热痰、燥痰
│   │   ├─ 胸痹心痛，结胸痞满 —— 配伍：瓜蒌+薤白；瓜蒌+半夏、黄连
│   │   ├─ 肺痈，肠痈，乳痈
│   │   └─ 大便秘结
│   ├─ 用法用量：煎服，9～15g
│   └─ 使用注意：不宜与川乌、制川乌、草乌、制草乌、附子同用
│
└─ 竹茹
    ├─ 药性：甘，微寒；归肺、胃、心、胆经
    ├─ 功效：清热化痰，除烦，止呕
    │   └─ 临床应用
    │   ├─ 痰热咳嗽，胆火挟痰，惊悸不宁，心烦失眠
    │   ├─ 中风痰迷，舌强不语 —— 为治痰热咳嗽、心烦，胃热呕吐之佳品
    │   └─ 胃热呕吐，妊娠恶阻，胎动不安
    └─ 用法用量：煎服，5～10g。生用清化痰热；姜汁炙止呕作用强

竹沥

药性：甘，寒；归心、肺、肝经

功效
- 清热豁痰
- 定惊利窍

临床应用
- 肺热痰壅咳喘
- 中风痰迷，痰热惊痫，小儿惊风

善利窍逐痰，通达内外，祛痰力强，治痰稠难咯，顽痰胶结者最宜；善治痰热内外

用法用量：冲服，15～30mL

使用注意：本品性寒滑，对寒痰及便溏者忌用

前胡

药性：苦、辛，微寒；归肺经

功效
- 降气化痰
- 散风清热

临床应用
- 痰热咳喘
- 风热咳嗽

善宣降肺气，化痰浊，散风热

用法用量：煎服，3～10g

桔梗

药性：苦、辛，平；归肺经

功效
- 宣肺
- 祛痰
- 利咽
- 排脓

临床应用
- 咳嗽痰多，胸闷不畅
- 咽喉肿痛，失音
- 肺痈吐脓

开宣肺气祛痰，无论肺寒、肺热之咳嗽痰多均可配伍，肺经专药；舟楫之剂；肺痈要药

用法用量：煎服，3～10g

使用注意：凡气机上逆之呕吐、呛咳、眩晕及阴虚火旺咳血等不宜用。用量过大易致恶心呕吐

清化热痰药

2. 了解药

药名	药性	功效	临床应用
天竺黄	甘，寒 归心、肝经	清热豁痰 清心定惊	①小儿惊风，中风癫痫，热病神昏 ②痰热咳喘
胖大海	甘，寒 归肺、大肠经	清热润肺 利咽开音 润肠通便	①肺热声哑，咽喉疼痛，咳嗽 ②燥热便秘，头痛目赤
黄药子	苦，寒；有小毒 归肺、肝、心经	化痰散结消瘿 清热凉血解毒	①瘿瘤 ②疮疡肿毒，咽喉肿痛，毒蛇咬伤
瓦楞子	咸，平 归肺、胃、肝经	消痰软坚 化瘀散结 制酸止痛	①顽痰胶结 ②瘿瘤，瘰疬 ③癥瘕痞块，胃痛泛酸
海蛤壳	苦、咸，寒 归肺、肾、胃经	清热化痰 软坚散结 制酸止痛 外用收湿敛疮	①肺热，痰热咳喘 ②痰核，瘿瘤，瘰疬 ③胃痛吐酸、烫伤湿疹
海浮石	咸，寒 归肺、肾经	清肺化痰 软坚散结 利尿通淋	①痰热咳喘 ②瘰疬，瘿瘤 ③血淋、石淋
礞石	甘、咸，平 归肺、心、肝经	坠痰下气 平肝镇惊	①顽痰胶结，咳逆喘急 ②痰蒙清窍的癫狂，惊风

3. 相似药物功用比较

（1）川贝母与浙贝母

鉴别用药
- 同
  - 均性寒，具有清热化痰止咳、散结消肿功效
  - 治痰热咳嗽、瘰疬疮痈等证
- 异
  - 川贝母：偏于甘润，长于润肺化痰止咳，善治肺热燥咳及虚劳咳嗽
  - 浙贝母：偏于苦泄，清热化痰、散结力强，外感风热及痰热实证咳嗽，及痰火、热毒郁结的瘰疬疮痈等证多用

（2）白前与前胡

鉴别用药
- 同
  - 均味辛苦，善于降气化痰止咳
  - 治肺气上逆咳嗽气急痰多，两药可相须配伍为用
- 异
  - 白前：性微温，善治寒痰阻肺，肺气失降咳嗽
  - 前胡：性微寒，用于痰热阻肺，肺气失降者，又能宣散风热，治疗外感风热兼有痰热者宜

（3）海藻与昆布

鉴别用药
- 同
  - 均味咸性寒，能消痰软坚散结、利水消肿，常相须为用
  - 治瘰疬瘿瘤、睾丸肿痛；痰饮水肿
- 异
  - 海藻：力较缓
  - 昆布：力较强

第二十章

（4）竹茹、竹沥、天竺黄

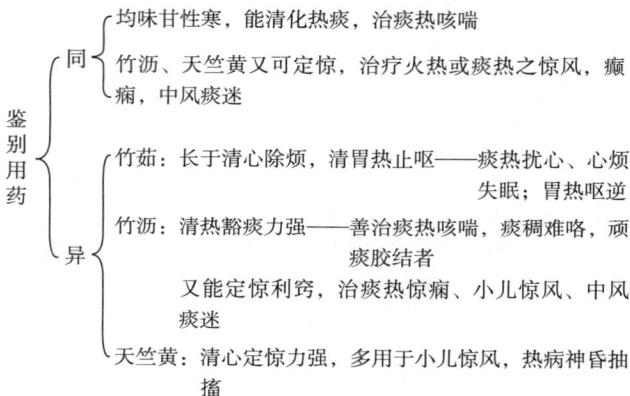

鉴别用药
- 同
  - 均味甘性寒，能清化热痰，治痰热咳喘
  - 竹沥、天竺黄又可定惊，治疗火热或痰热之惊风，癫痫，中风痰迷
- 异
  - 竹茹：长于清心除烦，清胃热止呕——痰热扰心、心烦失眠；胃热呕逆
  - 竹沥：清热豁痰力强——善治痰热咳喘，痰稠难咯，顽痰胶结者
    - 又能定惊利窍，治痰热惊痫、小儿惊风、中风痰迷
  - 天竺黄：清心定惊力强，多用于小儿惊风，热病神昏抽搐

四、止咳平喘药

1. 重点药

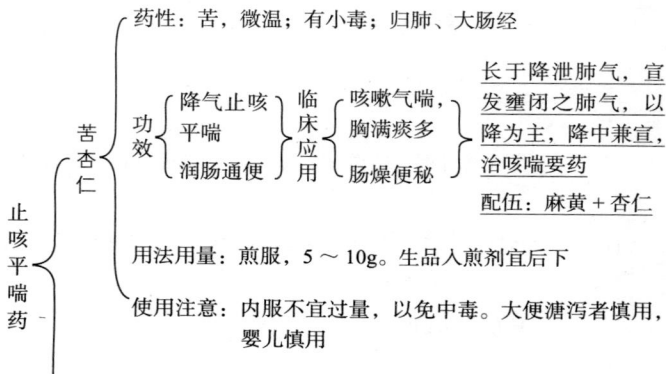

止咳平喘药
- 苦杏仁
  - 药性：苦，微温；有小毒；归肺、大肠经
  - 功效
    - 降气止咳平喘
    - 润肠通便
  - 临床应用
    - 咳嗽气喘，胸满痰多
    - 肠燥便秘
    - 长于降泄肺气，宣发壅闭之肺气，以降为主，降中兼宣，治咳喘要药
    - 配伍：麻黄＋杏仁
  - 用法用量：煎服，5～10g。生品入煎剂宜后下
  - 使用注意：内服不宜过量，以免中毒。大便溏泻者慎用，婴儿慎用

止咳平喘药

紫苏子
- 药性：辛，温；归肺、大肠经
- 功效：降气化痰，止咳平喘，润肠通便
  - 临床应用
    - 痰壅气逆，咳嗽气喘
      - 善于降肺气，化痰涎而止咳平喘
      - 配伍：紫苏子 + 莱菔子 + 芥子
    - 肠燥便秘
      - 能润燥滑肠，且善降泄肺气以助大肠传导
- 用法用量：煎服，3～10g
- 注意事项：脾虚便溏者慎用

百部
- 药性：甘、苦，微温；归肺经
- 功效：润肺下气，止咳，杀虫灭虱
  - 临床应用
    - 新久咳嗽，肺痨咳嗽，顿咳
      - 善于润肺下气止咳
    - 头虱，体虱，疥癣，蛲虫病，阴痒
- 用法用量：煎服，3～9g。外用适量，水煎或酒浸。久咳宜蜜炙用，杀虫灭虱宜生用

紫菀
- 药性：辛、苦，温；归肺经
- 功效：润肺下气，化痰止咳
  - 临床应用
    - 痰多喘咳
    - 新久咳嗽
      - 长于润肺下气，辛开肺郁，化痰浊而止咳
    - 劳嗽咳血
- 用法用量：煎服，5～10g。外感暴咳宜生用，肺虚久咳蜜炙用

款冬花
药性：辛、微苦，温；归肺经
功效
　润肺下气
　止咳化痰
临床应用
　痰多喘咳
　新久咳嗽
　劳嗽咳血
　<u>长于润肺下气止咳，兼具化痰作用</u>
用法用量：煎服，5～10g。外感暴咳宜生用，内伤久咳蜜炙用

止咳平喘药

马兜铃
药性：苦，微寒；归肺、大肠经
功效
　清肺降气
　止咳平喘
　清肠消痔
临床应用
　肺热咳喘，痰中带血
　肠热痔血，痔疮肿痛
用法用量：煎服，3～9g。外用适量，煎汤熏洗。肺虚久咳蜜炙用，其余生用
使用注意：本品含马兜铃酸，长期、大剂量服用可引起肾脏损害等不良反应；儿童及老年人慎用；孕妇、婴幼儿及肾功能不全者禁用

枇杷叶
药性：苦，微寒；归肺、胃经
功效
　清肺止咳
　降逆止呕
临床应用
　肺热咳嗽，气逆喘急　<u>长于降泄肺气，清肺化痰以止咳平喘</u>
　胃热呕吐，哕逆，烦热口渴　<u>长于清胃热，降胃气而止呕逆</u>
用法用量：煎服，6～10g。止咳宜蜜炙用，止呕宜生用

止咳平喘药

桑白皮
- 药性：甘，寒；归肺经
- 功效
  - 泻肺平喘
  - 利水消肿
  - 清肝降压
  - 止血
- 临床应用
  - 肺热喘咳 —— 清泻肺火，兼泻肺中水气而平喘咳
  - 水肿胀满尿少，面目肌肤浮肿
  - 肝阳肝火旺之高血压
  - 衄血、咯血
- 用法用量：煎服，6～12g。泻肺利水、平肝清火宜生用；肺虚有热之咳喘宜蜜炙用

葶苈子
- 药性：辛、苦，大寒；归肺、膀胱经
- 功效
  - 泻肺平喘
  - 行水消肿
- 临床应用
  - 痰涎壅肺，喘咳痰多 —— 功专泻肺之实而下气定喘，尤善泻肺中水饮及痰火
  - 胸胁胀满，不得平卧
  - 水肿，胸腹积水，小便不利
- 用法用量：煎服，3～10g，包煎

白果
- 药性：甘、苦、涩，平；有毒；归肺、肾经
- 功效
  - 敛肺定喘
  - 收涩止带
  - 缩尿
- 临床应用
  - 喘咳气逆，痰多 —— 治哮喘痰嗽之常用药
  - 带下，白浊，遗尿，尿频 —— 除湿泄浊，收涩止带，虚实带下均可用
- 用法用量：煎服，5～10g
- 使用注意：本品生食有毒。不可多用，小儿尤当注意

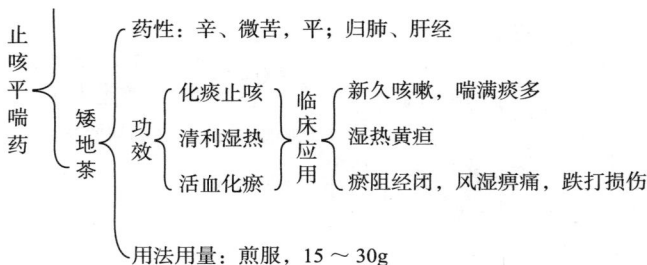

止咳平喘药 — 矮地茶
- 药性：辛、微苦，平；归肺、肝经
- 功效
  - 化痰止咳
  - 清利湿热
  - 活血化瘀
- 临床应用
  - 新久咳嗽，喘满痰多
  - 湿热黄疸
  - 瘀阻经闭，风湿痹痛，跌打损伤
- 用法用量：煎服，15～30g

2. 了解药

药名	药性	功效	临床应用
洋金花	辛，温；有毒 归肺、肝经	平喘止咳 解痉定痛	①哮喘咳嗽 ②小儿慢惊风，癫痫 ③脘腹冷痛，风湿痹痛 ④外科麻醉

3. 相似药物功用比较

（1）苦杏仁与紫苏子

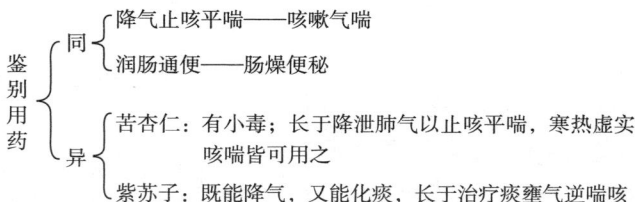

鉴别用药
- 同
  - 降气止咳平喘——咳嗽气喘
  - 润肠通便——肠燥便秘
- 异
  - 苦杏仁：有小毒；长于降泄肺气以止咳平喘，寒热虚实咳喘皆可用之
  - 紫苏子：既能降气，又能化痰，长于治疗痰壅气逆喘咳

（2）苦杏仁与桃仁

鉴别用药
- 同
  - 降气止咳平喘——咳喘气喘
  - 润肠通便——肠燥便秘
- 异
  - 苦杏仁：有小毒；降气力强于桃仁
  - 桃仁：长于活血祛瘀——善泄血滞，祛瘀力强，为治多种瘀血阻滞病证的要药

（3）紫菀与款冬花

鉴别用药
- 同
  - 润肺下气
  - 化痰止咳
    - 新久咳嗽
    - 喘咳痰多
    - 劳嗽咳血
    有痰无痰均可使用
- 异
  - 紫菀：长于祛痰
  - 款冬花：长于止咳

（4）马兜铃与枇杷叶

鉴别用药
- 同
  - 清肺降气
  - 止咳平喘
    肺热咳喘
- 异
  - 枇杷叶：长于清胃热，降胃气而止呕逆——胃热呕哕，烦热口渴
  - 马兜铃：清肠消痔——清泄大肠之热，治大肠壅热所致的痔疮肿痛、出血

（5）桑白皮与葶苈子

鉴别用药
- 同
  - 泻肺平喘——肺热、痰饮咳喘
  - 利水消肿——水肿、小便不利
- 异
  - 桑白皮：作用较缓，善泻肺热，兼泻肺中水气，常用于肺热喘咳
  - 葶苈子：作用峻猛，长于泻肺行水以平喘，善治痰壅邪盛之咳不得平卧
    泻水力强于桑白皮，可用于胸腹积水

第二十章

第二十一章　安神药

【学习线索】

1. 重镇安神药来源多为矿石、化石、介类药材，质重沉降，主治心神不宁实证。部分药物具有沉降之性，且归肝经，又能平肝潜阳。

2. 掌握每味药物在安神时的性－效－用特点。如磁石咸寒质重，能益肾阴、平肝阳、镇惊安神，善治阴虚阳亢，肝火上扰之惊悸失眠、癫痫；酸枣仁味甘，入心肝经，滋养心肝阴血而安神，善治阴血不足之心烦、惊悸多梦。

一、安神药的概述、分类

1. 概述

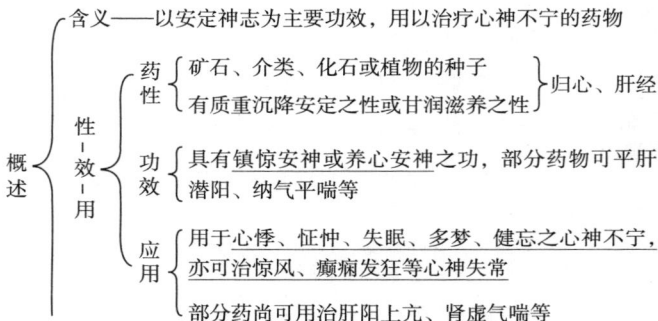

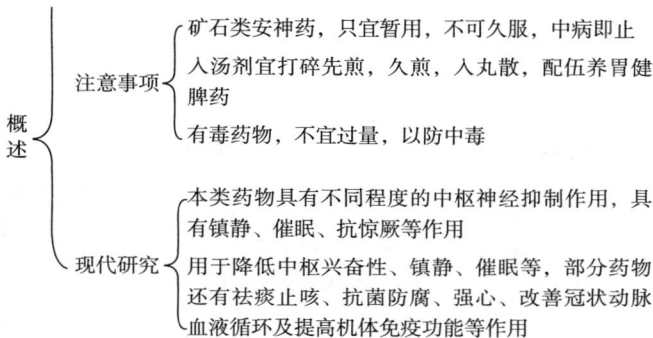

矿石类安神药，只宜暂用，不可久服，中病即止

入汤剂宜打碎先煎，久煎，入丸散，配伍养胃健脾药

有毒药物，不宜过量，以防中毒

本类药物具有不同程度的中枢神经抑制作用，具有镇静、催眠、抗惊厥等作用

用于降低中枢兴奋性、镇静、催眠等，部分药物还有祛痰止咳、抗菌防腐、强心、改善冠状动脉血液循环及提高机体免疫功能等作用

2. 分类

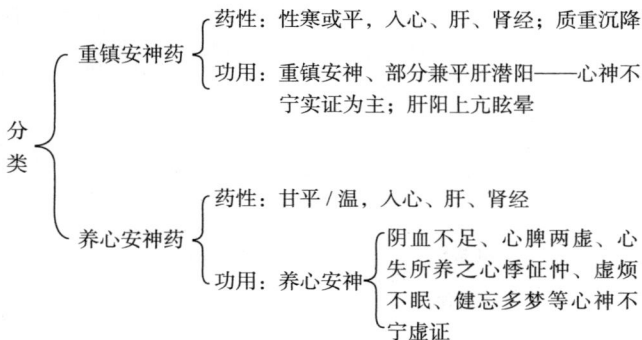

药性：性寒或平，入心、肝、肾经；质重沉降

功用：重镇安神、部分兼平肝潜阳——心神不宁实证为主；肝阳上亢眩晕

药性：甘平/温，入心、肝、肾经

功用：养心安神　阴血不足、心脾两虚、心失所养之心悸怔忡、虚烦不眠、健忘多梦等心神不宁虚证

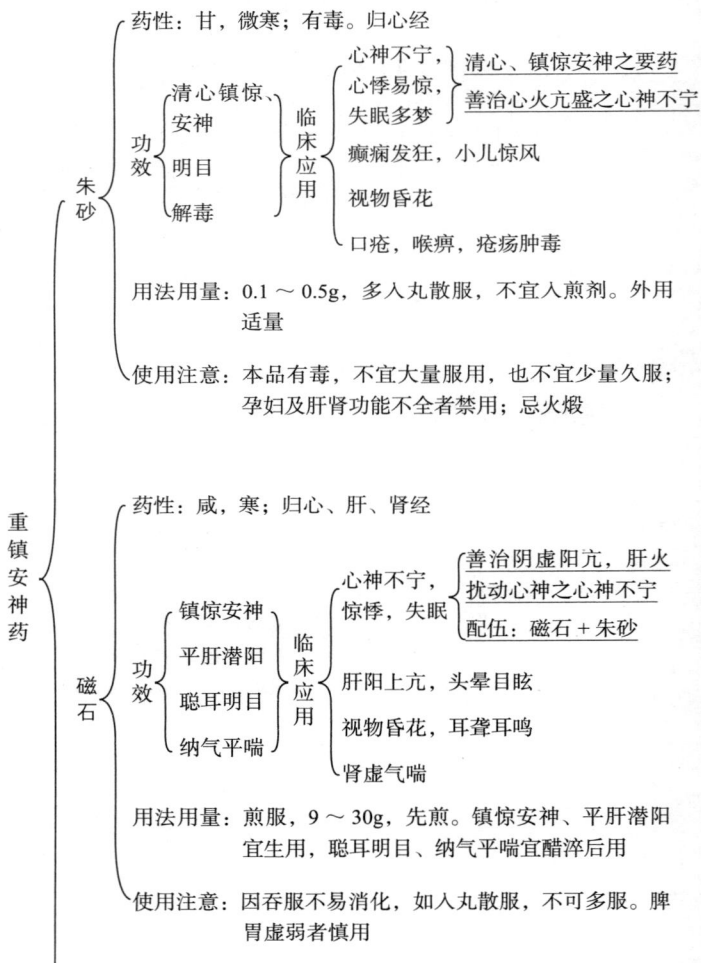

二、重镇安神药

1. 重点药

重镇安神药
├─ 朱砂
│   ├─ 药性：甘，微寒；有毒。归心经
│   ├─ 功效：清心镇惊、安神 / 明目 / 解毒
│   │   └─ 临床应用
│   │   ├─ 心神不宁，心悸易惊，失眠多梦 —— <u>清心、镇惊安神之要药</u> <u>善治心火亢盛之心神不宁</u>
│   │   ├─ 癫痫发狂，小儿惊风
│   │   ├─ 视物昏花
│   │   └─ 口疮，喉痹，疮疡肿毒
│   ├─ 用法用量：0.1～0.5g，多入丸散服，不宜入煎剂。外用适量
│   └─ 使用注意：本品有毒，不宜大量服用，也不宜少量久服；孕妇及肝肾功能不全者禁用；忌火煅
│
└─ 磁石
    ├─ 药性：咸，寒；归心、肝、肾经
    ├─ 功效：镇惊安神 / 平肝潜阳 / 聪耳明目 / 纳气平喘
    │   └─ 临床应用
    │   ├─ 心神不宁，惊悸，失眠 —— <u>善治阴虚阳亢，肝火扰动心神之心神不宁</u> 配伍：磁石 + 朱砂
    │   ├─ 肝阳上亢，头晕目眩
    │   ├─ 视物昏花，耳聋耳鸣
    │   └─ 肾虚气喘
    ├─ 用法用量：煎服，9～30g，先煎。镇惊安神、平肝潜阳宜生用，聪耳明目、纳气平喘宜醋淬后用
    └─ 使用注意：因吞服不易消化，如入丸散服，不可多服。脾胃虚弱者慎用

重镇安神药
├─ 龙骨
│ ├─ 药性：甘、涩，平；归心、肝、肾经
│ ├─ 功效
│ │ ├─ 镇惊安神
│ │ ├─ 平肝潜阳
│ │ └─ 收敛固涩
│ ├─ 临床应用
│ │ ├─ 心神不宁，心悸失眠，惊痫癫狂
│ │ ├─ 肝阳上亢，头晕目眩
│ │ ├─ 正虚滑脱诸证（煅用，内服）
│ │ └─ 湿疮痒疹，疮疡久溃不敛（煅后外用）
│ ├─ 用法用量：煎服，15～30g，先煎。镇惊安神、平肝潜阳宜生用，收敛固涩宜煅用
│ └─ 使用注意：湿热积滞者不宜使用
└─ 琥珀
   ├─ 药性：甘，平；归心、肝、膀胱经
   ├─ 功效
   │ ├─ 镇惊安神
   │ ├─ 活血散瘀
   │ └─ 利尿通淋
   ├─ 临床应用
   │ ├─ 心神不宁，心悸失眠，惊风，癫痫
   │ ├─ 血滞经闭痛经，心腹刺痛，癥瘕积聚
   │ └─ 淋证，癃闭
   ├─ 用法用量：研末冲服，或入丸散，每次1.5～3g；不入煎剂。外用适量
   └─ 注意事项：胃酸过多者不宜服用

2. 相似药物功用比较

朱砂与磁石

鉴别用药
├─ 同
│ ├─ 镇惊安神——心神不宁，惊悸，失眠；癫痫，惊风
│ └─ 明目——视物昏花
└─ 异
   ├─ 朱砂：镇心、清心而安神，主治心火亢盛之心神不安；内服外用均可清热解毒，善治口疮、喉痹、疮疡肿毒
   └─ 磁石：益肾阴、潜肝阳，主治肾虚肝旺，肝火扰心之心神不宁；能益阴、聪耳明目、纳气平喘，善治肾虚耳鸣、耳聋及肾虚气喘

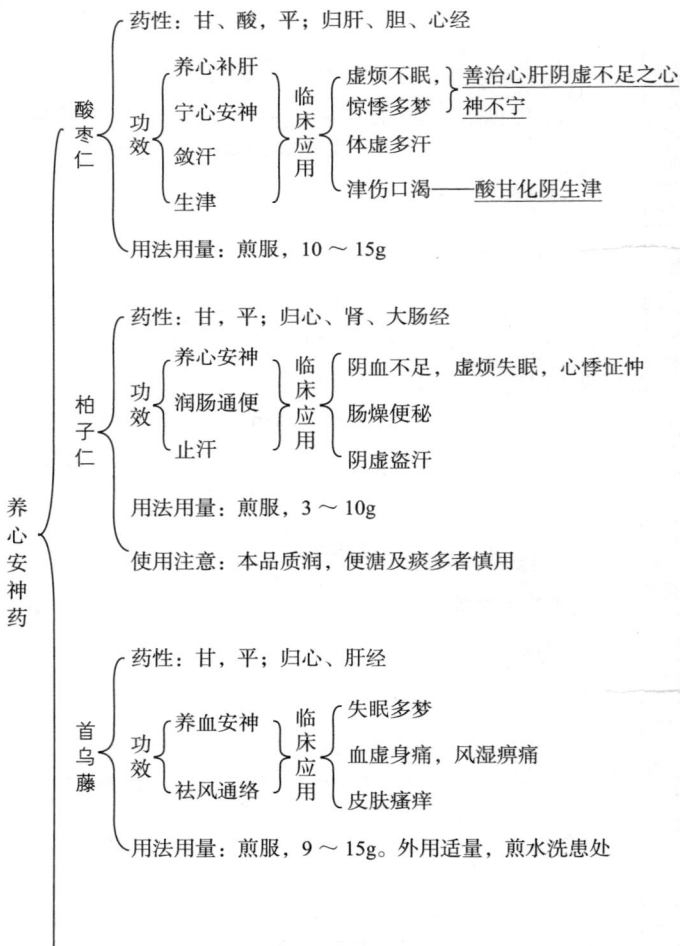

三、养心安神药

1. 重点药

养心安神药
├─ 酸枣仁
│ ├─ 药性：甘、酸，平；归肝、胆、心经
│ ├─ 功效
│ │ ├─ 养心补肝
│ │ ├─ 宁心安神 ┐ 临床应用
│ │ ├─ 敛汗   │ ├─ 虚烦不眠，惊悸多梦 —— 善治心肝阴虚不足之心神不宁
│ │ └─ 生津   │ ├─ 体虚多汗
│ │   └─ 津伤口渴 —— 酸甘化阴生津
│ └─ 用法用量：煎服，10～15g
│
├─ 柏子仁
│ ├─ 药性：甘，平；归心、肾、大肠经
│ ├─ 功效
│ │ ├─ 养心安神 ┐ 临床应用
│ │ ├─ 润肠通便 │ ├─ 阴血不足，虚烦失眠，心悸怔忡
│ │ └─ 止汗   │ ├─ 肠燥便秘
│ │   └─ 阴虚盗汗
│ ├─ 用法用量：煎服，3～10g
│ └─ 使用注意：本品质润，便溏及痰多者慎用
│
└─ 首乌藤
   ├─ 药性：甘，平；归心、肝经
   ├─ 功效
   │ ├─ 养血安神 ┐ 临床应用
   │ └─ 祛风通络 │ ├─ 失眠多梦
   │   │ ├─ 血虚身痛，风湿痹痛
   │   └─ 皮肤瘙痒
   └─ 用法用量：煎服，9～15g。外用适量，煎水洗患处

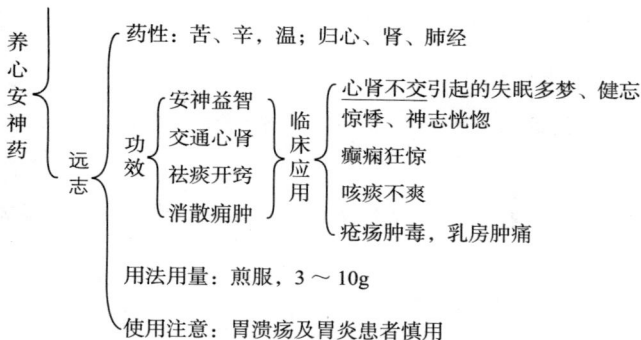

养心安神药 {
  远志 {
    药性：苦、辛，温；归心、肾、肺经

    功效 {
      安神益智
      交通心肾
      祛痰开窍
      消散痈肿
    }
    临床应用 {
      心肾不交引起的失眠多梦、健忘惊悸、神志恍惚
      癫痫狂惊
      咳痰不爽
      疮疡肿毒，乳房肿痛
    }

    用法用量：煎服，3～10g

  使用注意：胃溃疡及胃炎患者慎用
}

2. 了解药

药名	药性	功效	临床应用
灵芝	甘，平 归心、肺、肝、肾经	补气安神 止咳平喘	①心神不宁，心悸失眠 ②肺虚咳喘 ③虚劳短气，不思饮食
合欢皮	甘，平 归心、肝、肺经	解郁安神 活血消肿	①心神不安，忿怒忧郁，失眠多梦；悦心安神之要药 ②肺痈，疮肿 ③跌扑伤痛
合欢花	甘，平 归心、肝经	解郁安神	心神不安，忧郁失眠

3. 相似药物功用比较

酸枣仁与柏子仁

鉴别用药
- 同：养心安神——阴血不足、心神失养所致的心悸怔忡、失眠、健忘
- 异
  - 酸枣仁：安神作用较强，味酸收敛止汗作用亦优，体虚自汗、盗汗常用
    且能生津，可用于津伤口渴
  - 柏子仁：润肠通便，主治肠燥便秘

第二十二章　平肝息风药

【学习线索】

1. 根据药物的特点功效，能将具体药物分类归属到平肝潜阳药，或息风止痉药，对应肝阳上亢证，或肝风内动证。部分药物两种功用兼具，如羚羊角、钩藤、天麻。

2. 平肝潜阳药，多寒凉，质重沉降，归肝经，因此部分药物还兼能清肝、重镇安神，治疗肝火上攻及心神不宁证。

3. 息风止痉药性 – 效特点不同，治疗不同证型的肝风内动，如羚羊角、钩藤、牛黄等性寒，主治热极生风；天麻性平，治疗寒热虚实各类动风。部分息风药，兼能祛外风，内外风均治，如天麻、僵蚕。部分药物息风兼能化痰，治疗痰热动风，如牛黄、僵蚕。

一、平肝息风药的概述、分类

1. 概述

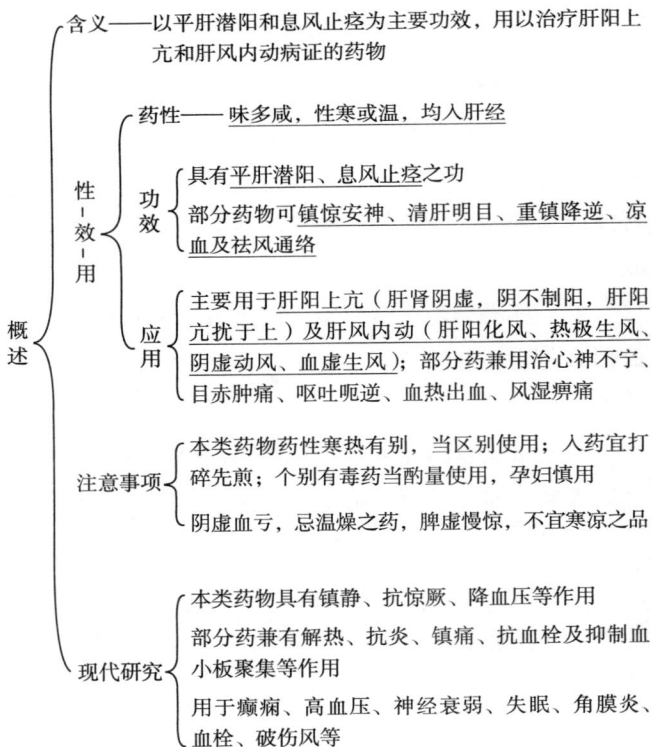

概述
- 含义——以平肝潜阳和息风止痉为主要功效，用以治疗肝阳上亢和肝风内动病证的药物
- 性－效－用
  - 药性——味多咸，性寒或温，均入肝经
  - 功效
    - 具有平肝潜阳、息风止痉之功
    - 部分药物可镇惊安神、清肝明目、重镇降逆、凉血及祛风通络
  - 应用
    - 主要用于肝阳上亢（肝肾阴虚，阴不制阳，肝阳亢扰于上）及肝风内动（肝阳化风、热极生风、阴虚动风、血虚生风）；部分药兼用治心神不宁、目赤肿痛、呕吐呃逆、血热出血、风湿痹痛
- 注意事项
  - 本类药物药性寒热有别，当区别使用；入药宜打碎先煎；个别有毒药当酌量使用，孕妇慎用
  - 阴虚血亏，忌温燥之药，脾虚慢惊，不宜寒凉之品
- 现代研究
  - 本类药物具有镇静、抗惊厥、降血压等作用
  - 部分药兼有解热、抗炎、镇痛、抗血栓及抑制血小板聚集等作用
  - 用于癫痫、高血压、神经衰弱、失眠、角膜炎、血栓、破伤风等

2. 分类

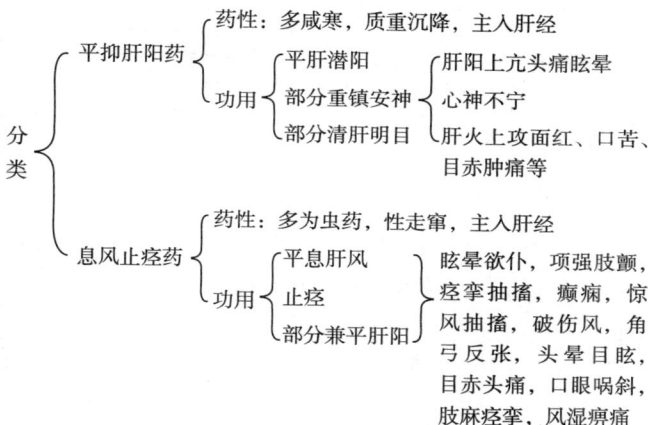

```
        ┌ 平抑肝阳药 ┌ 药性：多咸寒，质重沉降，主入肝经
        │          │         ┌ 平肝潜阳      ┌ 肝阳上亢头痛眩晕
        │          └ 功用 ┤ 部分重镇安神 ┤ 心神不宁
  分     │                   └ 部分清肝明目  └ 肝火上攻面红、口苦、
  类 ┤                                        目赤肿痛等
        │
        │          ┌ 药性：多为虫药，性走窜，主入肝经
        └ 息风止痉药│       ┌ 平息肝风    ┌ 眩晕欲仆，项强肢颤，
                   └ 功用 ┤ 止痉        │ 痉挛抽搐，癫痫，惊
                           └ 部分兼平肝阳  │ 风抽搐，破伤风，角
                                          │ 弓反张，头晕目眩，
                                          │ 目赤头痛，口眼㖞斜，
                                          └ 肢麻痉挛，风湿痹痛
```

二、平抑肝阳药

1. 重点药

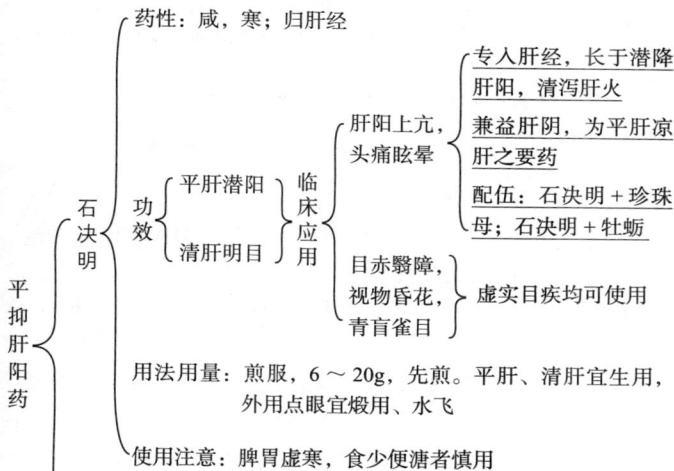

```
          ┌ 药性：咸，寒；归肝经
          │
          │                           ┌ 专入肝经，长于潜降
          │                           │ 肝阳，清泻肝火
          │              ┌ 肝阳上亢， ┌ 兼益肝阴，为平肝凉
          │              │ 头痛眩晕  ┤ 肝之要药
   平  ┌ 石 ┌ 功 ┌ 平肝潜阳┌ 临     │              └ 配伍：石决明+珍珠
   抑  │ 决 │ 效 │        │ 床     │                母；石决明+牡蛎
   肝 ┤ 明 ┤    └ 清肝明目 └ 应     │
   阳  │    │                用     ┌ 目赤翳障，
   药  │    │                      └ 视物昏花，┤ 虚实目疾均可使用
          │                           青盲雀目
          │
          ├ 用法用量：煎服，6～20g，先煎。平肝、清肝宜生用，
          │           外用点眼宜煅用、水飞
          │
          └ 使用注意：脾胃虚寒，食少便溏者慎用
```

平抑肝阳药

珍珠母
- 药性：咸，寒；归肝、心经
- 功效
  - 平肝潜阳
  - 安神定惊
  - 明目退翳
- 临床应用
  - 肝阳上亢，头痛眩晕
  - 心神不宁，惊悸失眠
  - 目赤翳障，视物昏花
- 用法用量：煎服，10～25g，先煎
- 使用注意：脾胃虚寒者及孕妇慎用

牡蛎
- 药性：咸，微寒；归肝、胆、肾经
- 功效
  - 潜阳补阴
  - 重镇安神
  - 软坚散结
  - 收敛固涩
  - 制酸止痛
- 临床应用
  - 肝阳上亢，眩晕耳鸣
  - 心神不宁，惊悸失眠　配伍：牡蛎＋龙骨
  - 瘰疬痰核，癥瘕痞块
  - 自汗盗汗，遗精滑精，崩漏带下
  - 胃痛吞酸
- 用法用量：煎服，9～30g，先煎。潜阳补阴、重镇安神、软坚散结宜生用，收敛固涩、制酸止痛宜煅用

代赭石
- 药性：苦、寒，归肝、心、肺、胃经
- 功效
  - 平肝潜阳
  - 重镇降逆
  - 凉血止血
- 临床应用
  - 肝阳上亢，眩晕耳鸣
  - 呕吐，噫气，呃逆，气逆喘息　尤善降上逆之胃气，为重镇降逆之要药
  - 血热吐衄，崩漏下血　尤宜于气火上逆，迫血妄行之出血证
- 用法用量：煎服，9～30g，先煎。平肝潜阳、重镇降逆宜生用，止血宜煅用
- 使用注意：脾胃虚寒、食少便溏者慎用，孕妇慎用

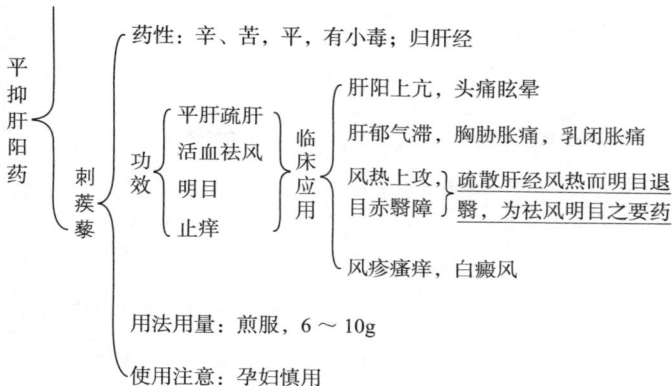

平抑肝阳药 ┫ 刺蒺藜 ┫

药性：辛、苦，平，有小毒；归肝经

功效 ┫ 平肝疏肝
　　　活血祛风
　　　明目
　　　止痒 ┣ 临床应用 ┫

肝阳上亢，头痛眩晕

肝郁气滞，胸胁胀痛，乳闭胀痛

风热上攻，目赤翳障——<u>疏散肝经风热而明目退翳，为祛风明目之要药</u>

风疹瘙痒，白癜风

用法用量：煎服，6～10g

使用注意：孕妇慎用

2. 了解药

药名	药性	功效	临床应用
罗布麻叶	甘、苦，凉 归肝经	平肝安神 清热利水	①肝阳眩晕，心悸失眠 ②浮肿尿少
紫贝齿	咸，平 归肝经	平肝潜阳 镇惊安神 清肝明目	①肝阳上亢，头晕目眩 ②惊悸失眠 ③目赤翳障，目昏眼花

3. 相似药物功用比较

（1）石决明与决明子

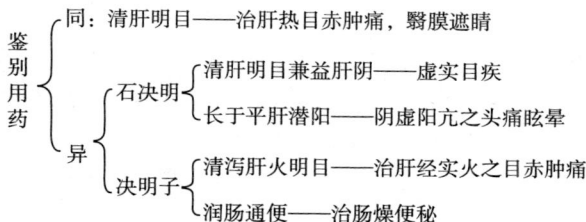

鉴别用药 ┫

同：清肝明目——治肝热目赤肿痛，翳膜遮睛

异 ┫

石决明 ┫ 清肝明目兼益肝阴——虚实目疾
　　　　　长于平肝潜阳——阴虚阳亢之头痛眩晕

决明子 ┫ 清泻肝火明目——治肝经实火之目赤肿痛
　　　　　润肠通便——治肠燥便秘

（2）龙骨与牡蛎

鉴别用药
├─ 同
│   ├─ 平肝潜阳——治阴虚阳亢之头晕目眩
│   ├─ 重镇安神——治心神不安之惊悸失眠
│   └─ 收敛固涩——各种滑脱不禁的病证
└─ 异
    ├─ 龙骨
    │   ├─ 长于重镇安神
    │   ├─ 收敛固涩之功较强； ┐
    │   └─ 外用收湿敛疮   ┘ 湿疮痒疹，疮疡溃久不敛
    └─ 牡蛎
        ├─ 平肝之功较著，育阴潜阳——治阴虚风内动之证
        └─ 能软坚散结，用于瘰疬痰核；煅后能制酸止痛，用于胃痛吞酸

（3）石决明与珍珠母

药名	药性	功效	临床应用
石决明	咸，寒 归肝经	平肝潜阳 清肝明目	肝阳上亢，头痛眩晕 目赤翳障，视物昏花，青盲雀目
珍珠母	咸，寒 归肝、心经	平肝潜阳 安神定惊 明目退翳	肝阳上亢，头痛眩晕 心神不宁，惊悸失眠 目赤翳障，视物昏花

（4）代赭石与磁石

药名	药性	功效	临床应用
代赭石	苦，寒 归肝、心、肺、胃经	平肝潜阳 重镇降逆 凉血止血	肝阳上亢，眩晕耳鸣 呕吐、噫气、呃逆 气逆喘息 血热吐衄，崩漏下血

续表

药名	药性	功效	临床应用
磁石	咸，寒 归心、肝、肾经	镇惊安神 平肝潜阳 聪耳明目 纳气平喘	心神不宁，惊悸，失眠 肝阳上亢，头晕目眩 视物昏花，耳鸣耳聋 肾虚气喘

三、息风止痉药

1. 重点药

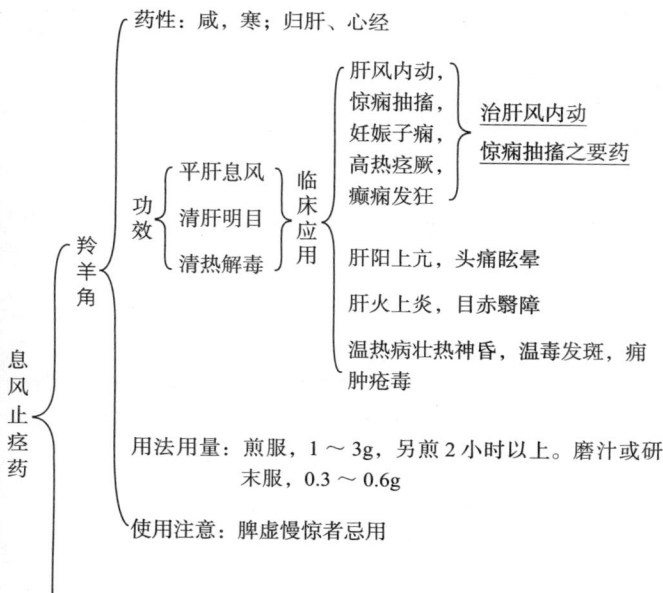

息风止痉药 — 羚羊角

药性：咸，寒；归肝、心经

功效
- 平肝息风
- 清肝明目
- 清热解毒

临床应用
- 肝风内动，惊痫抽搐，妊娠子痫，高热痉厥，癫痫发狂 —— 治肝风内动惊痫抽搐之要药
- 肝阳上亢，头痛眩晕
- 肝火上炎，目赤翳障
- 温热病壮热神昏，温毒发斑，痈肿疮毒

用法用量：煎服，1～3g，另煎2小时以上。磨汁或研末服，0.3～0.6g

使用注意：脾虚慢惊者忌用

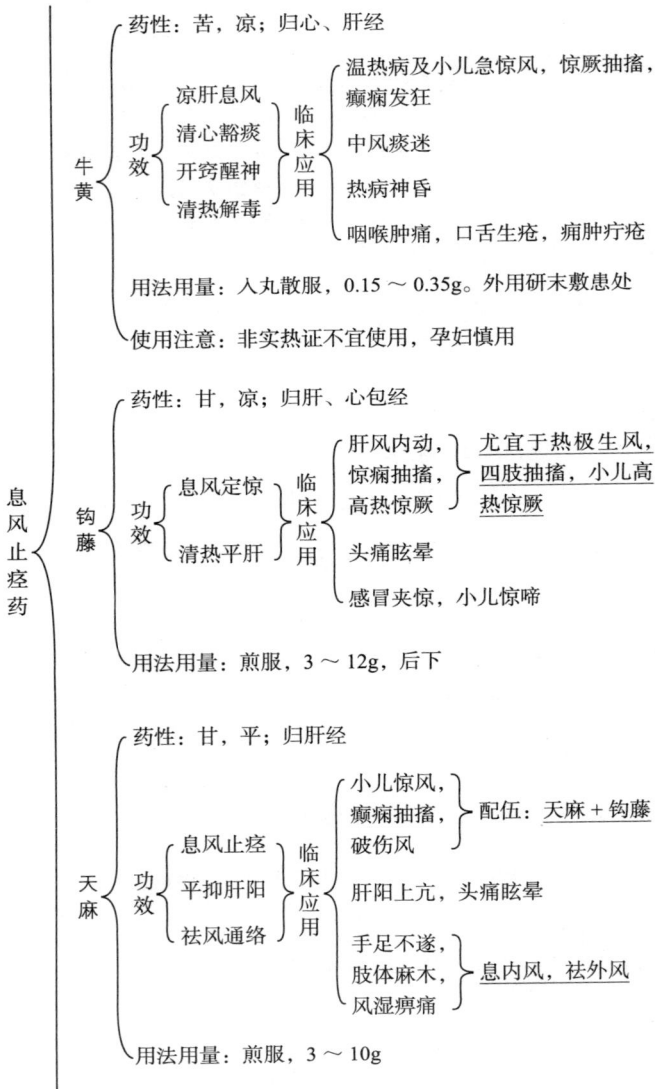

息风止痉药

牛黄
- 药性：苦，凉；归心、肝经
- 功效
  - 凉肝息风
  - 清心豁痰
  - 开窍醒神
  - 清热解毒
- 临床应用
  - 温热病及小儿急惊风，惊厥抽搐，癫痫发狂
  - 中风痰迷
  - 热病神昏
  - 咽喉肿痛，口舌生疮，痈肿疔疮
- 用法用量：入丸散服，0.15～0.35g。外用研末敷患处
- 使用注意：非实热证不宜使用，孕妇慎用

钩藤
- 药性：甘，凉；归肝、心包经
- 功效
  - 息风定惊
  - 清热平肝
- 临床应用
  - 肝风内动，惊痫抽搐，高热惊厥 —— 尤宜于热极生风，四肢抽搐，小儿高热惊厥
  - 头痛眩晕
  - 感冒夹惊，小儿惊啼
- 用法用量：煎服，3～12g，后下

天麻
- 药性：甘，平；归肝经
- 功效
  - 息风止痉
  - 平抑肝阳
  - 祛风通络
- 临床应用
  - 小儿惊风，癫痫抽搐，破伤风 —— 配伍：天麻＋钩藤
  - 肝阳上亢，头痛眩晕
  - 手足不遂，肢体麻木，风湿痹痛 —— 息内风，祛外风
- 用法用量：煎服，3～10g

息风止痉药

全蝎
药性：辛，平，有毒；归肝经
功效 { 息风镇痉
通络止痛
攻毒散结 } 临床应用 {
肝风内动，痉挛抽搐，小儿惊风，中风口㖞，半身不遂，破伤风 } 平息肝风，搜风通络
治痉挛抽搐之要药

风湿顽痹，偏正头痛

疮疡，瘰疬
用法用量：煎服，3～6g。外用适量
使用注意：有毒，用量不宜过大。孕妇禁用

蜈蚣
药性：辛，温，有毒；归肝经
功效 { 息风镇痉
通络止痛
攻毒散结 } 临床应用 {
肝风内动，痉挛抽搐，小儿惊风，中风口㖞，半身不遂，破伤风 } 性善走窜，通达内外
配伍：蜈蚣＋全蝎

风湿顽痹，顽固性偏正头痛

疮疡，瘰疬，蛇虫咬伤
用法用量：煎服，3～5g。外用适量
使用注意：有毒，用量不宜过大。孕妇禁用

地龙
药性：咸，寒；归肝、脾、膀胱经
功效 { 清热定惊
通络
平喘
利尿 } 临床应用 {
高热神昏，惊痫抽搐，癫狂

关节痹痛，肢体麻木，半身不遂

肺热喘咳

湿热水肿，小便不利或尿闭不通 }
用法用量：煎服，5～10g

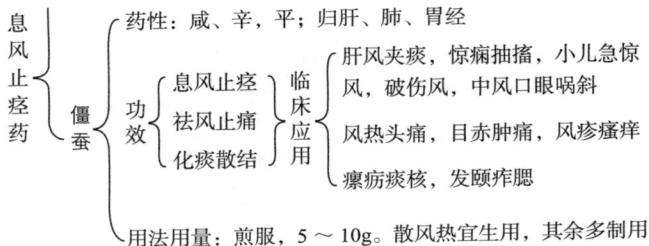

息风止痉药 { 僵蚕 {
- 药性：咸、辛，平；归肝、肺、胃经
- 功效 {
  - 息风止痉
  - 祛风止痛
  - 化痰散结
  } 临床应用 {
  - 肝风夹痰，惊痫抽搐，小儿急惊风，破伤风，中风口眼㖞斜
  - 风热头痛，目赤肿痛，风疹瘙痒
  - 瘰疬痰核，发颐疔腮
  }
- 用法用量：煎服，5～10g。散风热宜生用，其余多制用
} }

2. 了解药

药名	药性	功效	临床应用
珍珠	甘、咸，寒 归心、肝经	安神定惊 明目消翳 解毒生肌 润肤祛斑	①惊悸失眠，惊风癫痫 ②目赤翳障 ③口舌生疮，咽喉溃烂 疮疡不敛 ④皮肤色斑
蜜环菌	甘，平 归肝经	平肝息风 祛风通络 强筋壮骨	①肝阳上亢，头晕头痛，失眠 ②风湿痹症，四肢麻木 ③腰腿疼痛
僵蛹	咸、辛，平 归肝、肺、胃经	清热镇惊 化痰止咳 消肿散结	①高热惊风，痉挛抽搐 癫痫 ②急性咽炎，流行性腮腺炎，急、慢性支气管炎 ③荨麻疹，高脂血症
雄蚕蛾	咸，温 归肝、肾经	补肾壮阳 涩精 止血 解毒消肿	①阳痿遗精，白浊 ②血淋，金疮出血 ③咽喉肿痛，口舌生疮 痈肿疮毒，冻疮，蛇伤

3. 相似药物功用比较

（1）羚羊角、钩藤与天麻

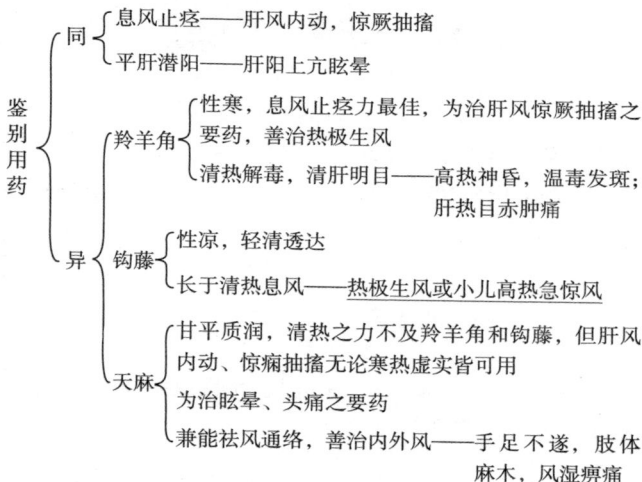

鉴别用药
- 同
  - 息风止痉——肝风内动，惊厥抽搐
  - 平肝潜阳——肝阳上亢眩晕
- 异
  - 羚羊角
    - 性寒，息风止痉力最佳，为治肝风惊厥抽搐之要药，善治热极生风
    - 清热解毒，清肝明目——高热神昏，温毒发斑；肝热目赤肿痛
  - 钩藤
    - 性凉，轻清透达
    - 长于清热息风——热极生风或小儿高热急惊风
  - 天麻
    - 甘平质润，清热之力不及羚羊角和钩藤，但肝风内动、惊痫抽搐无论寒热虚实皆可用
    - 为治眩晕、头痛之要药
    - 兼能祛风通络，善治内外风——手足不遂，肢体麻木，风湿痹痛

（2）全蝎与蜈蚣

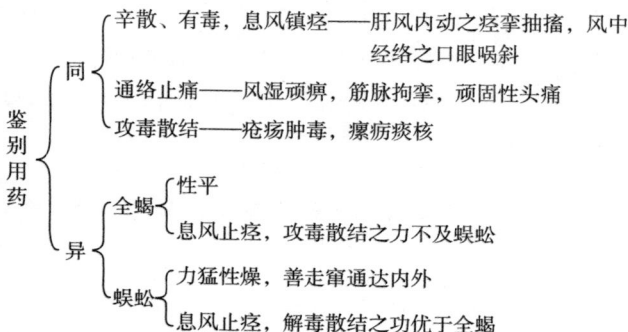

鉴别用药
- 同
  - 辛散、有毒，息风镇痉——肝风内动之痉挛抽搐，风中经络之口眼㖞斜
  - 通络止痛——风湿顽痹，筋脉拘挛，顽固性头痛
  - 攻毒散结——疮疡肿毒，瘰疬痰核
- 异
  - 全蝎
    - 性平
    - 息风止痉，攻毒散结之力不及蜈蚣
  - 蜈蚣
    - 力猛性燥，善走窜通达内外
    - 息风止痉，解毒散结之功优于全蝎

第二十三章　开窍药

【学习线索】

开窍药治疗闭证神昏，脱证神昏忌用。掌握每味药物开窍的作用特点。

一、开窍药的概述

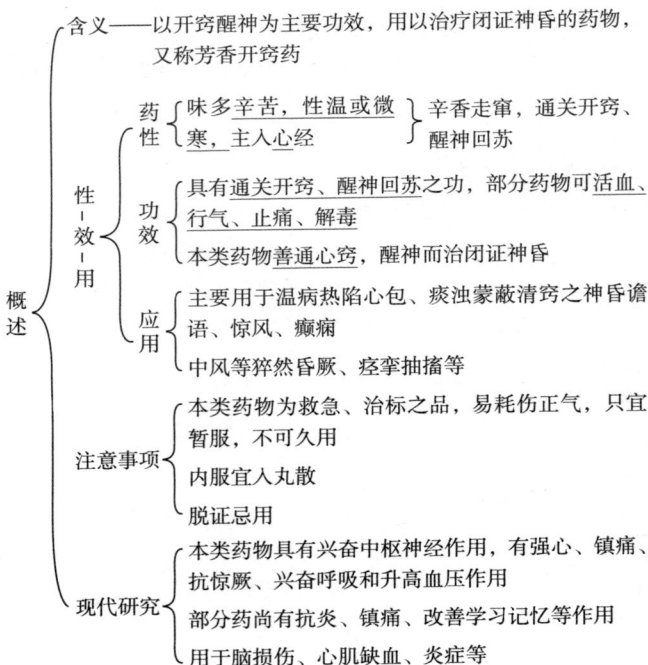

概述
- 含义——以开窍醒神为主要功效，用以治疗闭证神昏的药物，又称芳香开窍药
- 性-效-用
  - 药性
    - 味多辛苦，性温或微寒，主入心经 } 辛香走窜，通关开窍、醒神回苏
  - 功效
    - 具有通关开窍、醒神回苏之功，部分药物可活血、行气、止痛、解毒
    - 本类药物善通心窍，醒神而治闭证神昏
  - 应用
    - 主要用于温病热陷心包、痰浊蒙蔽清窍之神昏谵语、惊风、癫痫
    - 中风等猝然昏厥、痉挛抽搐等
- 注意事项
  - 本类药物为救急、治标之品，易耗伤正气，只宜暂服，不可久用
  - 内服宜入丸散
  - 脱证忌用
- 现代研究
  - 本类药物具有兴奋中枢神经作用，有强心、镇痛、抗惊厥、兴奋呼吸和升高血压作用
  - 部分药尚有抗炎、镇痛、改善学习记忆等作用
  - 用于脑损伤、心肌缺血、炎症等

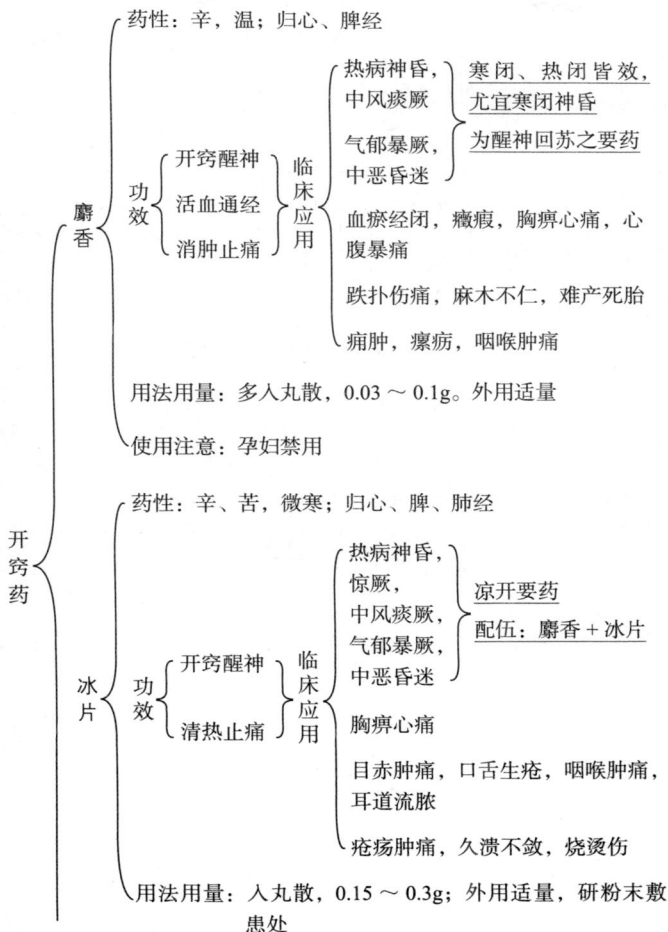

二、开窍药

1. 重点药

开窍药
├─ 麝香
│   ├─ 药性：辛，温；归心、脾经
│   ├─ 功效
│   │   ├─ 开窍醒神
│   │   ├─ 活血通经
│   │   └─ 消肿止痛
│   │   临床应用
│   │   ├─ 热病神昏，中风痰厥，气郁暴厥，中恶昏迷 ── 寒闭、热闭皆效，尤宜寒闭神昏；为醒神回苏之要药
│   │   ├─ 血瘀经闭，癥瘕，胸痹心痛，心腹暴痛
│   │   ├─ 跌扑伤痛，麻木不仁，难产死胎
│   │   └─ 痈肿，瘰疬，咽喉肿痛
│   ├─ 用法用量：多入丸散，0.03～0.1g。外用适量
│   └─ 使用注意：孕妇禁用
└─ 冰片
    ├─ 药性：辛、苦，微寒；归心、脾、肺经
    ├─ 功效
    │   ├─ 开窍醒神
    │   └─ 清热止痛
    │   临床应用
    │   ├─ 热病神昏，惊厥，中风痰厥，气郁暴厥，中恶昏迷 ── 凉开要药；配伍：麝香＋冰片
    │   ├─ 胸痹心痛
    │   ├─ 目赤肿痛，口舌生疮，咽喉肿痛，耳道流脓
    │   └─ 疮疡肿痛，久溃不敛，烧烫伤
    └─ 用法用量：入丸散，0.15～0.3g；外用适量，研粉末敷患处

息风止痉药

石菖蒲
- 药性：辛、苦，温；归心、胃经
- 功效：开窍豁痰、醒神益智、化湿和胃
  - 临床应用：
    - 痰蒙清窍，神昏癫痫 } 善治痰湿秽浊之邪蒙蔽清窍之神昏
    - 健忘失眠，耳鸣耳聋
    - 湿阻中焦，脘痞不饥，噤口下痢
- 用法用量：煎服，3～10g；鲜品加倍

苏合香
- 药性：辛，温；归心、脾经
- 功效：开窍醒神、辟秽、止痛
  - 临床应用：
    - 中风痰厥，猝然昏倒，惊痫 } 为治寒闭神昏之要药
    - 胸痹心痛，胸腹冷痛
- 用法用量：入丸散服，0.3～1g

安息香
- 药性：辛、苦，平；归心、脾经
- 功效：开窍醒神、行气活血、止痛
  - 临床应用：中风痰厥，气郁暴厥，中恶昏迷，心腹疼痛，产后血晕，小儿惊风
- 用法用量：多入丸散，0.6～1.5g

2. 了解药

药名	药性	功效	临床应用
人工麝香	辛、温 归心、脾经	开窍醒神 活血通经 消肿止痛	①热病神昏，中风痰厥，气郁暴厥，中恶昏迷 ②经闭，癥瘕，胸痹心痛，心腹暴痛，难产胎死 ③跌扑伤痛，痹痛麻木，痈肿瘰疬，咽喉肿痛
九节菖蒲	辛，温 归心、肝、脾经	化痰开窍 安神 宣湿醒脾 解毒	①热病神昏，癫痫 ②气闭耳聋，多梦健忘 ③胸闷腹胀，食欲不振 ④风湿痹痛，痈疽，疥癣

3. 相似药物功用比较

（1）麝香与牛黄

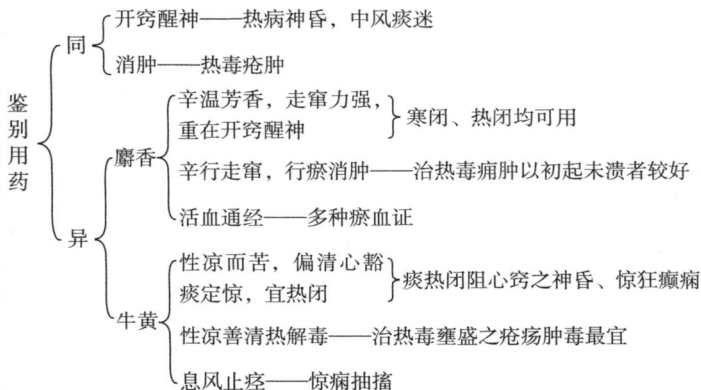

（2）冰片与麝香

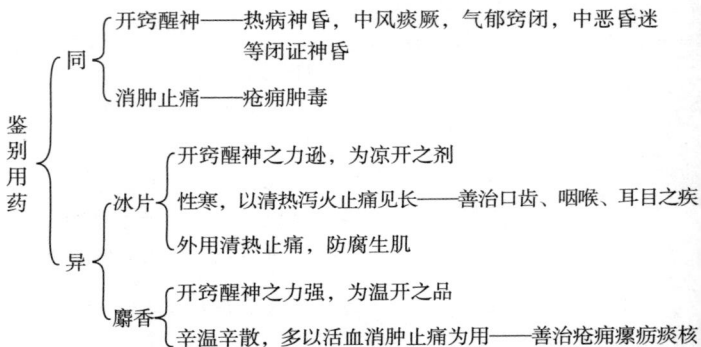

鉴别用药

同
├─开窍醒神——热病神昏，中风痰厥，气郁窍闭，中恶昏迷
│　　　　　　等闭证神昏
└─消肿止痛——疮痈肿毒

异
├─冰片
│　├─开窍醒神之力逊，为凉开之剂
│　├─性寒，以清热泻火止痛见长——善治口齿、咽喉、耳目之疾
│　└─外用清热止痛，防腐生肌
└─麝香
　├─开窍醒神之力强，为温开之品
　└─辛温辛散，多以活血消肿止痛为用——善治疮痈瘰疬痰核

第二十四章　补虚药

第二十四章

【学习线索】

1. 根据药物的主要功效，能将具体药物分类归属至补气药、补血药、补阳药、补阴药。

2. 明确补气药所补脏腑和治疗气虚证的范围。如人参大补元气，补肺脾，补肾气，补心气，白术只补脾气。

3. 补气力强的药物兼能益气生血，益气生津，益气行血，如人参、西洋参、党参、黄芪等。

4. 补阳药，以补益肾阳为主，治疗肾阳虚证。部分药物主归脾肾经，补肾助阳，温脾止泻；主归肝肾经，平补阴阳，养肝明目；主归肝肾经，补肝肾，强筋骨；主归肺肾经，补肺肾，定喘咳。部分药物补肾阳，益精血。还有部分药物补涩兼具，补肾阳，固精缩尿。

5. 补血药多性温，个别性寒，或性平。部分药物补血，兼能活血；补血，兼能止血；补血，兼能滋阴。

6. 补阴药药性甘寒，具有滋阴，或滋阴清热功效，主治阴虚证，或阴虚内热证。根据归经，能明确药物治疗阴虚证的具体病位。如沙参归肺、胃经，治疗肺

197

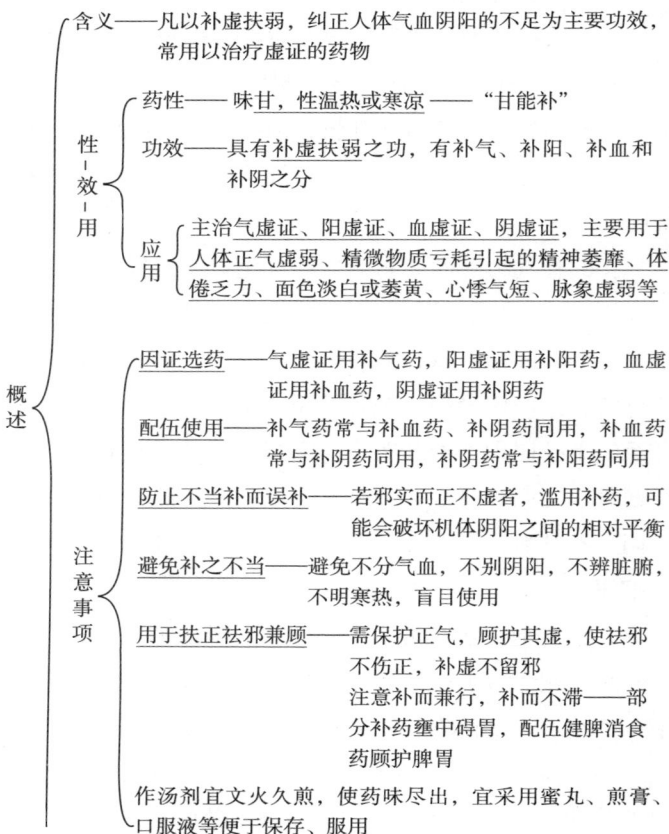

热燥咳，阴虚劳嗽，以及胃阴虚有热；枸杞子归肝、肾经，治疗肝肾阴虚，精血亏虚证。

一、补虚药的概述、分类

1. 概述

概述
├─ 含义——凡以补虚扶弱，纠正人体气血阴阳的不足为主要功效，常用以治疗虚证的药物
│
├─ 性-效-用
│   ├─ 药性——味甘，性温热或寒凉——"甘能补"
│   ├─ 功效——具有补虚扶弱之功，有补气、补阳、补血和补阴之分
│   └─ 应用——主治气虚证、阳虚证、血虚证、阴虚证，主要用于人体正气虚弱，精微物质亏耗引起的精神萎靡、体倦乏力、面色淡白或萎黄、心悸气短、脉象虚弱等
│
└─ 注意事项
    ├─ 因证选药——气虚证用补气药，阳虚证用补阳药，血虚证用补血药，阴虚证用补阴药
    ├─ 配伍使用——补气药常与补血药、补阳药同用，补血药常与补阴药同用，补阴药常与补阳药同用
    ├─ 防止不当补而误补——若邪实而正不虚者，滥用补药，可能会破坏机体阴阳之间的相对平衡
    ├─ 避免补之不当——避免不分气血，不别阴阳，不辨脏腑，不明寒热，盲目使用
    ├─ 用于扶正祛邪兼顾——需保护正气，顾护其虚，使祛邪不伤正，补虚不留邪
    │   注意补而兼行，补而不滞——部分补药壅中碍胃，配伍健脾消食药顾护脾胃
    └─ 作汤剂宜文火久煎，使药味尽出，宜采用蜜丸、煎膏、口服液等便于保存、服用

```
                ┌ 增强非特异性免疫和细胞免疫、体液免疫功能
        ┌ 现   │ 促进核酸代谢和蛋白质合成，调节脂质代谢，降血糖
概述 ─┤ 代   ├ 增强下丘脑－垂体－肾上腺皮质轴和下丘脑－垂体－性
        │ 研   │ 腺轴的功能，调节下丘脑－垂体－甲状腺轴的功能
        └ 究   └ 延缓衰老、抗氧化、强心、升压、抗休克、抗心律失常、
                  抗心肌缺血、抗应激及抗肿瘤等
```

2. 分类

```
          ┌ 药性：甘温或甘平，主归脾、肺经，部分药物归心、肾
          │                      ┌ 面色萎黄、神疲乏力，
          │                      │ 食欲不振，脘腹胀满，
          │          ┌ 补脾气──脾气虚证┤ 大便溏薄，或一身浮
          │          │                │ 肿，或脏器下垂等
          │          │
          │          ├ 补肺气──肺气虚证──气少喘促，咳嗽无力
          │          │
          │          │                ┌ 心悸怔忡，胸闷气
          │          ├ 补心气──心气虚证┤ 短，活动后加剧
          │   功用：  │
    补气药─┤   补气   │                ┌ 尿频或尿后余沥不尽，
          │          ├ 补肾气──肾气虚证┤ 或遗尿，或遗精早泄，
          │          │                └ 或带下清稀等
          │          │
          │          ├ 补元气──元气虚极欲脱┤ 气息虚微，脉微
分       │          │                    └ 欲绝等
类 ─┤     │          │
          │          │ 部分药物益气生      ┌ 阴虚津亏证或血虚证
          │          └ 血、益气生津       ┤ 尤宜于气阴（津）两伤、
          │                              └ 气血俱虚之证
          │
          └ 注意事项──对湿盛中满者应慎用，必要时辅以理气
              除湿药
```

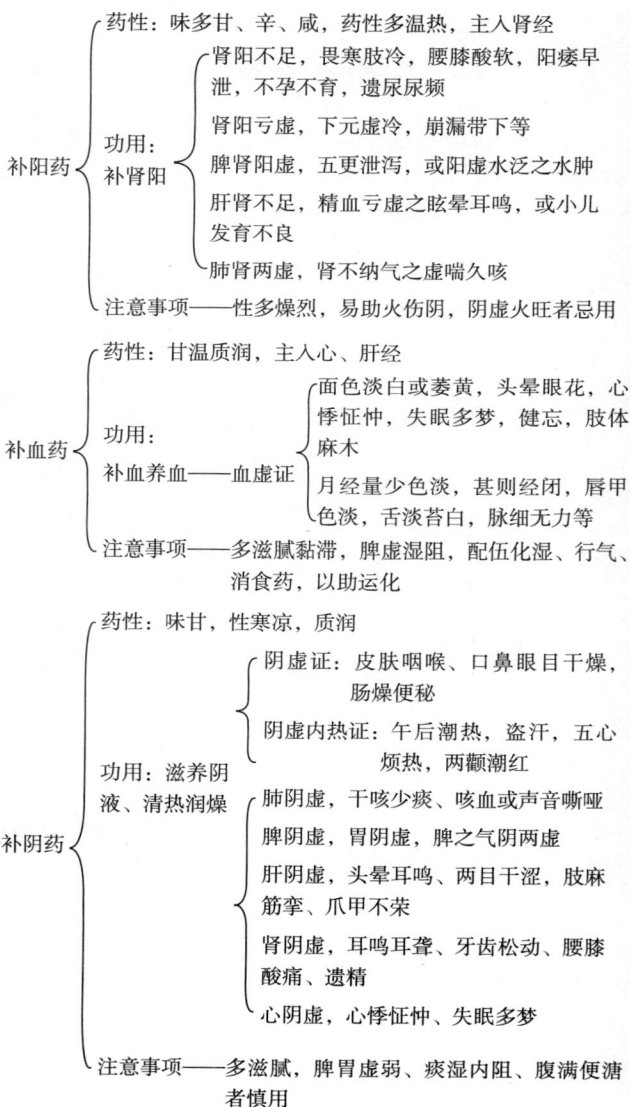

分类
├─ 补阳药
│   ├─ 药性：味多甘、辛、咸，药性多温热，主入肾经
│   ├─ 功用：补肾阳
│   │   ├─ 肾阳不足，畏寒肢冷，腰膝酸软，阳痿早泄，不孕不育，遗尿尿频
│   │   ├─ 肾阳亏虚，下元虚冷，崩漏带下等
│   │   ├─ 脾肾阳虚，五更泄泻，或阳虚水泛之水肿
│   │   ├─ 肝肾不足，精血亏虚之眩晕耳鸣，或小儿发育不良
│   │   └─ 肺肾两虚，肾不纳气之虚喘久咳
│   └─ 注意事项——性多燥烈，易助火伤阴，阴虚火旺者忌用
│
├─ 补血药
│   ├─ 药性：甘温质润，主入心、肝经
│   ├─ 功用：补血养血——血虚证
│   │   ├─ 面色淡白或萎黄，头晕眼花，心悸怔忡，失眠多梦，健忘，肢体麻木
│   │   └─ 月经量少色淡，甚则经闭，唇甲色淡，舌淡苔白，脉细无力等
│   └─ 注意事项——多滋腻黏滞，脾虚湿阻，配伍化湿、行气、消食药，以助运化
│
└─ 补阴药
    ├─ 药性：味甘，性寒凉，质润
    ├─ 功用：滋养阴液、清热润燥
    │   ├─ 阴虚证：皮肤咽喉、口鼻眼目干燥，肠燥便秘
    │   ├─ 阴虚内热证：午后潮热，盗汗，五心烦热，两颧潮红
    │   ├─ 肺阴虚，干咳少痰、咳血或声音嘶哑
    │   ├─ 脾阴虚，胃阴虚，脾之气阴两虚
    │   ├─ 肝阴虚，头晕耳鸣、两目干涩，肢麻筋挛、爪甲不荣
    │   ├─ 肾阴虚，耳鸣耳聋、牙齿松动、腰膝酸痛、遗精
    │   └─ 心阴虚，心悸怔忡、失眠多梦
    └─ 注意事项——多滋腻，脾胃虚弱、痰湿内阻、腹满便溏者慎用

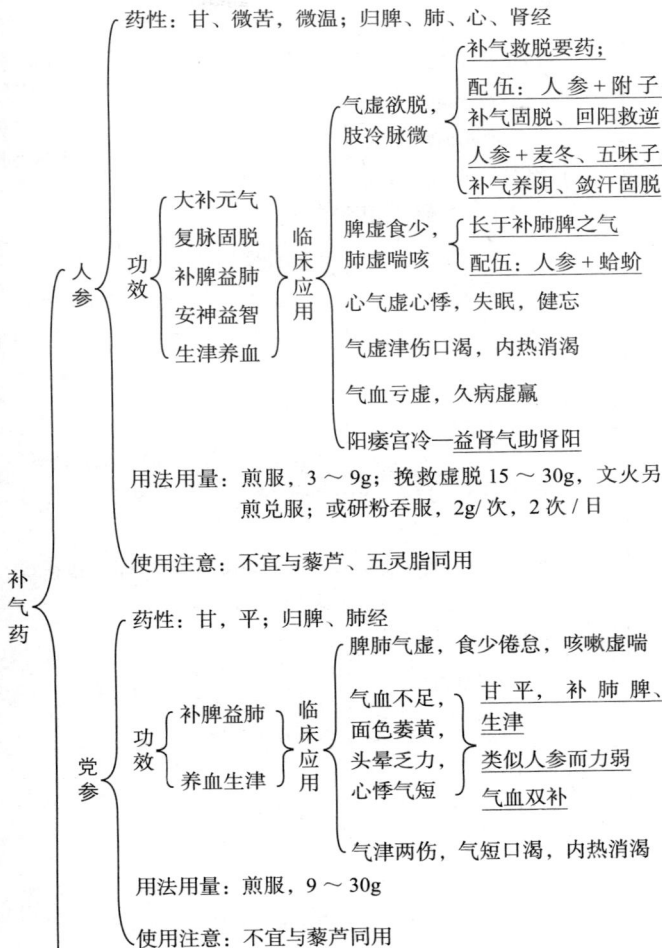

二、补气药

1. 重点药

补气药

人参
- 药性：甘、微苦，微温；归脾、肺、心、肾经
- 功效
  - 大补元气
  - 复脉固脱
  - 补脾益肺
  - 安神益智
  - 生津养血
- 临床应用
  - 气虚欲脱，肢冷脉微
    - 补气救脱要药；
    - 配伍：人参＋附子：补气固脱、回阳救逆
    - 人参＋麦冬、五味子：补气养阴、敛汗固脱
  - 脾虚食少，肺虚喘咳
    - 长于补肺脾之气
    - 配伍：人参＋蛤蚧
  - 心气虚心悸，失眠，健忘
  - 气虚津伤口渴，内热消渴
  - 气血亏虚，久病虚羸
  - 阳痿宫冷—益肾气助肾阳
- 用法用量：煎服，3～9g；挽救虚脱15～30g，文火另煎兑服；或研粉吞服，2g/次，2次/日
- 使用注意：不宜与藜芦、五灵脂同用

党参
- 药性：甘，平；归脾、肺经
- 功效
  - 补脾益肺
  - 养血生津
- 临床应用
  - 脾肺气虚，食少倦怠，咳嗽虚喘
  - 气血不足，面色萎黄，头晕乏力，心悸气短
    - 甘平，补肺脾、生津
    - 类似人参而力弱
    - 气血双补
  - 气津两伤，气短口渴，内热消渴
- 用法用量：煎服，9～30g
- 使用注意：不宜与藜芦同用

补气药
├─ 黄芪
│   ├─ 药性：甘，微温；归脾、肺经
│   ├─ 功效：补气升阳、益卫固表、利水消肿、生津养血、行滞通痹、托毒排脓、敛疮生肌
│   ├─ 临床应用
│   │   ├─ 气虚乏力，食少便溏 ── 补益脾气要药
│   │   ├─ 水肿尿少，中气下陷 ── 善升阳举陷，尤长于治疗脾虚中气下陷、气虚水肿
│   │   ├─ 久泻脱肛，便血崩漏 ── 配伍：黄芪+升麻、柴胡：补气升阳举陷；黄芪+白术、茯苓：补气利尿消肿
│   │   ├─ 肺气虚弱，咳喘气短
│   │   ├─ 表虚自汗
│   │   ├─ 内热消渴
│   │   ├─ 血虚萎黄，气血两虚──益气生血
│   │   ├─ 气虚血滞，半身不遂，痹痛麻木──益气以行滞通痹
│   │   └─ 气血亏虚，痈疽难溃，久溃不敛
│   ├─ 用法用量：煎服，9～30g；益气补中宜蜜炙，其他多生用
│   └─ 使用注意：凡表实邪盛、内有积滞、阴虚阳亢、疮疡初起或溃后热毒尚盛等证，均不宜用
└─ 白术
    ├─ 药性：甘、苦，温；归脾、胃经
    ├─ 功效：补气健脾、燥湿利水、止汗、安胎
    ├─ 临床应用
    │   ├─ 脾气虚弱，食少倦怠，腹胀泄泻，痰饮眩晕心悸，水肿，带下──只补脾气，脾脏补气健脾第一要药
    │   ├─ 气虚自汗
    │   └─ 脾虚胎动不安
    ├─ 用法用量：煎服，6～12g；燥湿利水宜生用，补气健脾宜炒用，健脾止泻宜炒焦用
    └─ 使用注意：燥湿伤阴，阴虚内热、津液亏耗者不宜使用

药性：甘，平；归脾、肺、肾经

山药 {
功效 {
益气养阴
补脾肺肾
涩精止带
} 临床应用 {
脾虚食少，大便溏泻，白带过多
肺虚喘咳
肾虚遗精，带下，尿频
虚热消渴
}
补肺脾肾三脏
气阴双补
补、涩兼顾
}

用法用量：煎服，15～30g；麸炒山药补脾健胃，用于脾虚食少，泄泻便溏，白带过多

使用注意：本品养阴能助湿，故湿盛中满或有积滞者不宜使用

药性：甘，平；归心、肺、脾、胃经

补气药

甘草 {
功效 {
补脾益气
清热解毒
祛痰止咳
缓急止痛
调和诸药
} 临床应用 {
脾胃虚弱，倦怠乏力 { 补脾胃，作用和缓 } 善补心、脾之气
心气不足，心悸气短，脉结代
痈肿疮毒，咽喉肿痛 { 长于解毒，解毒圣药 }
咳嗽痰多 { 寒热虚实多种咳喘，有痰无痰均宜 }
脘腹、四肢挛急疼痛 { 配伍：甘草＋白芍 }
缓解药物毒性、烈性 { 调和百药，"国老"之称 }
}
}

用法用量：煎服，2～10g；清热解毒宜生用，补中缓急、益气复脉宜蜜炙用

使用注意 {
不宜与海藻、京大戟、红大戟、甘遂、芫花同用
本品有助湿壅气之弊，湿盛胀满、水肿者不宜用
大剂量久服可导致水钠潴留，引起浮肿
}

203

补气药

西洋参

药性：甘、微苦，凉；归心、肺、肾经

功效：补气养阴　清热生津

临床应用：
- 气阴两脱证 —— 性寒，气阴双补兼能清火　益气救脱逊于人参
- 心之气阴两虚，心悸、失眠多梦 —— 补心、肺、脾之气阴
- 脾之气阴两虚，纳呆食滞，口渴思饮
- 气虚津伤，口燥咽干、内热消渴 —— 善治三脏气阴两伤火旺之证

用法用量：煎服，3～6g，另煎兑服；入丸散剂，每次0.5～1g

使用注意：性寒凉，能伤阳助湿，故中阳衰微，胃有寒湿者不宜服用；不宜与藜芦同用

太子参

药性：甘、微苦，平；归脾、肺经

功效：益气健脾　生津润肺

临床应用：
- 脾虚体倦，食欲不振
- 病后虚弱，气阴不足，自汗口渴 —— 清补之品
- 肺燥干咳

用法用量：煎服，9～30g

大枣

药性：甘，温；归脾、胃、心经

功效：补中益气　养血安神

临床应用：
- 脾虚食少，乏力便溏 —— 补益脾气　气血双补
- 妇人脏躁，失眠

用法用量：煎服，6～15g

使用注意：助湿生热，令人中满，湿盛中满或有积滞、痰热者不宜服用

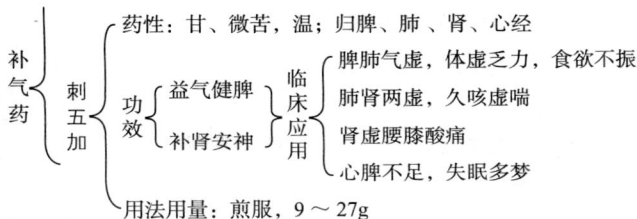

补气药 { 刺五加 {

药性：甘、微苦，温；归脾、肺、肾、心经

功效 {
益气健脾
补肾安神
}

临床应用 {
脾肺气虚，体虚乏力，食欲不振
肺肾两虚，久咳虚喘
肾虚腰膝酸痛
心脾不足，失眠多梦
}

用法用量：煎服，9～27g
}

2. 了解药

药名	药性	功效	临床应用
白扁豆	甘，微温 归脾、胃经	健脾化湿 和中消暑	①脾胃虚弱，食欲不振，大便溏泻，白带过多 ②暑湿吐泻，胸闷腹胀
绞股蓝	甘、苦，寒 归脾、肺经	益气健脾 化痰止咳 清热解毒	①脾虚证 ②肺虚咳嗽
红景天	甘、苦，平 归肺、脾、心经	益气活血 通脉平喘	①气虚血瘀，胸痹心痛，中风偏瘫 ②脾肺气虚，倦怠气喘
沙棘	甘、酸、涩，温 归脾、胃、肺、心经	健脾消食 止咳祛痰 活血散瘀	①脾虚食少，食积腹痛 ②咳嗽痰多 ③瘀血经闭，胸痹心痛，跌扑瘀肿
饴糖	甘，温 归脾、胃、肺经	补中益气 缓急止痛 润肺止咳	①脾胃虚寒，脘腹疼痛 ②肺虚燥咳
蜂蜜	甘，平 归肺、脾、大肠经	补中 润燥 止痛 解毒 外用生肌 敛疮	①脾气虚弱，脘腹挛急疼痛 ②肺燥干咳 ③肠燥便秘 ④解乌头类药毒 ⑤疮疡不敛，水火烫伤

3. 相似药物功用比较

（1）人参与西洋参

鉴别用药
- 同
  - 补益元气——气虚欲脱
  - 补心脾肺气——心、脾、肺气虚证
  - 益气生津——津伤口渴和消渴
- 异
  - 人参：性温，益气救脱之力和补脾肺气作用较强，单用即可收效；且能补心气益智
    治疗心气虚失眠、健忘；能补肾气，益气助阳，治疗肾气虚喘，阳虚阳痿宫冷
  - 西洋参：性凉，兼能补阴，补气养阴而不助热，较宜于气阴两伤而有热者
    多用于气阴两脱，脾肺气阴两虚之证

（2）☆人参与党参

鉴别用药
- 同
  - 补益脾肺
  - 益气生津　　脾气虚、肺气虚，津伤口渴、消渴；血虚
  - 益气养血　　及气虚邪实之证
- 异
  - 人参：能大补元气，补气力强，急症、重症为宜；既能治元气虚极欲脱，又能补五脏之气，安神益智，益气助阳，治疗心、肺、脾、肾气虚证；能益气生血，用于气血两虚证
  - 党参：作用缓和，多用于轻症和慢性疾病患者，补气作用范围有限，只用于补益肺、脾之气；气血双补，用于气血两虚面色萎黄，心悸气短，头晕乏力

（3）西洋参和太子参

鉴别用药
- 同
  - 益脾肺之气
  - 补脾肺之阴　　气阴双补之品
  - 生津止渴
- 异
  - 太子参：补气、养阴、生津不及西洋参，用于气阴不足之轻症、热不盛者及小儿多用
  - 西洋参：用于气阴两伤而热较盛者，且能益气救脱

（4）☆人参、党参和黄芪

鉴别用药
- 同——补气、生津、养血；常相须为用，治疗肺脾气虚证，气津两伤，气血两虚证
- 异
  - 人参：补气作用较强，为补气救脱第一要药，有益气固脱，安神益智，补气助肾阳之功，治疗元气虚极欲脱，心悸失眠及肾阳虚衰等病证
  - 党参：补气之力较平和，专于补益脾肺之气
  - 黄芪：长于补气升阳，益卫固表，利水消肿，托疮生肌，适用于脾虚中气下陷、表虚自汗、气虚水肿、疮疡溃久难敛等证

（5）☆黄芪与白术

鉴别用药
- 同：补气、利水、止汗
- 异
  - 黄芪：补脾肺气，长于补气升阳，益卫固表，利水消肿，托疮生肌，适用于脾虚中气下陷、表虚自汗、气虚水肿、疮疡溃久难敛等证
  - 白术：长于益气健脾，多用于脾气虚证及脾虚湿困偏于虚证者；兼能利水、固表止汗、安胎，可用于脾虚痰饮，水肿；气虚自汗；脾虚失养，胎动不安

（6）☆白术与苍术

鉴别用药
- 同：燥湿、健脾——脾湿偏盛，大便溏泻、水肿带下、痰饮
- 异
  - 白术：燥性弱，长于健脾，宜用于脾虚证及脾虚湿困偏于虚证者；兼能利水、固表止汗、安胎，可用于脾虚痰饮，水肿；气虚自汗；脾虚失养，胎动不安
  - 苍术：燥性强，长于燥湿，宜用于湿阻实证；又可祛风湿、解表，明目，用于风湿痹痛；风寒挟湿表证；夜盲症

（7）白术与山药

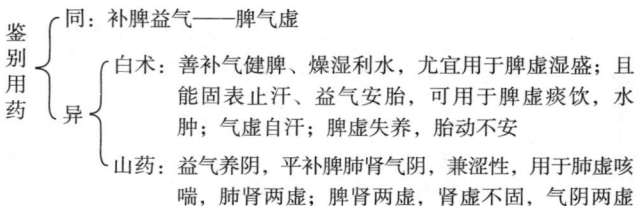

鉴别用药
- 同：补脾益气——脾气虚
- 异：
  - 白术：善补气健脾、燥湿利水，尤宜用于脾虚湿盛；且能固表止汗、益气安胎，可用于脾虚痰饮，水肿；气虚自汗；脾虚失养，胎动不安
  - 山药：益气养阴，平补脾肺肾气阴，兼涩性，用于肺虚咳喘，肺肾两虚；脾肾两虚，肾虚不固，气阴两虚

三、补阳药

1. 重点药

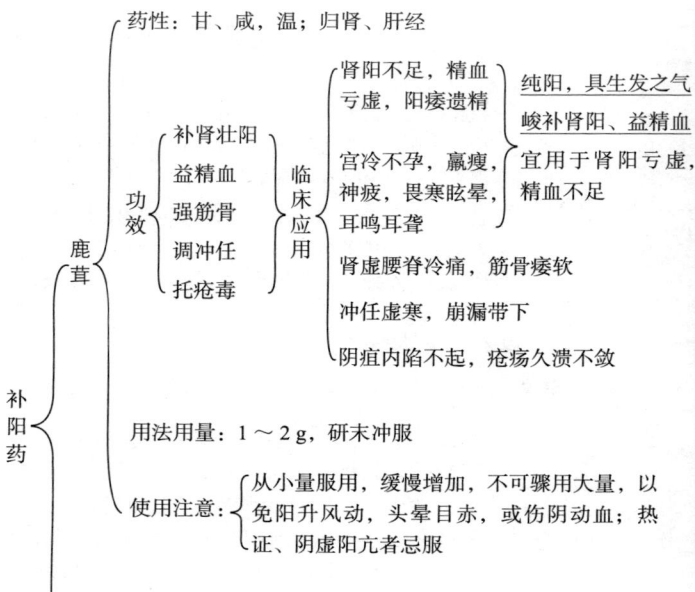

补阳药
- 鹿茸
  - 药性：甘、咸，温；归肾、肝经
  - 功效：
    - 补肾壮阳
    - 益精血
    - 强筋骨
    - 调冲任
    - 托疮毒
  - 临床应用：
    - 肾阳不足，精血亏虚，阳痿遗精 —— 纯阳，具生发之气峻补肾阳、益精血
    - 宫冷不孕，羸瘦，神疲，畏寒眩晕，耳鸣耳聋 —— 宜用于肾阳亏虚，精血不足
    - 肾虚腰脊冷痛，筋骨痿软
    - 冲任虚寒，崩漏带下
    - 阴疽内陷不起，疮疡久溃不敛
  - 用法用量：1～2 g，研末冲服
  - 使用注意：从小量服用，缓慢增加，不可骤用大量，以免阳升风动，头晕目赤，或伤阴动血；热证、阴虚阳亢者忌服

补阳药
├─ 淫羊藿
│ ├─ 药性：辛、甘，温；归肝、肾经
│ ├─ 功效　补肾壮阳　强筋骨　祛风湿
│ │ └─ 临床应用
│ │   ├─ 肾阳虚衰，阳痿遗精，筋骨痿软
│ │   │ ├─ 长于壮阳起痿
│ │   │ └─ 宜于肾阳虚衰之男子阳痿不育
│ │   └─ 风寒湿痹，麻木拘挛
│ │   ├─ 尤宜久病累及肝肾，筋骨不健
│ │   └─ 素体肾阳不足，筋骨不健而患风湿痹证者
│ ├─ 用法用量：煎服，6～10g
│ └─ 使用注意：阴虚火旺者不宜使用
│
├─ 杜仲
│ ├─ 药性：甘，温；归肝、肾经
│ ├─ 功效　补肝肾　强筋骨　安胎
│ │ └─ 临床应用
│ │   ├─ 肝肾不足，腰膝酸痛，筋骨无力，头晕目眩
│ │   │ ├─ 长于补肝肾、强筋骨
│ │   │ └─ 善治肾虚腰痛
│ │   └─ 肝肾亏虚，妊娠漏血，胎动不安
│ ├─ 用法用量：煎服，6～10g，炒用破坏胶质有利于有效成分煎出，效果较生用好
│ └─ 使用注意：温补之品，阴虚火旺者慎用
│
└─ 续断
   ├─ 药性：苦、辛，微温；归肝、肾经
   ├─ 功效　补肝肾　强筋骨　续折伤　止崩漏
   │ └─ 临床应用
   │   ├─ 肝肾不足，腰膝酸软，风湿痹痛
   │   ├─ 跌扑损伤，筋伤骨折——伤科常用药
   │   └─ 肝肾不足，崩漏经多，胎漏下血，胎动不安
   └─ 用法用量：煎服，9～15g；止崩漏宜炒用

补阳药

肉苁蓉
- 药性：甘、咸，温；归肾、大肠经
- 功效
  - 补肾阳
  - 益精血
  - 润肠通便
- 临床应用
  - 肾阳不足，精血亏虚，阳痿不孕，腰膝酸软，筋骨无力 ——作用从容和缓
  - 肠燥便秘
- 用法用量：煎服，6～10g
- 使用注意：助阳、滑肠，故阴虚火旺、热结便秘、大便溏泻者不宜服用

益智仁
- 药性：辛，温；归脾、肾经
- 功效
  - 暖肾固精缩尿
  - 温脾止泻摄唾
- 临床应用
  - 肾虚遗尿，小便频数，遗精白浊 ——补脾肾两虚
  - 脾寒泄泻，腹中冷痛，口多唾涎 ——长于温脾摄唾
- 用法用量：煎服，3～10g

补骨脂
- 药性：辛、苦，温；归肾、脾经
- 功效
  - 补肾壮阳
  - 固精缩尿
  - 纳气平喘
  - 温脾止泻
  - 消风祛斑
- 临床应用
  - 肾阳不足，阳痿不孕，腰膝冷痛
  - 肾虚遗精滑精，遗尿尿频
  - 肾虚作喘
  - 脾肾阳虚，五更泄泻
  - 白癜风，斑秃——外用
  - ——补脾肾之阳，补涩兼具
- 用法用量：煎服，6～10g；外用20%～30%酊剂涂患处
- 使用注意：性质温燥，能伤阴助火，阴虚火旺、大便秘结者忌服

补阳药

蛤蚧
- 药性：咸，平；归肺、肾经
- 功效 {补肺益肾 / 纳气定喘 / 助阳益精} 临床应用 {肺肾不足，虚喘气促，劳嗽咳血 → <u>善补肺气、助肾阳、定喘咳</u> / <u>善治肺肾气虚喘咳</u> / 肾虚阳痿，遗精}
- 用法用量：煎服，3～6g；多入丸散或酒剂
- 使用注意：咳喘实证不宜使用

第二十四章

紫河车
- 药性：甘，咸，温；归肺、肝、肾经
- 功效 {温肾补精 / 益气养血} 临床应用 {肾阳不足，精血亏虚，虚劳羸瘦，阳痿遗精，宫冷不孕 / 肺肾两虚，久咳虚喘，骨蒸劳嗽 / 气血两虚，产后乳少，面色萎黄，食少气短}
- 用法用量：2～3g，研末吞服
- 使用注意：阴虚火旺者不宜单独应用

巴戟天
- 药性：甘，辛，微温；归肾、肝经
- 功效 {补肾阳 / 强筋骨 / 祛风湿} 临床应用 {肾阳不足，阳痿遗精，宫冷不孕 / 月经不调，少腹冷痛 / 风湿痹痛，筋骨痿软}
- 用法用量：煎服，3～10g
- 使用注意：阴虚火旺者不宜使用

补阳药
{

锁阳
{
药性：甘，温；归肝、肾、大肠经

功效
{
补肾阳
益精血
润肠通便
}
临床应用
{
肾阳不足，精血亏虚，腰膝痿软，阳痿滑精
肠燥便秘——善精血亏虚之肠燥便秘
}

用法用量：煎服，5～10g

使用注意：助阳、滑肠，阴虚火旺、热结便秘、大便溏泻者不宜服用
}

沙苑子
{
药性：甘，温；归肝、肾经

功效
{
补肾助阳
固精缩尿
养肝明目
}
临床应用
{
肾虚腰痛，遗精早泄，遗尿尿频，白浊带下
肝肾不足，头晕目眩，目暗昏花
}
{
补益肝肾
兼能收涩
}

用法用量：煎服，9～15g

使用注意：温补固涩之品，阴虚火旺、小便不利者不宜服用
}

菟丝子
{
药性：辛，甘，平；归肝、肾、脾经

功效
{
补益肝肾
固精缩尿
安胎
明目
止泻
消风祛斑
}
临床应用
{
肝肾不足，腰膝酸软，阳痿遗精，遗尿尿频
肾虚胎漏，胎动不安
肝肾不足，目昏耳鸣
脾肾虚泻
白癜风——外用
}
{
补肝、脾、肾三脏
补肾阳兼益肾精
平补阴阳
补肾兼固精缩尿
}

用法用量：煎服，6～12g；外用适量

使用注意：虽为平补之品，偏于补阳，阴虚火旺、大便燥结、小便短赤者不宜服用
}
}

补阳药 {
胡桃仁 {
药性：甘，温；归肾、肺、大肠经

功效 {
补肾
温肺
润肠
}
临床应用 {
肾阳不足，腰膝酸软，阳痿遗精，小便频数
肺肾不足，虚寒喘嗽
肠燥便秘
} 补肺肾二脏 善治肺肾虚寒喘嗽

用法用量：煎服，6～9g；定喘嗽连皮用，润肠燥去皮用

使用注意：阴虚火旺、痰热咳嗽及便溏者不宜服用
}

冬虫夏草 {
药性：甘，平；归肺、肾经

功效 {
补肾益肺
止血化痰
}
临床应用 {
肾虚精亏，阳痿遗精，腰膝酸痛
久咳虚喘，劳嗽咯血，干咳痰黏
} 平补肺肾佳品

用法用量：煎汤或炖服，3～9g

使用注意：有表邪者不宜用
}
}

2. 了解药

药名	药性	功效	临床应用
仙茅	辛，热；有毒 归肾、肝、脾经	补肾阳 强筋骨 祛寒湿	①脾肾阳不足，命门火衰，阳痿精冷，小便频数 ②腰膝冷痛，筋骨痿软无力 ③阳虚冷泻

续表

药名	药性	功效	临床应用
胡芦巴	苦，温 归肾经	温肾助阳 祛寒止痛	①肾阳不足，下元虚冷，阳痿滑泄，精冷囊湿 ②小腹冷痛，寒疝腹痛 ③寒湿脚气，足膝冷痛
韭菜子	辛、甘，温 归肝、肾经	温补肝肾 壮阳固精	①肝肾亏虚，腰膝酸痛 ②阳痿遗精，遗尿尿频，白浊带下
阳起石	咸，温 归肾经	温肾壮阳	肾阳亏虚，阳痿不举，宫冷不孕
紫石英	甘，温 归肾、心、肺经	温肾暖宫 镇心安神 温肺平喘	①肾阳亏虚，宫冷不孕，崩漏带下 ②惊悸不安，失眠多梦 ③虚寒咳喘
海狗肾	咸，热 归肾经	暖肾壮阳 益精补髓	①肾阳亏虚，阳痿精冷，精少不育 ②肾阳衰微，心腹冷痛
海马	甘、咸，温 归肝、肾经	温肾壮阳 散结消肿	①肾虚阳痿，遗精遗尿 ②肾虚作喘 ③癥瘕积聚，跌扑损伤 ④痈肿疔疮
哈蟆油	甘、咸，平 归肺、肾经	补肾益精 养阴润肺	①病后体虚，神疲乏力，心悸失眠，盗汗 ②痨嗽咳血

3. 相似药物功用比较

（1）鹿茸与紫河车

鉴别用药 {
同：补肾阳，益精血——肾阳不足，精血亏虚证
异 {
鹿茸：补阳力强，为峻补之品，用于肾阳虚之重症，且使阳生阴长，而用于精血亏虚诸证
紫河车：养阴力强，使阴长阳生，兼能大补气血，用于气血不足、虚损劳伤诸证
}
}

（2）杜仲、续断与桑寄生

鉴别用药 {
同 {
补肝肾、强筋骨 } 肝肾亏虚之腰膝酸痛、筋骨痿软
安胎——肝肾不足之胎漏、胎动不安
}
异 {
杜仲：补力较强，兼暖下元，治肾阳虚衰之阳痿遗精、尿频遗尿
续断 {
补力较弱，补而不滞；行血脉而疗伤续折、消肿止痛
善治风湿痹痛、跌打瘀肿、骨折及痈肿疮毒
}
桑寄生：善祛风湿，用于痹证日久，伤及肝肾，腰膝酸软，筋骨无力者
}
}

（3）淫羊藿与巴戟天

鉴别用药 {
同 {
补肾助阳——肾阳虚之阳痿、不孕
强筋骨，祛风除湿——肝肾不足之筋骨痿软、风湿久痹等证
}
异 {
淫羊藿：补肾阳之力较强，长于壮阳起痿，尤宜于肾阳虚衰之阳痿不育
巴戟天：补阳之力不及淫羊藿，暖下元而调经止痛，治疗宫冷不孕，月经不调，少腹冷痛
}
}

（4）补骨脂与益智仁

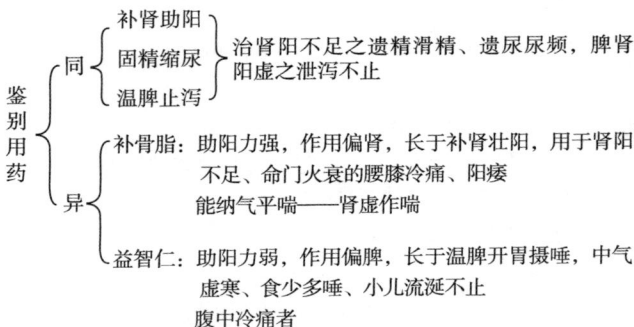

鉴
别
用
药

同
- 补肾助阳
- 固精缩尿
- 温脾止泻
→ 治肾阳不足之遗精滑精、遗尿尿频，脾肾阳虚之泄泻不止

异
- 补骨脂：助阳力强，作用偏肾，长于补肾壮阳，用于肾阳不足、命门火衰的腰膝冷痛、阳痿
能纳气平喘——肾虚作喘
- 益智仁：助阳力弱，作用偏脾，长于温脾开胃摄唾，中气虚寒、食少多唾、小儿流涎不止
腹中冷痛者

（5）蛤蚧、胡桃仁和冬虫夏草

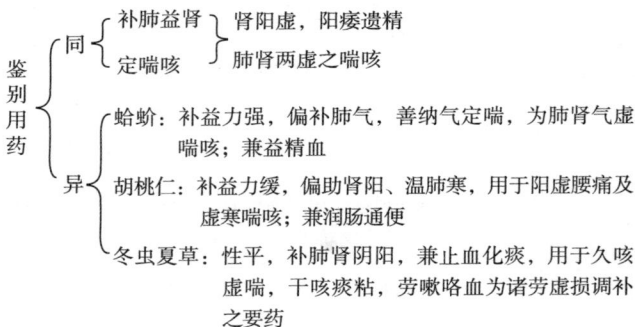

鉴
别
用
药

同
- 补肺益肾
- 定喘咳
→ 肾阳虚，阳痿遗精
肺肾两虚之喘咳

异
- 蛤蚧：补益力强，偏补肺气，善纳气定喘，为肺肾气虚喘咳；兼益精血
- 胡桃仁：补益力缓，偏助肾阳、温肺寒，用于阳虚腰痛及虚寒喘咳；兼润肠通便
- 冬虫夏草：性平，补肺肾阴阳，兼止血化痰，用于久咳虚喘，干咳痰粘，劳嗽咯血为诸劳虚损调补之要药

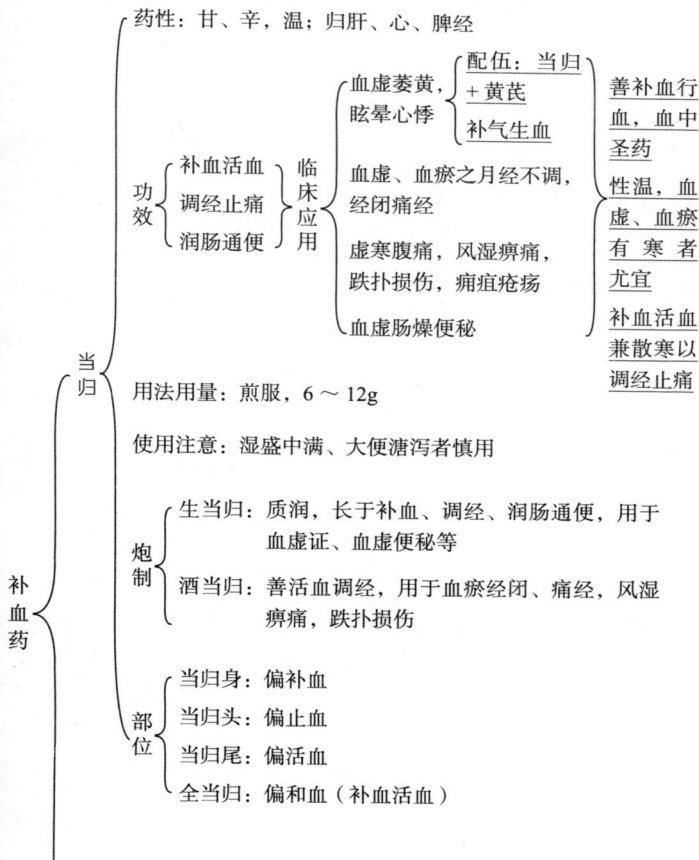

四、补血药

1. 重点药

当归

- 药性：甘、辛，温；归肝、心、脾经
- 功效：补血活血、调经止痛、润肠通便
  - 临床应用：
    - 血虚萎黄，眩晕心悸 —— 配伍：当归 + 黄芪 —— 补气生血 —— 善补血行血，血中圣药
    - 血虚、血瘀之月经不调，经闭痛经
    - 虚寒腹痛，风湿痹痛，跌扑损伤，痈疽疮疡 —— 性温，血虚、血瘀有寒者尤宜 —— 补血活血兼散寒以调经止痛
    - 血虚肠燥便秘
- 用法用量：煎服，6～12g
- 使用注意：湿盛中满、大便溏泻者慎用
- 炮制：
  - 生当归：质润，长于补血、调经、润肠通便，用于血虚证、血虚便秘等
  - 酒当归：善活血调经，用于血瘀经闭、痛经，风湿痹痛，跌扑损伤
- 部位：
  - 当归身：偏补血
  - 当归头：偏止血
  - 当归尾：偏活血
  - 全当归：偏和血（补血活血）

补血药

熟地黄
- 药性：甘，微温；归肝、肾经
- 功效
  - 补血滋阴
  - 益精填髓
- 临床应用
  - 血虚萎黄，心悸怔忡，月经不调，崩漏下血
  - 肝肾阴虚，腰膝酸软，骨蒸潮热，盗汗遗精，内热消渴
  - 肝肾不足，精血亏虚，眩晕耳鸣，须发早白

  凡血虚、阴虚精血亏虚之证皆宜

- 用法用量：煎服，9～15g
- 使用注意
  - 性质黏腻，有碍消化，凡气滞痰多，湿盛中满、食少便溏者慎用
  - 重用久服宜与陈皮、砂仁等同用，以免滋腻碍胃

白芍
- 药性：苦、酸，微寒；归肝、脾经
- 功效
  - 养血调经
  - 敛阴止汗
  - 柔肝止痛
  - 平抑肝阳
- 临床应用
  - 血虚萎黄，月经不调，崩漏 —— 偏益肝之阴血
  - 自汗，盗汗
  - 胁肋脘腹疼痛，四肢挛急疼痛 —— 配伍：白芍+甘草 调和肝脾，缓急止痛
  - 肝阳上亢，头痛眩晕

  补肝血 敛肝阴 柔肝止痛 肝脾不和

- 用法用量：煎服，6～15g；平抑肝阳、敛阴止汗多生用，养血调经、柔肝止痛多炒用或酒炒用
- 使用注意：不宜与藜芦同用；阳衰虚寒之证不宜使用

补血药

阿胶
- 药性：甘，平；归肺、肝、肾经
- 功效
  - 补血
  - 止血
  - 滋阴润燥
- 临床应用
  - 血虚萎黄，眩晕心悸，肌痿无力 ⟶ 补血、止血要药
  - 吐血尿血，便血崩漏，妊娠胎漏 ｛配伍：艾叶＋阿胶 温经散寒，养血止血｝⟶ 善治出血致血虚
  - 热病伤阴、心烦不眠，虚风内动、手足瘈疭 ⟶ 出血兼阴虚者
  - 肺燥咳嗽，劳嗽咳血
- 用法用量：煎服，3～9 g，烊化兑服；润肺宜蛤粉炒，止血宜蒲黄炒
- 使用注意：性质黏腻，有碍消化，脾胃虚弱、食少便溏者慎用

何首乌
- 药性：苦、甘、涩、微温；归肝、心、肾经
- 功效
  - 制
    - 补肝肾
    - 益精血
    - 乌须发
    - 强筋骨
    - 化浊降脂
    - 临床应用
      - 血虚萎黄，眩晕耳鸣，须发早白，腰膝酸软，肢体麻木，崩漏带下 ⟶ 补而不腻，滋补良药
      - 高脂血症 ⟶ 补益兼收敛之性
  - 生
    - 解毒
    - 消痈
    - 截疟
    - 润肠通便
    - 临床应用
      - 疮痈，瘰疬，风疹瘙痒 ⟶ 生用苦泄甘润
      - 久疟体虚
      - 肠燥便秘 ⟶ 补益力弱
- 用法用量：煎服，制何首乌6～12 g，生何首乌3～6g
- 使用注意
  - 制用——偏补益，且兼收敛之性，湿痰壅盛者忌用
  - 生用——滑肠通便，大便溏泄者忌用
  - 何首乌可能引起肝损伤，不宜长期、大量服用

2. 了解药

药名	药性	功效	临床应用
龙眼肉	甘，温 归心、脾经	补益心脾， 养血安神	气血不足，心悸怔忡， 健忘失眠，血虚萎黄

3. 相似药物功用比较

（1）当归与熟地黄

鉴别用药
- 同：补血——相须为用治血虚诸证
- 异：
  - 当归
    - 补血兼行血，补而不滞，善治血虚夹瘀证，行于补血活血散寒，调经要药，治疗血虚、血瘀月经不调、痛经及虚寒腹痛、风湿痹痛、跌打损伤、痈疽疮疡
    - 能润肠通便，可用于血虚肠燥便秘证
  - 熟地黄：功专补血滋阴，益精髓，为补益肝肾精血要药，可治肝肾阴虚、精血亏虚诸证

（2）当归与白芍

鉴别用药
- 同：
  - 补血调经——血虚面色萎黄，眩晕心悸，月经不调，经闭痛经
  - 止痛——疼痛诸证
- 异：
  - 当归
    - 补血活血，兼散寒，用于血虚、血瘀、寒凝所致月经不调，经闭痛经血虚寒滞者适宜
    - 善散寒止痛，用于血虚、血瘀、虚寒疼痛
    - 且能润肠通便，用治血虚肠燥便秘
  - 白芍
    - 善养血敛阴，血虚、阴虚有热者适宜
    - 善缓急止痛，用于肝阴不足，血虚肝旺，肝气不舒所致的疼痛，肝脾不调、腹痛泄泻
    - 且能平抑肝阳，敛阴止汗，用于肝阳上亢，头痛眩晕；自汗、盗汗

（3）鲜地黄、生地黄与熟地黄

鉴别用药
- 同：滋阴——肝肾阴虚证
- 异
  - 鲜地黄
    - 甘苦大寒；滋阴力弱，滋腻性小；具有清热凉血、养阴生津之功，长于清热
    - 多用于温热病热入营血，血热出血等。
  - 生地黄
    - 甘寒质润；滋腻性小，具有清热凉血、养阴生津之功，长于滋阴
    - 血热津伤或精血阴液亏虚有热者多用。
  - 熟地黄
    - 甘微温，滋腻性大，专补血滋阴、填精益髓
    - 功专补血、滋阴、填精益髓。多用于血虚萎黄，目眩心悸，月经不调；
    - 肾阴不足，腰膝酸软，遗精盗汗，耳鸣耳聋，精血双亏，须发早白。

（4）白芍与赤芍

鉴别用药
- 同：性微寒，止痛——治疼痛
- 异
  - 白补赤泻
白收赤散
    - 白芍：长于养血调经、敛阴止汗、平抑肝阳，主治阴血亏虚，自汗、盗汗，肝阳偏亢等
    - 赤芍：长于清热凉血、活血散瘀、清泻肝；主治血热、血瘀、肝火所致诸证
  - 止痛
    - 白芍：长于养血柔肝、缓急止痛；主治肝阴不足，血虚肝旺，肝气不舒所致的胁肋疼痛、脘腹四肢拘挛作痛
    - 赤芍：长于活血祛瘀止痛，主治血滞诸痛，又能清热凉血，血热瘀滞者尤为适宜

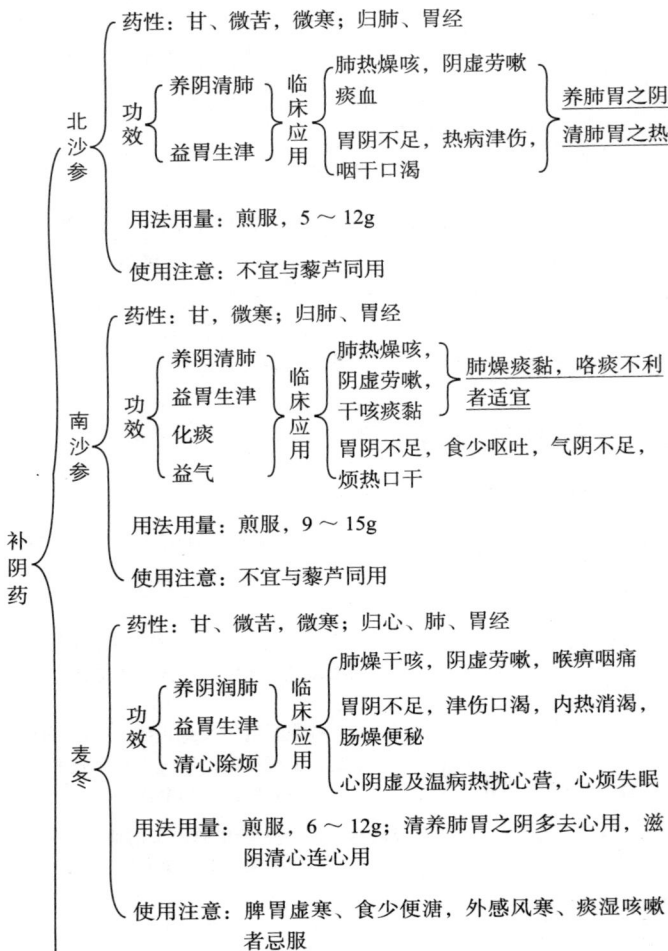

五、补阴药

1. 重点药

补阴药
├─ 北沙参
│   ├─ 药性：甘、微苦，微寒；归肺、胃经
│   ├─ 功效
│   │   ├─ 养阴清肺 ┐
│   │   └─ 益胃生津 ┘ 临床应用
│   │   ├─ 肺热燥咳，阴虚劳嗽痰血 ┐ 养肺胃之阴
│   │   └─ 胃阴不足，热病津伤，咽干口渴 ┘ 清肺胃之热
│   ├─ 用法用量：煎服，5～12g
│   └─ 使用注意：不宜与藜芦同用
│
├─ 南沙参
│   ├─ 药性：甘、微寒；归肺、胃经
│   ├─ 功效
│   │   ├─ 养阴清肺
│   │   ├─ 益胃生津
│   │   ├─ 化痰
│   │   └─ 益气
│   │   临床应用
│   │   ├─ 肺热燥咳，阴虚劳嗽，干咳痰黏 ┐ 肺燥痰黏，咯痰不利者适宜
│   │   └─ 胃阴不足，食少呕吐，气阴不足，烦热口干
│   ├─ 用法用量：煎服，9～15g
│   └─ 使用注意：不宜与藜芦同用
│
└─ 麦冬
     ├─ 药性：甘、微苦，微寒；归心、肺、胃经
     ├─ 功效
     │   ├─ 养阴润肺
     │   ├─ 益胃生津
     │   └─ 清心除烦
     │   临床应用
     │   ├─ 肺燥干咳，阴虚劳嗽，喉痹咽痛
     │   ├─ 胃阴不足，津伤口渴，内热消渴，肠燥便秘
     │   └─ 心阴虚及温病热扰心营，心烦失眠
     ├─ 用法用量：煎服，6～12g；清养肺胃之阴多去心用，滋阴清心连心用
     └─ 使用注意：脾胃虚寒、食少便溏，外感风寒、痰湿咳嗽者忌服

天冬
- 药性：甘、苦，寒；归肺、肾经
- 功效
  - 养阴润燥
  - 清肺生津
- 临床应用
  - 肺燥干咳，顿咳痰黏，劳嗽咳血
  - 肾阴亏虚，腰膝酸痛，骨蒸潮热
  - 内热消渴，热病伤津，咽干口渴，肠燥便秘
- 用法用量：煎服，6～12g
- 使用注意：脾胃虚寒、食少便溏，外感风寒、痰湿咳嗽者忌服

石斛
- 药性：甘，微寒；归胃、肾经
- 功效
  - 益胃生津
  - 滋阴清热
- 临床应用
  - 热病津伤，口干烦渴，胃阴不足，食少干呕，病后虚热不退
  - 肾阴亏虚，目暗不明，筋骨痿软，阴虚火旺、骨蒸劳热
- 用法用量：煎服，6～12g；鲜品15～30g
- 使用注意：本品敛邪，温热病不宜早用；又能助湿，湿温热尚未化燥伤津者忌服

黄精
- 药性：甘，平；归脾、肺、肾经
- 功效
  - 补气养阴
  - 健脾
  - 润肺
  - 益肾
- 临床应用
  - 脾胃气虚，体倦乏力，胃阴不足，口干食少
  - 肺虚燥咳，劳嗽咳血
  - 精血不足，腰膝酸软，须发早白，内热消渴

  气阴双补
  补脾、肺、肾三脏
- 用法用量：煎服，9～15g
- 使用注意：性质黏腻，易助湿壅气，故脾虚湿阻、痰湿壅滞、气滞腹满者不宜使用

补阴药

补
阴
药

龟甲

药性：咸、甘、微寒；归肝、肾、心经

功效
- 滋阴潜阳
- 益肾强骨
- 养血补心
- 固经止崩

临床应用
- 阴虚潮热、骨蒸盗汗，阴虚阳亢、头晕目眩
- 虚风内动
- 肾虚筋骨痿软，囟门不合
- 阴血亏虚，惊悸、失眠、健忘
- 阴虚血热，崩漏经多

> 长于滋补肝肾，用于肝肾阴虚诸证
> 质重沉降，可平肝潜阳

用法用量：煎服，9～24g；先煎。平抑肝阳、敛阴止汗多生用，养血调经、柔肝止痛多炒用或酒炒用

使用注意：脾胃虚寒者忌服，孕妇慎用

鳖甲

药性：咸，微寒；归肝、肾经

功效
- 滋阴潜阳
- 退热除蒸
- 软坚散结

临床应用
- 阴虚发热、骨蒸劳热，阴虚阳亢、头晕目眩，虚风内动、手足瘈疭
- 经闭、癥瘕、久疟疟母——长于软坚散结

> 血肉有情之品
> 既善滋阴退热除蒸，又善滋阴潜阳息风
> 治阴虚发热、阴虚阳亢，标本兼顾

用法用量：煎服，9～24g；先煎；经砂烫醋淬后，更容易煎出有效成分，并除去腥气，便于服用

使用注意：脾胃虚寒者忌服，孕妇慎用

百合
- 药性：甘，寒；归心、肺经
- 功效
  - 养阴润肺 — 临床应用 — 阴虚燥咳，劳嗽咳血
  - 清心安神 — 虚烦惊悸，失眠多梦，精神恍惚
- 用法用量：煎服，6～12g；清心安神宜生用，润肺止咳宜蜜炙用

玉竹
- 药性：甘，微寒；归肺、胃经
- 功效
  - 养阴润燥 — 临床应用 — 肺阴不足，燥热咳嗽
  - 生津止渴 — 胃阴不足，咽干口渴，内热消渴
- 用法用量：煎服，6～12g

枸杞子
- 药性：甘，平；归肝、肾经
- 功效
  - 滋补肝肾 — 临床应用 — 肝肾阴虚，精血不足，腰膝酸痛；眩晕耳鸣，阳痿遗精；内热消渴；血虚萎黄，目昏不明
  - 益精明目
  - 长于滋肾精、补肝血，平补肾精肝血之品
- 用法用量：煎服，6～12g

墨旱莲
- 药性：甘、酸，寒；归肾、肝经
- 功效
  - 滋补肝肾 — 临床应用 — 肝肾阴虚，牙齿松动，须发早白，眩晕耳鸣，腰膝酸软；阴虚血热吐血、衄血、尿血、血痢、崩漏下血，外伤出血
  - 凉血止血
  - 长于补益肝肾之阴
- 用法用量：煎服，6～12g；外用适量

补阴药（左侧纵向标题）

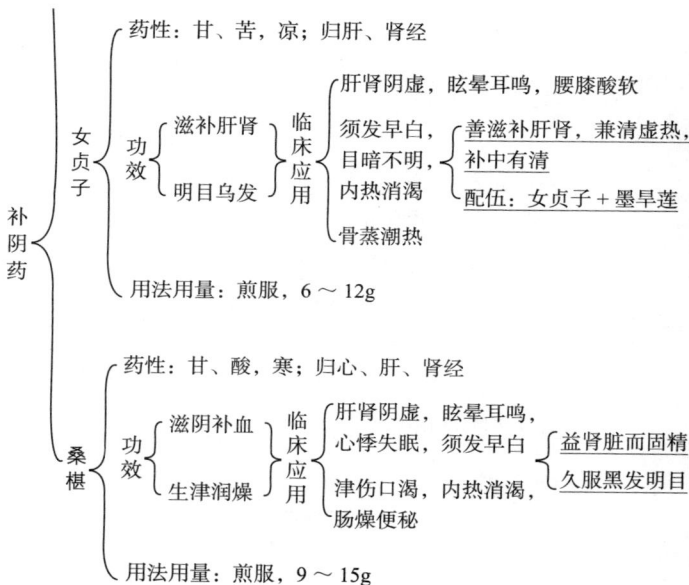

补阴药
├─ 女贞子
│ ├─ 药性：甘、苦，凉；归肝、肾经
│ ├─ 功效
│ │ ├─ 滋补肝肾
│ │ └─ 明目乌发
│ │   └─ 临床应用
│ │   ├─ 肝肾阴虚，眩晕耳鸣，腰膝酸软
│ │   ├─ 须发早白，目暗不明，内热消渴 { <u>善滋补肝肾，兼清虚热，补中有清</u> / <u>配伍：女贞子＋墨旱莲</u>
│ │   └─ 骨蒸潮热
│ └─ 用法用量：煎服，6～12g
└─ 桑椹
   ├─ 药性：甘、酸，寒；归心、肝、肾经
   ├─ 功效
   │ ├─ 滋阴补血
   │ └─ 生津润燥
   │   └─ 临床应用
   │   ├─ 肝肾阴虚，眩晕耳鸣，心悸失眠，须发早白 { <u>益肾脏而固精</u> / <u>久服黑发明目</u>
   │   ├─ 津伤口渴，内热消渴
   │   └─ 肠燥便秘
   └─ 用法用量：煎服，9～15g

2. 了解药

药名	药性	功效	临床应用
黑芝麻	甘，平 归肝、肾、大肠经	补肝肾 益精血 润肠燥	①精血亏虚，头晕眼花，耳鸣耳聋，须发早白，病后脱发 ②肠燥便秘

3. 相似药物功用比较

（1）南沙参与北沙参

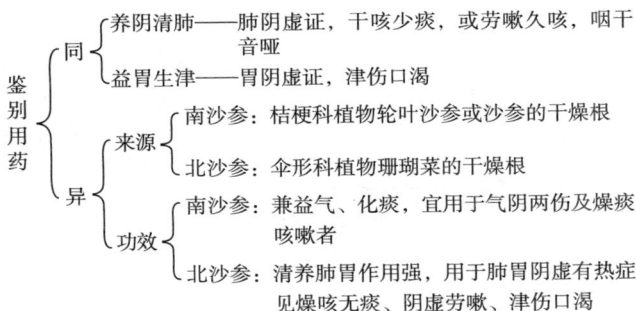

鉴别用药
- 同
  - 养阴清肺——肺阴虚证，干咳少痰，或劳嗽久咳，咽干音哑
  - 益胃生津——胃阴虚证，津伤口渴
- 异
  - 来源
    - 南沙参：桔梗科植物轮叶沙参或沙参的干燥根
    - 北沙参：伞形科植物珊瑚菜的干燥根
  - 功效
    - 南沙参：兼益气、化痰，宜用于气阴两伤及燥痰咳嗽者
    - 北沙参：清养肺胃作用强，用于肺胃阴虚有热症见燥咳无痰、阴虚劳嗽、津伤口渴

（2）天冬与麦冬

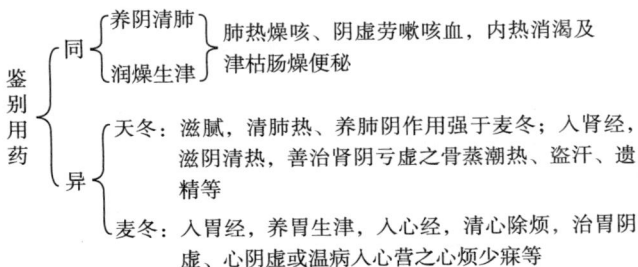

鉴别用药
- 同
  - 养阴清肺
  - 润燥生津

  肺热燥咳、阴虚劳嗽咳血，内热消渴及津枯肠燥便秘
- 异
  - 天冬：滋腻，清肺热、养肺阴作用强于麦冬；入肾经，滋阴清热，善治肾阴亏虚之骨蒸潮热、盗汗、遗精等
  - 麦冬：入胃经，养胃生津，入心经，清心除烦，治胃阴虚、心阴虚或温病入心营之心烦少寐等

（3）黄精与山药

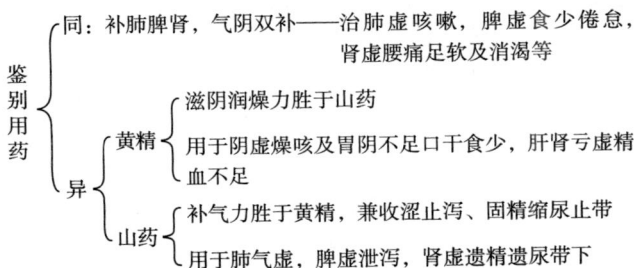

鉴别用药
- 同：补肺脾肾，气阴双补——治肺虚咳嗽，脾虚食少倦怠，肾虚腰痛足软及消渴等
- 异
  - 黄精
    - 滋阴润燥力胜于山药
    - 用于阴虚燥咳及胃阴不足口干食少，肝肾亏虚精血不足
  - 山药
    - 补气力胜于黄精，兼收涩止泻、固精缩尿止带
    - 用于肺气虚，脾虚泄泻，肾虚遗精遗尿带下

（4）龟甲与鳖甲

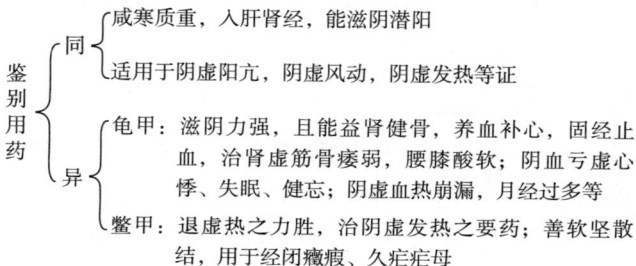

鉴别用药 {
  同 {
    咸寒质重，入肝肾经，能滋阴潜阳
    适用于阴虚阳亢，阴虚风动，阴虚发热等证
  }
  异 {
    龟甲：滋阴力强，且能益肾健骨，养血补心，固经止血，治肾虚筋骨痿弱，腰膝酸软；阴血亏虚心悸、失眠、健忘；阴虚血热崩漏，月经过多等
    鳖甲：退虚热之力胜，治阴虚发热之要药；善软坚散结，用于经闭癥瘕、久疟疟母
  }
}

第二十五章　收涩药

【学习线索】

1. 根据药物的归经等药性特点，能将具体药物分类归属到固表止汗药、敛肺涩肠药、固精缩尿止带药，对应相应的滑脱证。

2. 收涩药多为治标之品，需配伍补虚药以标本兼顾。部分药物既能收涩，又能补益，补涩兼具，如五味子、山茱萸、莲子、覆盆子、芡实、桑螵蛸等。

3. 部分药物不仅能收涩，还能祛邪，虚实同治。如芡实、椿皮既能治疗脾虚（或脾肾两虚）带下，又能治疗湿热带下；诃子既能治疗肺虚久咳、失音，又能治疗痰热郁肺久咳、失音。

一、收涩药的概述、分类

1. 概述

概述 {
 含义——以收敛固涩为主要功效，用以治疗各种滑脱病证的药物
 性-效-用 {
  药性——味多酸涩，性温或平，入肺、脾、肾、大肠经
  功效：具有固表止汗、敛肺止咳、涩肠止泻、固精缩尿、收敛止血、收涩止带等作用
  应用 {
   主要用于久病体虚、正气不固、脏腑功能衰退所致的自汗、盗汗、久咳虚喘、久泻久痢、遗精滑精、遗尿尿频、崩漏不止、带下不止等滑脱不禁的病证
  }
 }
}

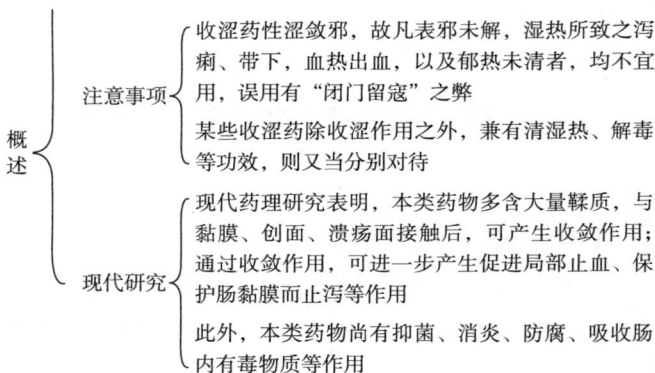

概述

注意事项 {
收涩药性涩敛邪，故凡表邪未解，湿热所致之泻痢、带下，血热出血，以及郁热未清者，均不宜用，误用有"闭门留寇"之弊

某些收涩药除收涩作用之外，兼有清湿热、解毒等功效，则又当分别对待
}

现代研究 {
现代药理研究表明，本类药物多含大量鞣质，与黏膜、创面、溃疡面接触后，可产生收敛作用；通过收敛作用，可进一步产生促进局部止血、保护肠黏膜而止泻等作用

此外，本类药物尚有抑菌、消炎、防腐、吸收肠内有毒物质等作用
}

2. 分类

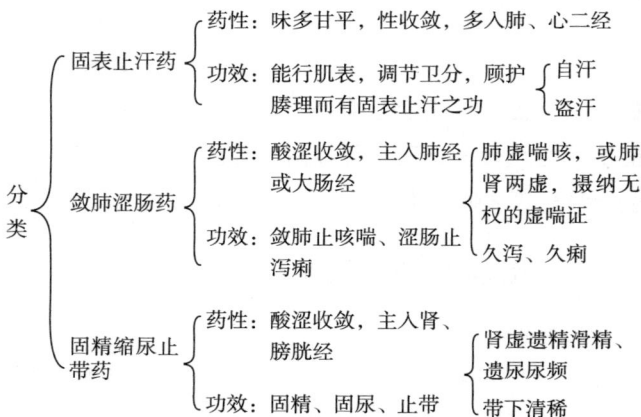

分类

固表止汗药 {
药性：味多甘平，性收敛，多入肺、心二经

功效：能行肌表，调节卫分，顾护腠理而有固表止汗之功 { 自汗 / 盗汗 }
}

敛肺涩肠药 {
药性：酸涩收敛，主入肺经或大肠经

功效：敛肺止咳喘、涩肠止泻痢
} { 肺虚喘咳，或肺肾两虚，摄纳无权的虚喘证 / 久泻、久痢 }

固精缩尿止带药 {
药性：酸涩收敛，主入肾、膀胱经

功效：固精、固尿、止带
} { 肾虚遗精滑精、遗尿尿频 / 带下清稀 }

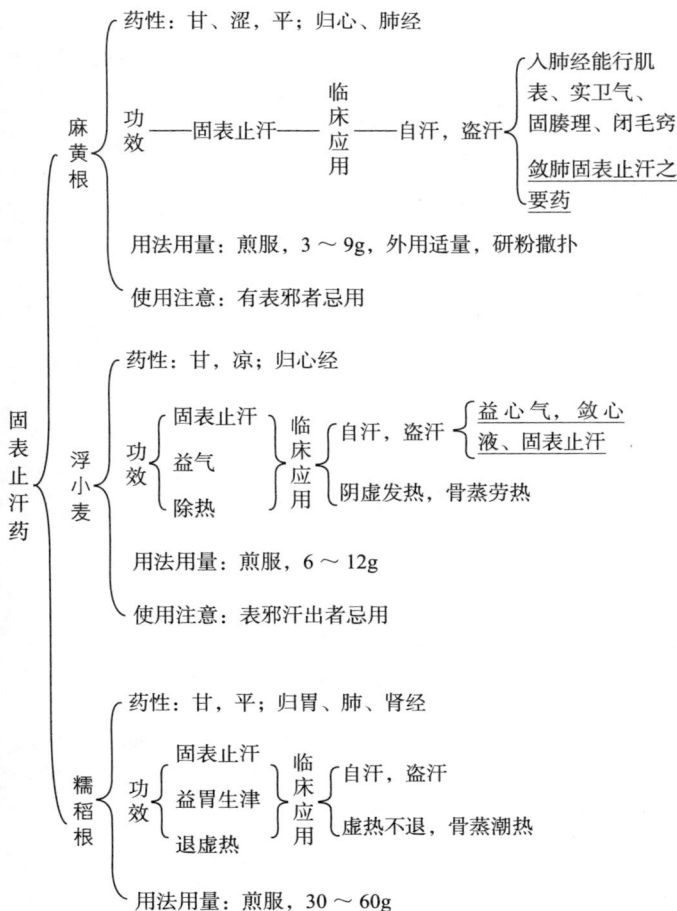

二、固表止汗药

重点药

固表止汗药
- 麻黄根
  - 药性：甘、涩，平；归心、肺经
  - 功效 —— 固表止汗 —— 临床应用 —— 自汗，盗汗 —— 入肺经能行肌表、实卫气、固腠理、闭毛窍
    - 敛肺固表止汗之要药
  - 用法用量：煎服，3～9g，外用适量，研粉撒扑
  - 使用注意：有表邪者忌用

- 浮小麦
  - 药性：甘，凉；归心经
  - 功效
    - 固表止汗
    - 益气
    - 除热
  - 临床应用
    - 自汗，盗汗 —— 益心气，敛心液、固表止汗
    - 阴虚发热，骨蒸劳热
  - 用法用量：煎服，6～12g
  - 使用注意：表邪汗出者忌用

- 糯稻根
  - 药性：甘，平；归胃、肺、肾经
  - 功效
    - 固表止汗
    - 益胃生津
    - 退虚热
  - 临床应用
    - 自汗，盗汗
    - 虚热不退，骨蒸潮热
  - 用法用量：煎服，30～60g

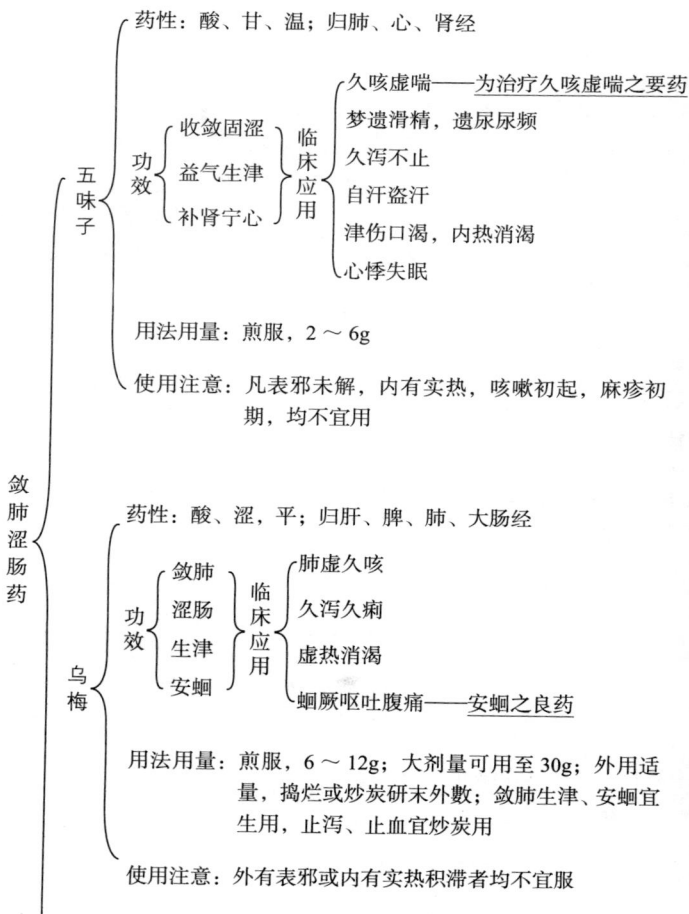

三、敛肺涩肠药

1. 重点药

敛肺涩肠药

五味子
- 药性：酸、甘、温；归肺、心、肾经
- 功效：
  - 收敛固涩
  - 益气生津
  - 补肾宁心
  - 临床应用：
    - 久咳虚喘——为治疗久咳虚喘之要药
    - 梦遗滑精，遗尿尿频
    - 久泻不止
    - 自汗盗汗
    - 津伤口渴，内热消渴
    - 心悸失眠
- 用法用量：煎服，2～6g
- 使用注意：凡表邪未解，内有实热，咳嗽初起，麻疹初期，均不宜用

乌梅
- 药性：酸、涩，平；归肝、脾、肺、大肠经
- 功效：
  - 敛肺
  - 涩肠
  - 生津
  - 安蛔
  - 临床应用：
    - 肺虚久咳
    - 久泻久痢
    - 虚热消渴
    - 蛔厥呕吐腹痛——安蛔之良药
- 用法用量：煎服，6～12g；大剂量可用至30g；外用适量，捣烂或炒炭研末外敷；敛肺生津、安蛔宜生用，止泻、止血宜炒炭用
- 使用注意：外有表邪或内有实热积滞者均不宜服

敛肺涩肠药

肉豆蔻

药性：辛，温；归脾、胃、大肠经

功效
- 温中行气
- 涩肠止泻

临床应用
- 脾胃虚寒，久泻不止 { 温中涩肠止泻 / 治疗虚寒型痢疾之要药 }
- 胃寒气滞，脘腹胀痛，食少呕吐

用法用量：煎服，3～10g；内服须煨制去油

使用注意：湿热泻痢者忌用

诃子

药性：苦、酸、涩，平；归肺、大肠经

功效
- 涩肠止泻
- 敛肺止咳
- 降火利咽

临床应用
- 久泻久痢，便血脱肛
- 肺虚咳喘，久嗽不止，咽痛音哑 { 敛肺下气止咳 / 清肺利咽开音 }

用法用量：煎服，3～10g，涩肠止泻宜煨用，敛肺清热、利咽开音宜生用

使用注意：凡外有表邪、内有湿热积滞者忌用

赤石脂

药性：甘、酸、涩，温；归大肠、胃经

功效
- 涩肠止泻
- 收敛止血
- 生肌敛疮

临床应用
- 久泻久痢——治久泻久痢、下痢脓血常用药
- 大便出血，崩漏带下
- 疮疡久溃不敛，湿疮脓水浸淫 } 外用

用法用量：煎服，9～12g，先煎；外用适量，研末敷患处

使用注意：湿热积滞泻痢者忌服；不宜与肉桂同用。孕妇慎用

2. 了解药

药名	药性	功效	临床应用
五倍子	酸、涩，寒 归肺、大肠、肾经	敛肺降火 涩肠止泻 敛汗 固精止遗 止血 收湿敛疮	①肺虚久咳，肺热痰嗽 ②久泻久痢 ③自汗，盗汗 ④遗精，滑精 ⑤崩漏，便血痔血，外伤出血 ⑥痈肿疮毒，皮肤湿烂
石榴皮	酸、涩，温 归大肠经	涩肠止泻 止血 杀虫	①久泻久痢，脱肛 ②便血，崩漏，带下 ③虫积腹痛
罂粟壳	酸、涩，平；有毒 归肺、大肠、肾经	敛肺 涩肠 止痛	①肺虚久咳 ②久泻久痢，脱肛 ③脘腹疼痛，筋骨疼痛
禹余粮	甘、涩，微寒 归胃、大肠经	涩肠止泻 收敛止血	①久泻，久痢 ②便血，崩漏 ③带下清稀

3. 相似药物功用比较

（1）五味子与乌梅

鉴别用药
- 同
  - 敛肺止咳——久咳虚喘
  - 涩肠止泻——久泻久痢
  - 生津止渴——虚热消渴
- 异
  - 五味子：兼能滋肾固精，敛汗，益气宁心安神——善治肺肾两虚喘咳；自汗盗汗
    热伤气阴，阴血亏虚或心肾不交心悸失眠
  - 乌梅：安蛔止痛，炒炭止血，外敷消疮毒——蛔厥腹痛；崩漏，便血；胬肉外突、头疮

（2）肉豆蔻与豆蔻

药名	药性	功效	临床应用
肉豆蔻	辛、温 归脾、胃、 大肠经	温中行气， 涩肠止泻	脾胃虚寒，久泻不止 胃寒气滞，脘腹胀痛， 食少呕吐
豆蔻	辛、温 归脾、胃、 肺经	化湿行气， 温中止呕， 开胃消食	湿浊中阻，脾胃气滞， 不思饮食 湿温初起，胸闷不饥； 寒湿呕逆

四、固精缩尿止带药

1. 重点药

固精缩尿止带药
- 山茱萸
  - 药性：酸、涩，微温；归肝、肾经
  - 功效
    - 补益肝肾
    - 收涩固脱
  - 临床应用
    - 肝肾亏虚，眩晕耳鸣，腰膝酸痛，阳痿 —— 补肾益精，温助肾阳；平补阴阳之要药
    - 遗精滑精，遗尿尿频 —— 补涩兼顾，标本兼治
    - 月经过多，崩漏带下
    - 大汗虚脱，内热消渴 —— 收敛止汗，补虚固脱
  - 用法用量：煎服，6～12g，急救固脱可用 20～30g
  - 使用注意：素有湿热而致小便淋涩者不宜服用

海螵蛸
- 药性：咸、涩，温；归脾、肾经
- 功效
  - 收敛止血
  - 涩精止带
  - 制酸止痛
  - 收湿敛疮
- 临床应用
  - 吐血衄血，崩漏便血，外伤出血
  - 遗精滑精，赤白带下
  - 胃痛吞酸
  - 湿疹湿疮，溃疡不敛——外用
- 用法用量：煎服，5～10g；外用适量，研末敷患处

固精缩尿止带药

桑螵蛸
- 药性：甘、咸，平；归肝、肾经
- 功效
  - 固精缩尿
  - 补肾助阳
- 临床应用
  - 肾虚不固，遗精滑精，遗尿尿频，小便白浊
    - 治疗肾阳虚遗精遗尿
    - 标本兼治
  - 肾虚阳痿
- 用法用量：煎服，5～10g
- 使用注意：阴虚火旺，膀胱蕴热而小便短涩忌用

莲子
- 药性：甘、涩，平；归脾、肾、心经
- 功效
  - 补脾止泻
  - 止带
  - 益肾涩精
  - 养心安神
- 临床应用
  - 脾虚泄泻
  - 带下——治疗脾虚、肾虚带下之常用药
  - 肾虚遗精滑精，遗尿尿频
  - 虚烦，心悸，失眠
    - 补脾、肾、心三脏
    - 补脾+止泻、止带
    - 益肾+固精缩尿
- 用法用量：煎服，6～15g

第二十五章

固精缩尿止带药

金樱子
- 药性：酸、甘、涩，平；归肾、膀胱、大肠经
- 功效
  - 固精缩尿
  - 固崩止带
  - 涩肠止泻
  - 临床应用
    - 遗精滑精，遗尿尿频，崩漏带下
    - 久泻久痢
- 用法用量：煎服，6～12g
- 使用注意：本品功专收涩，故邪气实者不宜使用

芡实
- 药性：甘、涩，平；归脾、肾经
- 功效
  - 益肾固精
  - 补脾止泻
  - 除湿止带
  - 临床应用
    - 肾虚遗精滑精，遗尿尿频
    - 脾虚久泻
    - 白浊带下
      - 实证带下：除湿止带
      - 虚证带下：益肾健脾，收涩止带
- 用法用量：煎服，9～15g

椿皮
- 药性：苦、涩，寒；归大肠、胃、肝经
- 功效
  - 清热燥湿
  - 收涩止带
  - 止泻
  - 止血
  - 临床应用
    - 赤白带下——虚实带下均可
    - 久泻久痢，湿热痢疾
    - 崩漏经多，便血痔血
- 用法用量：煎服，6～9g，外用适量
- 使用注意：脾胃虚寒者慎用

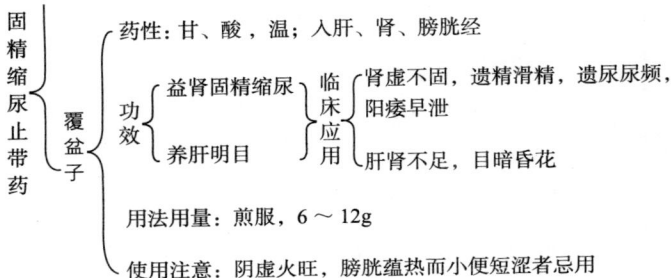

固精缩尿止带药 — 覆盆子

- 药性：甘、酸，温；入肝、肾、膀胱经
- 功效
  - 益肾固精缩尿
  - 养肝明目

  临床应用
  - 肾虚不固，遗精滑精，遗尿尿频，阳痿早泄
  - 肝肾不足，目暗昏花
- 用法用量：煎服，6～12g
- 使用注意：阴虚火旺，膀胱蕴热而小便短涩者忌用

2. 了解药

药名	药性	功效	临床应用
刺猬皮	苦、涩，平 归肾、胃、大肠经	固精缩尿 收敛止血 化瘀止痛	①遗精滑精，遗尿尿频 ②便血，痔血 ③胃痛，呕吐
鸡冠花	甘、涩，凉 归肝、大肠经	收敛止血 止带 止痢	①吐血，崩漏，便血，痔血 ②赤白带下 ③久痢不止，赤白下痢

3. 相似药物功用比较

（1）海螵蛸与桑螵蛸

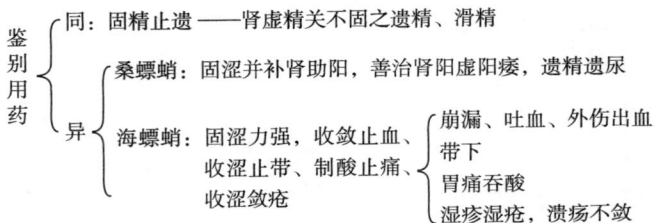

鉴别用药
- 同：固精止遗——肾虚精关不固之遗精、滑精
- 异
  - 桑螵蛸：固涩并补肾助阳，善治肾阳虚阳痿，遗精遗尿
  - 海螵蛸：固涩力强，收敛止血、收涩止带、制酸止痛、收涩敛疮
    - 崩漏、吐血、外伤出血
    - 带下
    - 胃痛吞酸
    - 湿疹湿疮，溃疡不敛

（2）莲子与芡实

鉴别用药
- 同
  - 益肾固精——肾虚遗精滑精，遗尿尿频
  - 补脾止泻、止带——脾虚久泻，脾肾两虚带下
- 异
  - 莲子：养心安神，交通心肾——心肾不交之虚烦，心悸、失眠
  - 芡实
    - 健脾除湿，收敛止泻——脾虚湿盛，久泻不止
    - 既能益肾健脾，收涩止带，又能除湿止带——虚实带下均可

第二十六章 涌吐药

一、涌吐药的概述

概述
- 含义——以促使呕吐为主要功效，常用以治疗毒物、宿食、痰涎等停滞在胃脘或胸膈以上所致病证的药物
- 性-效-用
  - 药性——味多酸苦，归胃经
  - 功效——具有涌吐毒物、宿食、痰涎的作用
  - 应用
    - 误食毒物，停留胃中，未被消化
    - 宿食停滞不化，尚未入肠，胃脘胀痛
    - 痰涎壅盛，阻于胸膈或咽喉，呼吸急促
    - 痰浊上涌，蒙蔽清窍，癫痫发狂
- 注意事项
  - 作用强烈，且大多具有毒性，易伤胃损正，仅适用于体壮邪实者
  - 宜采用"小量渐增"的使用方法，切忌骤用大量
  - "中病即止"，只可暂投，不可连服或久服，谨防中毒或涌吐太过，导致不良反应
  - 若用药后不吐或未达到必要的呕吐程度，可饮热开水以助药力，或用翎毛探喉以助涌吐
  - 若药后呕吐不止，应立即停药，并积极采取措施，及时抢救
  - 吐后不宜马上进食，待胃肠功能恢复后，再进流质或易消化的食物养胃气，忌食油腻辛辣及不易消化之物
  - 凡体虚或老人、小儿、妇女胎前产后，以及素患失血、头晕、心悸、劳嗽喘咳等，均当忌用
- 现代研究
  - 本类药物具有催吐的作用，主要是通过刺激胃黏膜的感受器，反射性地引起呕吐中枢兴奋而致吐

二、涌吐药

重点药

涌吐药

常山
- 药性：苦、辛，寒；有毒；归肺、肝、心经
- 功效：涌吐痰涎、截疟
  - 临床应用
    - 痰饮停聚，胸膈痞塞——善开泄痰结，其性上行，能引吐胸中痰饮
    - 疟疾——善祛痰而截疟
- 用法用量：煎服，5～9g；涌吐可生用，截疟宜酒制用；治疗疟疾宜在寒热发作前半天或2小时服用
- 使用注意：本品有催吐副作用，用量不宜过大；孕妇及体虚者慎用

甜瓜蒂
- 药性：苦，寒；有毒；归胃、胆经
- 功效：涌吐痰食、祛湿退黄
  - 临床应用
    - 风痰、宿食停滞，食物中毒
    - 湿热黄疸——多单用本品研末吹鼻
- 用法用量：煎服，2.5～5g；入丸散服，每次0.3～1g；外用适量，研末吹鼻，待鼻中流出黄水即可停药
- 使用注意：孕妇，体虚、心脏病、吐血、咳血、胃弱及上部无实邪者忌用

胆矾
- 药性：酸、辛，寒；有毒；归肝、胆经
- 功效：涌吐痰涎、解毒收湿、祛腐蚀疮
  - 临床应用
    - 风痰壅塞，喉痹，癫痫，误食毒物
    - 风眼赤烂，口疮，牙疳——多外用
    - 胬肉，疮疡不溃——外用祛腐蚀疮
- 用法用量：温水化服，0.3～0.6g；外用适量，煅后研末撒或调敷，或以水溶化后外洗
- 使用注意：孕妇、体虚者禁用

241

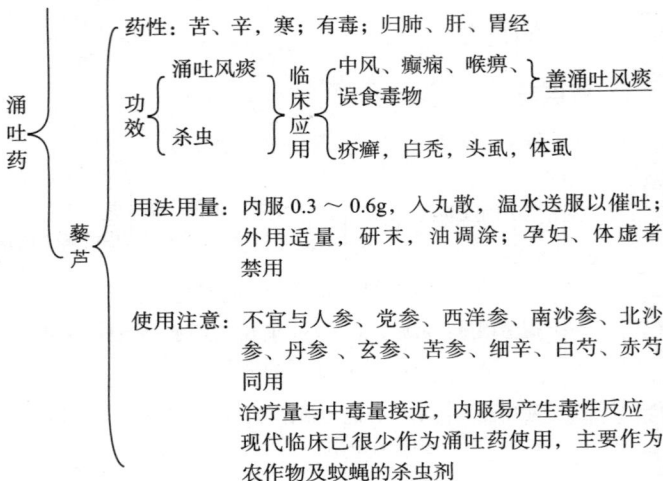

涌吐药
├ 药性：苦、辛，寒；有毒；归肺、肝、胃经
│
藜芦
├ 功效
│ ├ 涌吐风痰 ┐临床应用┌ 中风、癫痫、喉痹、误食毒物 ┐善涌吐风痰
│ └ 杀虫   ┘   └ 疥癣，白秃，头虱，体虱
│
├ 用法用量：内服0.3～0.6g，入丸散，温水送服以催吐；外用适量，研末，油调涂；孕妇、体虚者禁用
│
└ 使用注意：不宜与人参、党参、西洋参、南沙参、北沙参、丹参、玄参、苦参、细辛、白芍、赤芍同用
　　　　　　治疗量与中毒量接近，内服易产生毒性反应
　　　　　　现代临床已很少作为涌吐药使用，主要作为农作物及蚊蝇的杀虫剂

第二十七章　攻毒杀虫止痒药

一、攻毒杀虫止痒的概述

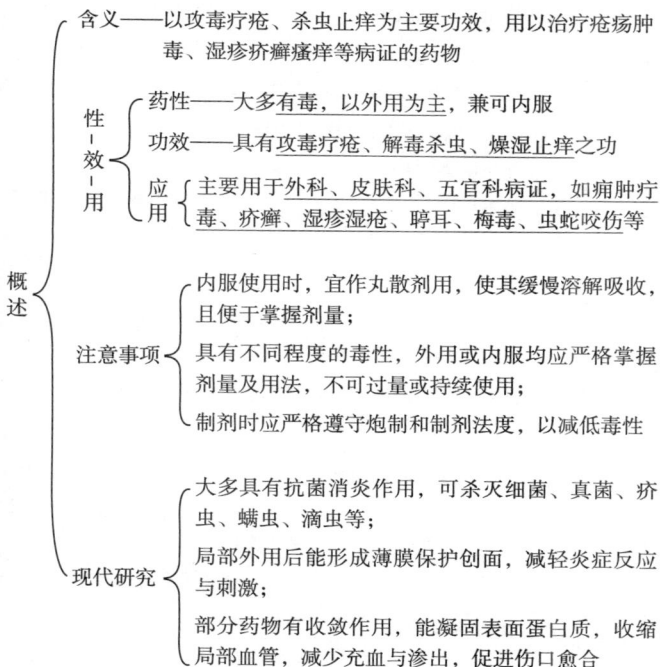

概述
├─ 含义——以攻毒疗疮、杀虫止痒为主要功效，用以治疗疮疡肿毒、湿疹疥癣瘙痒等病证的药物
│
├─ 性-效-用
│   ├─ 药性——大多有毒，以外用为主，兼可内服
│   ├─ 功效——具有<u>攻毒疗疮</u>、<u>解毒杀虫</u>、<u>燥湿止痒</u>之功
│   └─ 应用 ┃ 主要用于<u>外科</u>、<u>皮肤科</u>、<u>五官科</u>病证，如痈肿疔毒、<u>疥癣</u>、<u>湿疹湿疮</u>、<u>聤耳</u>、<u>梅毒</u>、<u>虫蛇咬伤</u>等
│
├─ 注意事项 ┃ 内服使用时，宜作丸散剂用，使其缓慢溶解吸收，且便于掌握剂量；
│   ┃ 具有不同程度的毒性，外用或内服均应严格掌握剂量及用法，不可过量或持续使用；
│   ┃ 制剂时应严格遵守炮制和制剂法度，以减低毒性
│
└─ 现代研究 ┃ 大多具有抗菌消炎作用，可杀灭细菌、真菌、疥虫、螨虫、滴虫等；
            ┃ 局部外用后能形成薄膜保护创面，减轻炎症反应与刺激；
            ┃ 部分药物有收敛作用，能凝固表面蛋白质，收缩局部血管，减少充血与渗出，促进伤口愈合

二、攻毒杀虫止痒药

1. 重点药

攻毒杀虫止痒药

雄黄
- 药性：辛、温；有毒；归肝、大肠经
- 功效：解毒杀虫、燥湿祛痰、截疟
  - 临床应用：痈肿疔疮，湿疹疥癣，蛇虫咬伤 —— 以毒攻毒，外用或内服
  - 虫积腹痛，惊痫，疟疾
- 用法用量：入丸散用，0.05～0.1g；外用适量，熏涂患处
- 使用注意：水飞入药，切忌火煅；内服宜慎；不可长期、大量使用；孕妇禁用

硫黄
- 药性：酸、温；有毒；归肾、大肠经
- 功效：外用解毒疗疮、杀虫止痒；内服补火助阳通便
  - 临床应用：疥癣，秃疮，湿疹，阴疽恶疮 —— 治疥疮要药
  - 阳痿足冷，虚喘冷哮，虚寒便秘
- 用法用量：外用适量，研末油调涂敷患处；内服1.5～3g，炮制后入丸散服
- 使用注意：孕妇慎用；不宜与芒硝、玄明粉同用；阴虚火旺者忌服

白矾
- 药性：酸、涩，寒；归肺、脾、肝、大肠经
- 功效：外用解毒杀虫、燥湿止痒；内服止血止泻、祛除风痰
  - 临床应用：
    - 湿疹，疥癣，脱肛，痔疮，疮疡，聤耳流脓
    - 尤宜疮面湿烂或瘙痒者
    - 便血，衄血，崩漏
    - 久泻久痢
    - 癫痫发狂
- 用法用量：内服，0.6～1.5g，入丸散剂；外用适量，研末敷或化水洗患处

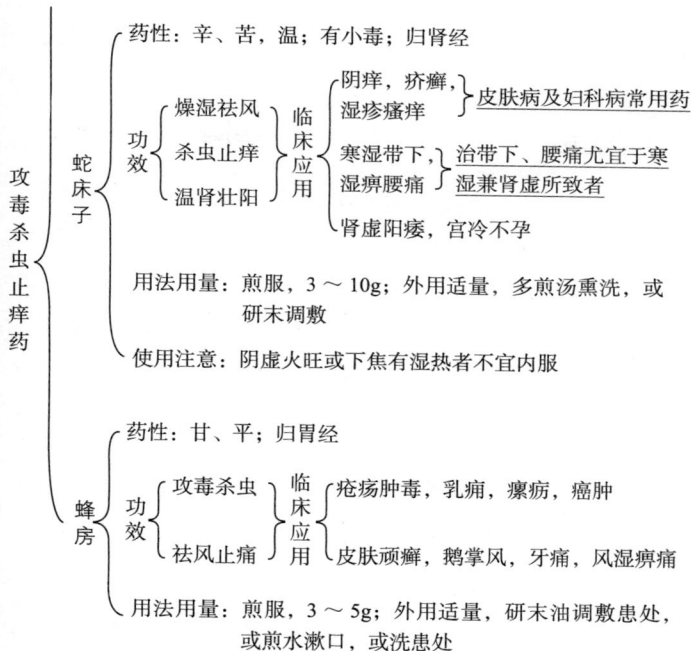

攻毒杀虫止痒药
├─ 蛇床子
│   ├─ 药性：辛、苦，温；有小毒；归肾经
│   ├─ 功效
│   │   ├─ 燥湿祛风 ┐
│   │   ├─ 杀虫止痒 ├─ 临床应用
│   │   └─ 温肾壮阳 ┘
│   │   ├─ 阴痒，疥癣，湿疹瘙痒 }─ 皮肤病及妇科病常用药
│   │   ├─ 寒湿带下，湿痹腰痛 }─ 治带下、腰痛尤宜于寒湿兼肾虚所致者
│   │   └─ 肾虚阳痿，宫冷不孕
│   ├─ 用法用量：煎服，3～10g；外用适量，多煎汤熏洗，或研末调敷
│   └─ 使用注意：阴虚火旺或下焦有湿热者不宜内服
└─ 蜂房
    ├─ 药性：甘、平；归胃经
    ├─ 功效
    │   ├─ 攻毒杀虫 ┐
    │   └─ 祛风止痛 ┘── 临床应用
    │   ├─ 疮疡肿毒，乳痈，瘰疬，癌肿
    │   └─ 皮肤顽癣，鹅掌风，牙痛，风湿痹痛
    └─ 用法用量：煎服，3～5g；外用适量，研末油调敷患处，或煎水漱口，或洗患处

2. 了解药

药名	药性	功效	临床应用
土荆皮	辛，温；有毒 归肺、脾经	杀虫 疗癣 止痒	①体癣，手足癣，头癣 ②疥疮，湿疹，皮炎，皮肤瘙痒
樟脑	辛，热；有毒 归心、脾经	除湿杀虫 温散止痛 开窍辟秽	①疥癣瘙痒，湿疮溃烂 ②跌打伤痛，牙痛 ③痧胀腹痛，吐泻神昏

续表

药名	药性	功效	临床应用
蟾酥	辛，温；有毒 归心经	解毒 止痛 开窍醒神	①痈疽疔疮，咽喉肿痛，牙痛 ②中暑神昏，痧胀腹痛吐泻
大蒜	辛，温 归脾、胃、肺经	解毒消肿 杀虫 止痢	①痈肿疮疡，疥癣 ②肺痨，顿咳，痢疾，泄泻 ③蛲虫病，钩虫病

3. 相似药物功用比较

（1）硫黄与雄黄

鉴别用药
├ 同 —— 解毒杀虫，常外用于疥癣恶疮湿疹
└ 异
　├ 硫黄：杀虫止痒力强，多用于疥癣、湿疹及皮肤瘙痒；内服具有补火助阳通便之效，治寒喘、阳痿、虚寒便秘等证
　└ 雄黄：解毒疗疮力强，主治痈疽恶疮及虫蛇咬伤；内服能燥湿、祛痰、截疟，用治虫积腹痛、哮喘、疟疾、惊痫等证

（2）蛇床子与地肤子

鉴别用药
├ 同：止痒 —— 湿疮、湿疹、阴痒、带下
└ 异
　├ 蛇床子：散寒燥湿，杀虫止痒，宜于寒湿或虚寒所致者，并治疥癣；又能温肾壮阳，用治肾虚阳痿、宫冷不孕以及湿痹腰痛
　└ 地肤子：清热利湿以止痒，尤宜湿热所致者；清热利湿又治小便不利、热淋涩痛

第二十八章 拔毒化腐生肌药

一、拔毒化腐生肌药的概述

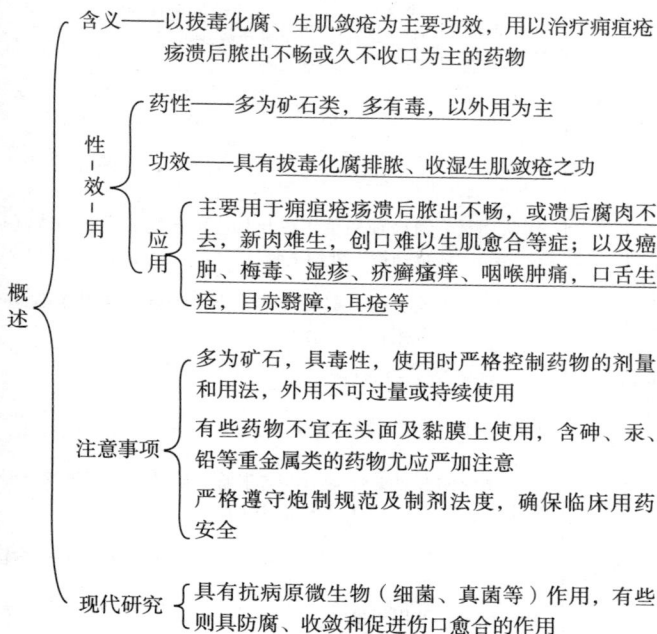

含义——以拔毒化腐、生肌敛疮为主要功效，用以治疗痈疽疮疡溃后脓出不畅或久不收口为主的药物

概述
{
　性
　效
　用
{
药性——多为矿石类，多有毒，以外用为主

功效——具有拔毒化腐排脓、收湿生肌敛疮之功

应用
{
主要用于痈疽疮疡溃后脓出不畅，或溃后腐肉不去，新肉难生，创口难以生肌愈合等症；以及癌肿、梅毒、湿疹、疥癣瘙痒、咽喉肿痛，口舌生疮，目赤翳障，耳疮等
}

注意事项
{
多为矿石，具毒性，使用时严格控制药物的剂量和用法，外用不可过量或持续使用

有些药物不宜在头面及黏膜上使用，含砷、汞、铅等重金属类的药物尤应严加注意

严格遵守炮制规范及制剂法度，确保临床用药安全
}

现代研究
{
具有抗病原微生物（细菌、真菌等）作用，有些则具防腐、收敛和促进伤口愈合的作用
}

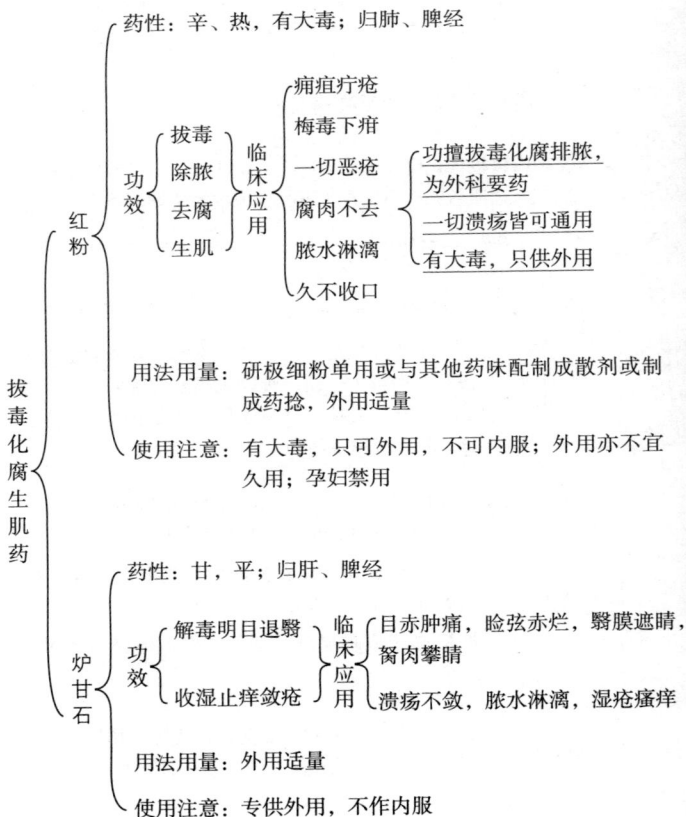

二、拔毒化腐生肌药

1. 重点药

拔毒化腐生肌药
├─ 红粉
│   ├─ 药性：辛、热，有大毒；归肺、脾经
│   ├─ 功效：拔毒 除脓 去腐 生肌
│   │   └─ 临床应用：
│   │   ├─ 痈疽疔疮
│   │   ├─ 梅毒下疳
│   │   ├─ 一切恶疮 ── 功擅拔毒化腐排脓，为外科要药
│   │   ├─ 腐肉不去 ── 一切溃疡皆可通用
│   │   ├─ 脓水淋漓 ── 有大毒，只供外用
│   │   └─ 久不收口
│   ├─ 用法用量：研极细粉单用或与其他药味配制成散剂或制成药捻，外用适量
│   └─ 使用注意：有大毒，只可外用，不可内服；外用亦不宜久用；孕妇禁用
└─ 炉甘石
    ├─ 药性：甘，平；归肝、脾经
    ├─ 功效：
    │   ├─ 解毒明目退翳 ── 临床应用：目赤肿痛，睑弦赤烂，翳膜遮睛，胬肉攀睛
    │   └─ 收湿止痒敛疮 ── 临床应用：溃疡不敛，脓水淋漓，湿疮瘙痒
    ├─ 用法用量：外用适量
    └─ 使用注意：专供外用，不作内服

2. 了解药

药名	药性	功效	临床应用
轻粉	辛，寒；有毒 归大肠、小肠经	外用杀虫、攻毒、敛疮 内服祛痰消积、逐水通便	①疥疮，顽癣，臁疮，梅毒，疮疡，湿疹 ②痰涎积滞，水肿鼓胀，二便不利
砒石	辛，大热；有大毒 归肺、脾、肝经	外用攻毒杀虫、蚀疮去腐 内服劫痰平喘、攻毒抑癌	①恶疮，瘰疬，顽癣，牙疳，痔疮 ②寒痰哮喘 ③癌肿
铅丹	辛、咸，寒；有毒 归心、脾、肝经	外用拔毒生肌、杀虫止痒 内服坠痰镇惊	①疮疡溃烂，湿疹瘙痒，疥癣 ②惊痫癫狂，心神不宁
硼砂	甘、咸，凉 归肺、胃经	外用清热解毒 内服清肺化痰	①咽喉肿痛，口舌生疮，目赤翳障 ②痰热咳嗽

药名索引

十一画

药名索引